Robert B. Tisserand

Das ist Aromatherapie

Heilung durch Duftstoffe

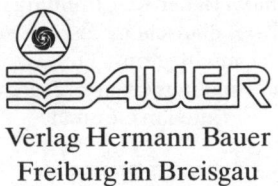

Verlag Hermann Bauer
Freiburg im Breisgau

Die Deutsche Bibliothek – CIP-Einheitsaufnahme

Tisserand, Robert B.:
Das ist Aromatherapie : Heilung durch Duftstoffe /
Robert B. Tisserand. [Übers. ins Dt. durch Luise Kösling]. –
1.–5. Tsd. – Freiburg im Breisgau : Bauer, 1993
    (esotera-Taschenbuch)
    Einheitssacht.: The art of aromatherapie ⟨dt.⟩
    ISBN 3-7626-0660-9

Die vorliegende Taschenbuchausgabe im Rahmen der Reihe
esotera Taschenbuch ist ein Nachdruck der gebundenen deutschen
Originalausgabe, die zuletzt 1991 im Verlag Hermann Bauer,
Freiburg im Breisgau, erschien.

Die englische Originalausgabe erschien 1977 unter dem Titel
The Art of Aromatherapy
bei The C. W. Daniel Company Ltd., Saffron Walden
© by Robert B. Tisserand

Der Übersetzung ins Deutsche durch Luise Kösling
lag die 2. Auflage 1979 zugrunde

Die Reihe *esotera Taschenbuch* erscheint im
Verlag Hermann Bauer KG, Freiburg im Breisgau

1. Auflage 1993 – 1.–5. Tsd.
© für die deutsche Ausgabe 1993 by
Verlag Hermann Bauer KG, Freiburg im Breisgau
Alle Rechte der deutschen Ausgabe vorbehalten
Umschlagfoto: Trefzer
Druck und Bindung: Clausen & Bosse, Leck
Printed in Germany

ISBN 3-7626-0660-9

Inhalt

Vorwort

»Mein Vater holte einige Flaschen vom Kaminsims und mischte in einer Schale verschiedene Essenzen. Dann tauchte er ein Stück Flanell in die Flüssigkeit, faltete es und legte dem Mann diese Kompresse auf die schmerzende Seite. Nach einer halben Stunde war das Stechen verschwunden, das Gesicht hatte sich entspannt und war nicht mehr bis zur Unkenntlichkeit vom Schmerz verzerrt. Vor Aufregung umklammerte ich mit den Händen die Tischkante. Ich konnte die Augen nicht von ihm wenden. Das war ein Wunder!
›Papa, hast du das gemacht?‹
›Nicht ich, mein Kind. Er war es, der die Pflanzen wachsen läßt, er hat es getan.«

Maurice Mességué
Von Menschen und Pflanzen

Es gab eine Zeit, da unterschied man noch nicht zwischen Wissenschaft und Kunst, zwischen theoretischem Wissen und praktischem Können. So mancher war Barbier, Zahnarzt, Chirurg und Kräutersammler in einer Person, oder etwa ein großer Maler, Philosoph und Mathematiker zugleich. Der Apotheker jener Zeit vereinigte in sich die Fähigkeiten eines heutigen Biologen, Kräutersammlers und Pharmakologen. Erst im 16. und 17. Jahrhundert setzte eine Entwicklung ein, die immer mehr von den Kräutern und Pflanzen wegführte und allmählich den Schwerpunkt auf die pharmazeutische Chemie verlagerte.
Als das Wissen in Kunst und Wissenschaft zerfallen war, nahm der Einfluß der Wissenschaft stetig zu und gewann schließlich die Oberhand. Auf den ersten Blick erscheint es nur von Vorteil, daß uns Telefon, Computer, Fernsehen usw. zur Verfügung stehen. Aber

wie ein Kind mit seinem neuen Spielzeug noch nicht recht umzugehen weiß, so mißbrauchen auch wir unsere Möglichkeiten. Wir verstehen es nicht, diesen Dingen rechtzeitig Einhalt zu gebieten, sie unter Kontrolle zu halten oder ihre Anwendung auf die Gebiete zu beschränken, für die sie geschaffen wurden. Statt dessen lassen wir es zu, daß sie zum Werkzeug entarten, das Leid und Unglück in die Welt bringt: Krieg, politische Spannungen, wirtschaftliche Katastrophen.

Selbst die Bedeutung des Wortes »Wissen« ist enger geworden. Es bezeichnet heute nur noch das, was man weiß: eine Tatsache oder eine Sammlung von Tatsachen. Es schließt keinerlei praktische Fähigkeiten mit ein. Wir sind an einem Punkt angelangt, wo Geld, Macht und wissenschaftliche Fakten zum Selbstzweck geworden sind anstatt Mittel und Weg zu einem bequemeren, friedlicheren und glücklicheren Leben. Unser Verstand ist mit uns durchgegangen, und im gleichen Maße, wie wir uns in unserem Denken verrannt haben, sind wir zunehmend neurotisch geworden. Sobald die Ärzte zu neuen Erkenntnissen über eine Krankheit gelangen, wird diese nur noch hartnäckiger, sie breitet sich noch schneller aus. Wenn neue Heilmittel entdeckt werden und auf den Markt kommen, wachsen die dadurch verursachten Schäden proportional.

Vor einigen Jahren begann plötzlich eine Umkehr dieses Trends. Wie eine gewaltige Woge brach das neu erwachte Interesse über Wissenszweige wie etwa Astrologie, Akupunktur und den biologischen Landbau herein. In der Werbung wurde das Wort »natürlich« immer häufiger zum Mittelpunkt der Aussage. Natürliche Lebensmittel (welche Art von Nahrung könnte es sonst geben?) erleben eine Hochkonjunktur.

Wir waren zu weit in die eine Richtung gegangen und sind jetzt gerade dabei, das Gleichgewicht wiederherzustellen. Dies ist ein natürlicher Prozeß und ebenso unvermeidlich wie das Zurückschwingen eines Pendels. Um jedoch zu verhindern, daß dieses Pendel wie eine gigantische Sense über die Welt fährt und tiefe Einschnitte hinterläßt, scheint es nur eine Möglichkeit zu geben: Jeder einzelne von uns muß für sich den Punkt des Gleichgewichts, muß seine Harmonie finden und bewahren.

Dieses Buch beschäftigt sich mit der Kunst der Aromatherapie. Obgleich ich selbst dazu neige, stets dem intuitiven Erfassen den Vorzug zu geben, habe ich keineswegs die wissenschaftlichen Aspekte des Themas vernachlässigt. In den letzten Jahren erfolgte

6

auf diesem Gebiet eine intensive wissenschaftliche Forschung, vor allem in bezug auf die medizinischen Eigenschaften und Merkmale von Essenzen. Ganz allgemein war eine starke Belebung des Interesses an den pharmazeutischen Möglichkeiten pflanzlicher Heilmittel zu beobachten. Die medizinische Wissenschaft ist längst über die Vorstellung hinaus, daß alle pharmazeutischen Präparate synthetisch hergestellt werden könnten, ohne Verwendung von Pflanzen und Pflanzenauszügen. Mit dem Trend »Zurück zur Natur!« ergab es sich, daß die Pharmazeuten bei ihrer Suche nach neuen Arzneimitteln heute nicht mehr ausschließlich ihre Reagenzgläser beobachten, sondern auch wieder hinaus in Wald und Flur gehen. Die Kräuterkundigen vergangener Jahrhunderte besaßen eine tiefe Liebe zur Natur und Ehrfurcht vor den Pflanzen. Es hat den Anschein, als ob sie in gewisser Weise die Kräuter und Pflanzen besser verstanden hätten, als uns dies heute gelingt. Sie kannten den natürlichen Standort der Pflanzen. Sie wußten, zu welcher Jahres- und Tageszeit man sie pflücken muß, welcher Planet sie regiert und welchen Einfluß dies wiederum auf ihre Eigenschaften hat. Sie hatten so gut wie keine Kenntnis über die chemische Zusammensetzung der Kräuter oder darüber, warum man damit gewisse Wirkungen erreichen kann. Aber sie wußten ein wenig über das Kranksein, und sie wußten, welche Kräuter gegen bestimmte Leiden helfen. Dieses Wissen beruhte nicht auf irgendeiner Art von Wissenschaft, sondern ausschließlich auf dem eigenen Versuch und Irrtum, die jeweils den Erfahrungen der Vorgänger hinzugefügt wurden, sowie – und das ist vielleicht noch wichtiger – auf der eigenen Intuition. Es war Intuition oder Inspiration, die eine erfolgreiche Verbindung von Astrologie und Pflanzenheilkunde ermöglichte, und es war ebenfalls Intuition, die zur Bildung der sogenannten Signaturlehre führte. Da sich dieses Wissen fast völlig aus der Erfahrung entwikkelte, war und ist es noch heute sehr viel praxisbezogener als alles, was wir aus wissenschaftlichen Experimenten ableiten. Wie oft geschieht es heute, daß ein Arzneimittel auf den Markt kommt und nach ein paar Jahren wieder zurückgezogen werden muß, weil es sich als unsicher erwiesen hat. Das gleiche gilt für Lebensmittelzusätze. Die Zeit ist immer noch der entscheidende Prüfungsfaktor, und letzten Endes sind natürliche Heilmittel genau wie naturbelassene Nahrungsmittel die einzigen, bei denen keine Nebenwirkungen zu befürchten sind.
Als ich mit der Arbeit zu diesem Buch begann, beschloß ich, so viele

7

und so verschiedenartige Quellen wir möglich zu berücksichtigen: von Büchern über Düfte und Parfüms bis zu den amtlichen Arzneimittellisten, aus den Vereinigten Staaten ebenso wie aus China, von den ältesten Handschriften bis zu den neuesten wissenschaftlichen Forschungsergebnissen. Ich mußte aber bald feststellen, daß für eine solche Aufgabe kaum ein ganzes langes Leben ausreichen würde. Ich hoffe, daß trotzdem jede Art der Literatur in angemessener Weise vertreten ist. Zu besonderem Dank bin ich den Arbeiten von Dr. Valnet verpflichtet, durch dessen Buch *Aromathérapie* ich zum ersten Mal mit diesem Thema in Berührung kam; ebenso den Werken von Herrn Professor Rovesti und den Autoren vieler anderer Bücher und Artikel, die ich zu Rate gezogen habe.

Aromatherapie ist ein Thema, das bis jetzt von einem geheimnisvollen Schleier umgeben ist und stets in engem Zusammenhang mit Zauber und Magie gesehen wird. Sie gewinnt dadurch möglicherweise bis zu einem gewissen Grad an Anziehungskraft. Andererseits führt diese Betrachtungsweise zu Mißverständnissen und hinterläßt bei vielen Menschen ein ungutes Gefühl der Verwirrung und Ratlosigkeit. Meine Absicht ist es, durch dieses Buch Licht in das Dunkel zu bringen.

Was also ist Aromatherapie? Ist sie nicht mehr als ein Zweig der Pflanzenheilkunde? In dem Sinne, als sie einen Versuch darstellt, mit Hilfe von Arzneimitteln pflanzlichen Ursprungs zu heilen, trifft diese Feststellung zu. Aber damit endet der Vergleich schon. Tatsächlich wird über den Geruch von ätherischen Ölen nicht einmal am National Institute of Medical Herbalists, das zu den besten Lehrstätten für Pflanzenheilkunde der Welt gehört, unterrichtet. Die Mehrheit der Heilpraktiker verwendet diese Essenzen überhaupt nicht. Die Pflanzenheilkunde beruht außerdem auf dem Grundprinzip der Verwendung der ganzen Pflanze oder ihres Extraktes. Ätherische Öle entsprechen kaum diesen Merkmalen.

Essenzen sind wie das Blut des Menschen. Sie sind nicht die ganze Pflanze, aber sie sind in sich vollständige, organische Substanzen. Genau wie das Blut sterben sie ab (verlieren sie ihre Lebenskraft), wenn man sie nicht sachgemäß aufbewahrt. Wie das Blut enthalten sie die charakteristischen Merkmale des Körpers (der Pflanze), von dem (der) sie stammen. Sie sind wie die Persönlichkeit oder der Geist der Pflanze. Die Essenz ist der im höchsten Maße ätherische und flüchtigste Teil der Pflanze. Die therapeutische Wirkung erfolgt auf einer höheren, subtileren Ebene als die der ganzen Pflanze oder ihres Extraktes. Der Einfluß auf Geist und Gemüt ist deshalb wesentlich ausgeprägter als in der üblichen Pflanzenheilkunde. Die Eigenschaften vieler Pflanzen mögen weitgehend mit denen ihrer Essenz übereinstimmen. In ihrer therapeutischen Wirkung unterscheiden sie sich jedoch ganz wesentlich.

Das Ungewöhnliche an der Aromatherapie ist die Tatsache, daß diese Mittel sowohl äußerlich als auch innerlich angewandt werden können, um innere Störungen und Erkrankungen zu behandeln. Mit den Worten von René-Maurice Gattefossé, dem Pionier der modernen Aromatherapie, heißt das: »Die Produkte werden äußerlich gebraucht, aber ihre durchdringende Wirkung ist so stark, daß sie auch die Organe erreicht, die tief unter der Oberfläche des Bereichs liegen, an dem die lokale Anwendung erfolgt.« Gehirn, Nervensystem und Sinnesorgane werden beim Embryo gleichzeitig mit der Haut aus dem Ektoderm (äußeres Keimblatt) gebildet. Ihr gemeinsamer Ursprung bedeutet, daß sie das ganze Leben hindurch in sehr enger Beziehung zueinander stehen. Man kann also vernünftigerweise davon ausgehen, daß Produkte, die auf eine Hautfläche aufgebracht werden, auch die darunterliegenden Organe beeinflussen, selbst wenn keine direkte Penetration stattfindet. Dieser Gedanke ist auch im Hilton-Gesetz ausgedrückt. Es besagt, daß der Nerv, der ein Gelenk versorgt, auch die Muskeln versorgt, die dieses Gelenk bewegen, sowie die Haut über dem Gelenk.

Dies ist ein sehr persönliches Buch. Ich habe kaum einmal gezögert, meine Meinung niederzuschreiben. Selbstverständlich erwarte ich nicht, daß jeder Leser allen meinen Behauptungen zustimmt. Obgleich die angegebenen Eigenschaften und Wirkungsweisen der Essenzen weitgehend auf wissenschaftlicher Forschung beruhen, sollte man sie nicht insgesamt als nachgewiesen betrachten. Mein Buch ist nicht als medizinischer Leitfaden gedacht. Jeder, der ernsthaft krank ist, sollte einen qualifizierten ärztlichen Praktiker zu Rate ziehen. Ich bin zwar ein eifriger Anhänger der Naturheilkunde, aber ich weiß auch von Fällen, in denen Menschen sich selbst oder anderen Schaden zugefügt haben, weil ihr Wissen nicht ausreichte.

Aromatherapie ist ohne eine Reihe anderer Voraussetzungen nicht denkbar. Sie steht in engem Zusammenhang mit den Grundprinzipien der Naturheilkunde, mit Massage, Ernährung und der gesamten Einstellung dem Leben gegenüber. Aus diesem Grunde beschäf-

9

tige ich mich auf vielen Seiten des Buches mit diesen Themen. Die Grenzen zwischen den einzelnen Sachgebieten verlaufen einfach dort, wo man selbst sie ziehen möchte. Es ist schwierig, über einen Gegenstand zu sprechen, ohne gleichzeitig die Themen zu berühren, die in enger Beziehung dazu stehen.

Es gibt eine Verbindung von der Form zur Farbe, zu den Düften, zum Geschmack, zu Stimmungen und Elementen, Organen, Pflanzen, Krankheiten. Alles steht in Beziehung zueinander. Natürlich sind die Analogien nie vollkommen, aber sie versetzen uns in die Lage, die Ordnung des Universums zu erkennen, die Wechselbeziehungen zwischen Dingen, bei denen nur scheinbar keinerlei Zusammenhang besteht. Womit wir uns hier im Grunde beschäftigen, das ist das Wesen der Dinge, das sind Vibrationen, Schwingungen. Wie erkennen wir, daß zwei Dinge von gleicher Art sind oder die gleichen Schwingungen haben? Nur durch das Gefühl, indem wir nämlich jenen sechsten Sinn anwenden, den wir Intuition nennen. Je stärker wir unsere Intuition entwickeln, um so besser werden wir die Ordnung und Vollkommenheit des Universums erkennen, um so tiefer und reicher wird unser Leben.

1 Über die ätherischen Öle oder Essenzen

»Gott in seiner unendlichen Güte hat dem Menschen durch das Medium der Pflanzen fast alles geschenkt, was er zu seiner Ernährung, Kleidung und Heilung braucht.«
Aus dem *Kräuterbuch* von John Gerarde (1636)

Aromatische Öle werden zur Herstellung dreier verschiedener Arten von Konsumgütern verwendet: für Nahrungsmittel, Toilettenartikel und Medikamente. Die Nahrungsmittelindustrie macht sich ihre natürlichen Aromastoffe zunutze. So nimmt man etwa das Öl der Zitrone, Orange oder Limone als Zusatz für Marmeladen, Konfitüren und Gelees. In den Kosmetika sind sie sowohl auf Grund ihres Wohlgeruchs als auch wegen des direkten Nutzens – allerdings nicht ganz so oft – ihrer natürlichen Wirkstoffe enthalten. Sehr häufig braucht man sie beispielsweise bei der Zubereitung von Zahnpasten. Auch in der Medizin gelten sie nicht nur als Aromastoffe, sondern vor allem als therapeutische Mittel auf Grund der ihnen eigenen Heilkraft. Die Anwendung von Nelkenöl bei Zahnweh, Pfefferminzöl gegen Verdauungsstörungen und Eukalyptusöl zum Inhalieren ist allgemein bekannt und weit verbreitet. Essenzen sind auch in einer großen Anzahl der Produkte enthalten, die von den bekannten Arzneimittelfirmen geliefert werden, etwa in antiseptischen Cremes und Salben, in Mitteln zur Inhalation, im Haarwasser, in Salben gegen Hauterkrankungen, Einreibungen gegen rheumatische Schmerzen usw. In erster Linie handelt es sich dabei um Präparate, die äußerlich angewandt werden. Allerdings wurde vor einiger Zeit ein Patent für ein Mittel erteilt, das ebenfalls eine Reihe von Essenzen enthält und Gallensteine auflösen soll.
Ätherische Öle sind wohlriechend und in höchstem Grade flüchtig, das heißt, an der Luft evaporieren oder verdunsten sie sehr rasch. Sie unterscheiden sich grundsätzlich von den fetten Ölen und haben

eher die Konsistenz von Wasser als von Öl. Ihre chemische Zusammensetzung ist kompliziert. Im allgemeinen bestehen sie aus Alkohol, Ester, Keton, Aldehyd und Terpenen. Die wohlriechenden Stoffe bilden sich in den Chloroplasten der Blätter. Hier verbinden sie sich mit Glykose, dadurch entstehen wiederum Glykoside, die durch die gesamte Struktur der Pflanze transportiert werden.

Die meisten Essenzen sind hell und klar. Allerdings gibt es auch einige farbige (besonders die absoluten ätherischen Öle gehören dazu): rote (Benzoe), grüne (Rose), gelbe (Zitrone) und blaue (Kamille). Sie sind in Alkohol, Äther und anderen Ölen, teilweise auch in Wasser löslich.

Die ätherischen Öle sind in Form winziger Tröpfchen in vielen verschiedenen Pflanzen enthalten, vor allem in solchen, die allgemein in Küche und Medizin Verwendung finden. Sie können in den Wurzeln (Kalmus), den Blättern (Rosmarin), Blüten (Lavendel), in der Rinde (Sandelholz), im Harz (Myrrhe) und in der Schale der Früchte vorkommen. Das ätherische Öl der Orangen kann man nachweisen, indem man ein Stückchen der Schale in der Nähe eines brennenden Streichholzes zusammendrückt. Dadurch werden die Öltröpfchen versprüht. Sie entzünden sich in dem Moment, in dem sie mit der Flamme in Berührung kommen. Der Duft von Blüten und Kräutern beruht auf ihrem Gehalt an ätherischem Öl. Das gilt auch für das pikante Aroma von Gewürzen.

Es ist üblich, die Essenzen durch Destillation zu gewinnen. Das geschieht, indem man das Pflanzenmaterial in einen Bottich gibt und Dampf durchströmen läßt. Die ätherischen Öle verdampfen zusammen mit dem Wasser und anderen Substanzen. Das Destillat wird dann abgekühlt, und die Essenzen, die nicht wasserlöslich sind, können leicht vom Wasser getrennt werden. Manchmal greift man auch zu anderen Methoden. Die gebräuchlichste Alternative ist ein Auszug mit Hilfe flüchtiger Lösungsmittel. Das Pflanzenmaterial, meist sind es Blüten, wird in einem geeigneten Lösungsmittel (etwa in Alkohol) gewaschen, bis das ätherische Öl sich in diesem aufgelöst hat. Es wird danach getrennt, indem man es genau bei der Temperatur destilliert, bei der das ätherische Öl kondensiert, nicht aber das Lösungsmittel.

Eine andere Methode, die man häufig bei Zitrusfrüchten anwendet, wird ausschließlich von Hand ausgeführt. Man schneidet die Schale vom Fruchtfleisch und drückt sie über einem Behälter aus, in dem das Öl zusammen mit ein wenig Saft gesammelt wird.

12

Außerdem wurde immer wieder einmal die eine oder andere maschinelle Verarbeitungsmethode ausprobiert. Keine davon brachte einen nennenswerten Erfolg. Heute ist man, wie erwähnt, weitgehend zur Destillation übergegangen. Solange die ätherischen Öle in der Pflanze enthalten sind, verändern sie ständig ihre chemische Zusammensetzung und wandern von einem Teil der Pflanze in einen anderen, je nach Tages- und Jahreszeit. Aus diesem Grund müssen Pflanzen, aus denen die ätherischen Öle gewonnen werden sollen, zu einer bestimmten Zeit des Jahres, bei bestimmten Wetterbedingungen und meist auch zu einer genau festgelegten Stunde des Tages gepflückt werden. Der Duft und die chemische Zusammensetzung verändern sich je nach Bodenbedingungen, klimatischen Schwankungen und Anbaumethode. Dies ist die Ursache dafür, daß man manchen ätherischen Ölen aus bestimmten Ländern eine höhere Qualität zuschreibt, wie etwa englischem Lavendel oder Zimt aus Ceylon.

Die Menge des in der Pflanze enthaltenen ätherischen Öls schwankt zwischen etwa 0,01% bis zu 10%, ja sogar noch mehr. Die Blütenblätter der Rose enthalten zum Beispiel sehr wenig ätherisches Öl. Man braucht bis zu zweitausend Pfund Blütenblätter, um ein Pfund Öl zu gewinnen.

Manche Öle, wie etwa das der Rose, des Jasmins, der Nelke und Tuberose oder Nachthyazinthe, sind besonders schwer und konzentriert. Man nennt sie die absoluten Öle. Auf Grund ihrer starken Konzentration (und weil sie entsprechend teuer sind!) nimmt man nur sehr wenig davon. Manche Essenzen, wie etwa das bulgarische Rosenöl, sind bei Zimmertemperatur fest und müssen erwärmt werden, damit sie den üblichen flüssigen Zustand der ätherischen Öle annehmen.

Hitze, Licht, Luft und Feuchtigkeit wirken zumeist schädlich und zerstörerisch auf ätherische Öle. Man sollte sie deshalb immer in dunklen, luftdicht schließenden Flaschen an einem kühlen, trockenen Ort aufbewahren.

Es gibt Hunderte von aromatischen Pflanzen. Nur einige davon verwendet man kommerziell zur Herstellung von Essenzen. Etwa ein Drittel der Pflanzen, die in der traditionellen Pflanzenheilkunde genutzt werden, sind aromatischer Natur. Es gibt nicht zwei davon, die ganz genau den gleichen Geruch haben, ebenso sind die Eigenschaften jeder Pflanze einzigartig und existieren kein zweites Mal in genau gleicher Form. Die Essenz einer Pflanze ist wie ihre Persönlichkeit. Jeder Mensch und jedes Tier hat seinen eigenen charakteristischen Geruch. Damit ist etwas ganz anderes gemeint als das, was wir üblicherweise als Körpergeruch bezeichnen. Wir nehmen im allgemeinen diesen eigenen Geruch nicht wahr, weder bei uns selbst noch bei anderen Menschen. Wir spüren ihn aber vielleicht auf einer unbewußten Ebene, und er könnte einen stärkeren Einfluß auf unsere Gefühle füreinander haben, als wir bis jetzt erkennen.

Es besteht kaum ein Zweifel daran, daß der Geruch im Pflanzenreich auch einen praktischen Wert hat. Auf Tiere und wahrscheinlich auch auf uns Menschen üben aromatische Substanzen, die wir Pheromone oder Ektohormone nennen, eine sexuelle Anziehungskraft aus. Peter Tompkins und Christopher Bird, die Autoren des Buches *Das geheime Leben der Pflanzen,* sind der Meinung, daß ätherische Öle eine ähnliche Rolle spielen:

»Blüten, die nicht bestäubt werden, strömen einen starken Duft aus, und zwar acht Tage lang oder bis die Blüte eben welkt und abfällt. Sobald jedoch eine Blüte befruchtet ist, hört ihr Wohlgeruch gewöhnlich innerhalb von weniger als einer halben Stunde auf.«

Diese Betrachtungsweise stellt die Pflanzen in einen engeren Zusammenhang mit der Sexualität und dem Animalischen, als es bisher allgemein üblich ist. Dennoch: Es gibt Pflanzen, die auch andere Merkmale besitzen, die dem tierischen Bereich zuzuordnen sind, etwa die fleischfressenden Pflanzen, die Insekten anlocken, festhalten und verdauen können. Mehr Zustimmung findet bis jetzt der Gedanke, daß der Geruch einer Pflanze bestimmte Insekten anzieht; diese fliegen von Blüte zu Blüte, und dadurch sorgen sie dafür, daß eine Bestäubung stattfindet. Ätherische Öle werden ja auch tatsächlich zur industriellen Herstellung von Präparaten verwendet, die bestimmte Insekten anziehen oder vertreiben. Die ätherischen Öle vieler Pflanzen stellen einen natürlichen Verteidigungsmechanismus dar, der solche Insekten abstößt, die der Pflanze schaden könnten.

Es wurde auch behauptet, daß die ätherischen Öle lediglich Abfallprodukte des Pflanzenstoffwechsels seien. Wenn ihr Zweck und Nutzen bekannt wird, dann wird man sie wohl kaum mehr für ein Abfallprodukt halten können. Es erscheint mir wenig glaubhaft, daß Essenzen, diese komplizierten Verbindungen und wohltuenden

14

Substanzen, nichts weiter als Abfallprodukte sein sollen. Ich bin eher der Meinung, daß die aromatischen Pflanzen zum Nutzen und zur Freude des Menschen geschaffen wurden, als wohlriechende Düfte und als Arznei, und daß das aromatische Element auch zur Förderung der Fruchtbarkeit dienen kann.

Als Ergebnis eines Versuchs mit Kümmel, Wacholder und Koriander wurde im Jahre 1965 in Rußland ein Artikel über die physiologische Funktion der ätherischen Öle der Pflanzen veröffentlicht. Darin heißt es, daß ätherische Öle nicht nur Absonderungen von Pflanzen sind, sondern daß sie auch »aktiv an der Entwicklung der Pflanzen teilnehmen«. Die Verdunstung von ätherischen Ölen an der Oberfläche der Pflanze wird als ein Abwehrmechanismus gegen die Infektion durch Bakterien, Pilze und Schädlinge angesehen. Aromatische Pflanzen besitzen eine schützende Aura aus Wohlgeruch, genau wie alles Lebendige von einer Aura aus Licht umgeben ist. Diese aromatische Aura schützt die Pflanzen auch vor übermäßiger Hitze und Kälte.

»Von innen kommt die Stimme und von innen kommt der Duft. Wie man die Menschen in der Dunkelheit am Klang ihrer Stimme unterscheiden kann, genauso kann man im Dunkeln jede Blüte an ihrem Duft erkennen. Eine jede trägt in sich die Seele ihres Vorläufers«. Dies sind die Gedanken des deutschen Arztes Gustav Fechner, der im 19. Jahrhundert lebte. Er war ein Mann von großartigen spirituellen Einsichten. Ihm war es möglich, die Aura der Pflanzen zu sehen. Es schien ihm, als ob diese Pflanzenwesen, die ruhig und gelassen ihr Leben an einem Ort verbringen, sich nur darüber wundern, warum wir Menschen immer so eifrig herumhetzen müssen. Er schrieb:

»Aber warum soll es zu den Seelen, die da laufen, schreien und fressen, nicht auch Seelen geben, die still blühen, duften, im Schlürfen des Taues ihren Durst, durch das Treiben von Knospen ihren Drang befriedigen?«

Könnte es nicht sein, fragte Fechner, daß die Pflanzen durch den Duft, den sie verströmen, miteinander in Verbindung treten und einander in einer Weise wahrnehmen, die viel wunderbarer ist als das Mittel der menschlichen Sprache, die nur selten voller Zärtlichkeit und Duft ist – außer vielleicht bei Liebenden?

2 Aus alter Zeit

Vortreffliche Kräuter kannten die Alten,
Vortreffliche Kräuter,
die ihre Schmerzen gebannt:
Gelbdolde und Ringelblume,
Augentrost, Schwertlilie und Alant.

Rudyard Kipling

Bereits in grauer Vorzeit, vor Zehntausenden von Jahren, lange ehe der Mensch das Feuer beherrschte und gelernt hatte, seine Nahrung zu kochen, müssen unsere Vorfahren bereits gewußt haben, welche Pflanzen in welcher Form eßbar sind. Selbst in jenen frühen Tagen müssen sie aus ihrer Erfahrung geschlossen haben, daß es giftige Pflanzen gibt, daß einige Erbrechen oder Durchfall hervorrufen und andere bei Verdauungsbeschwerden helfen. Man kann fast mit Gewißheit annehmen, daß sie nicht nur die Augen, sondern auch die Nase gebrauchten, wenn sie eine bestimmte Pflanze erkennen und feststellen wollten, ob diese genießbar sei.
Es ist unmöglich, einen genauen Zeitpunkt festzulegen, an dem die Pflanzen zum erstenmal im medizinischen Sinn verwendet wurden. Ihre Heilkraft muß im Laufe von Jahrtausenden nach und nach entdeckt worden sein. Als der Mensch gelernt hatte, mit dem Feuer umzugehen, hat er sicher gelegentlich aromatische Pflanzen verbrannt und entdeckte dabei, daß manche davon sehr gut schmeckten, wenn man sie zusammen mit gekochter Nahrung aß, oder daß manche einen angenehmen Geruch verbreiteten. Da es in Europa keine Bäume mit aromatischen Harzen gab, verwendete man als Räucherwerk wahrscheinlich Rosmarin und Thymian.
Durch das Verbrennen aromatischer Pflanzen dürften auch andere Eigenschaften entdeckt worden sein. Manchmal tat es einfach gut, den Rauch einzuatmen, manchmal wirkte er einschläfernd, manchmal belebend. Das »Beräuchern« eines Patienten ist eine der älte-

sten überlieferten Formen der Heilbehandlung mit pflanzlichen Stoffen. Es wurde oft angewandt, wenn man böse Geister austreiben wollte. Man ging dann dazu über, diese Pflanzen auch aus anderen Gründen zu verbrennen, etwa als Opfer zu Ehren der Sonne oder Mutter Erde, nach der Geburt eines Kindes oder beim Tod eines Feindes. Als der Mensch der Vorzeit die Wirkung von Kräuteraufgüssen und Abkochungen auf den Körper und die Wirkung pflanzlichen Räucherwerks auf den Geist kennengelernt hatte, schrieb er diesen Kräutern natürlich gewisse Kräfte zu. Sie gewannen große Bedeutung als Opfergaben, und es entstand eine enge Beziehung zu den frühesten Formen des Rituals, zu Zauber und Magie. Selbst heute werden in vielen Teilen der Welt Pflanzen nur bei ganz bestimmten Konstellationen des Mondes und der Sterne gepflückt. Vielerorts ist es üblich, beim Sammeln der Kräuter eine bestimmte Beschwörungsformel zu rezitieren; manchmal gibt es für jede Art von Kräutern einen eigenen Spruch.

Unsere frühen Vorfahren besaßen wahrscheinlich wesentlich schärfere Sinne als wir. Die Zivilisation mag wohl für eine gewisse Verfeinerung mancher Empfindungen gesorgt haben, aber sie kann niemals unsere Urinstinkte und die Wahrnehmungsfähigkeit unserer Sinne schärfen. Wir gebrauchen heute unsere Nase nicht mehr, um zu »riechen«, aus welcher Richtung der Wind weht oder um den Aufenthaltsort des Gegners oder die Spur eines Tieres festzustellen. Allerdings gibt es in Südamerika noch einige Stämme, die eine solche Spur mit dem Geruchssinn verfolgen können. Wenn wir heute immer feinere Duftkompositionen zur Verfügung haben, dann steigert das vielleicht unsere Empfänglichkeit für besonders ausgefallene Wohlgerüche, aber es ändert nichts an der Tatsache, daß wir die Fähigkeit verloren haben, einen Feind, ein giftiges Kraut oder eine bestimmte Krankheit zu »riechen«. Ich habe bereits darauf hingewiesen, daß der Geruchssinn ganz eng verbunden ist mit dem sprichwörtlichen »sechsten Sinn«.

In der Zeit des Neolithikum (Jungsteinzeit) der östlichen Hemisphäre, vor etwa 6.000 bis 9.000 Jahren, entdeckte der Mensch, daß Pflanzen wie die Olive, Rizinus und Sesam ein fettiges Öl enthalten, das man herauspressen kann. Die Flachspflanze, die auch zur Anfertigung von Geweben verwendet wurde, lieferte das Leinöl. Wenn es dem Menschen jener Periode möglich war, Brot zu backen und Kräuter und Pflanzen zum Kochen und als Arznei zu verwenden, können wir wohl mit Recht annehmen, daß er auch wußte, wie

18

man duftende Öle herstellt. Zweifellos benutzte er Fettöle, um Körper und Haar damit einzureiben. Als er bemerkte, daß diese Öle nach einiger Zeit ranzig werden und schlecht zu riechen beginnen, hat er sie möglicherweise mit den aromatischen Kräutern parfümiert, die er gewöhnlich in der Küche, als Räucherwerk und zur Heilung verwendete. Wenn solche wohlriechenden Öle vom Menschen der Jungsteinzeit hergestellt wurden, dann könnte er damals auch entdeckt haben, daß sie eine ähnliche Wirkung wie die Kräuter selbst hatten, wenn man den Körper damit einreibt.

In den ägyptischen Sälen des Britischen Museums sind eine Anzahl von Gefäßen zu sehen, meist aus Alabaster gefertigt, die aus der Zeit zwischen 3.000 und 2.000 v. Chr. stammen. Einige davon haben große Ähnlichkeit mit Salbtöpfen, andere mit eher senkrechten Wänden waren wahrscheinlich für wohlriechende Öle gedacht.

Die Ägypter besaßen eine für ihre Zeit unglaublich hoch entwikkelte Kultur. Die gewaltigen Pyramiden, die sie errichtet haben, geben uns noch heute eine Reihe ungelöster Rätsel auf. Eugene Rimmel schreibt darüber:

»Während die Juden und andere Völker dieser Region sich auf ein einfaches Leben als Hirten beschränkten, genossen die Ägypter den Luxus mit allen Raffinessen und entwickelten ihn in einem Ausmaß, das von allen, die nach ihnen den Gipfel der Zivilisation erreichten, niemals übertroffen, wenn überhaupt jemals wieder erreicht worden ist.«

Wie haben die Ägypter ihre Pyramiden erbaut? Wie konnten sie diese riesigen Steine so genau ineinanderpassen und gleichzeitig eine so vollkommene Form bilden, die im Innern zudem ausgedehnte Gänge und Galerien und geräumige Grabkammern enthält? Bis heute gibt es keine befriedigende Antwort.

Wenn wir die Bauwerke, die Kultur und die Kunst der Ägypter betrachten, dann entsteht vor uns das Bild eines Volkes auf dem Höhepunkt seiner Kultur.

Man nimmt an, daß zur gleichen Zeit eines der ältesten Bücher der Welt geschrieben wurde, *Des Gelben Kaisers Buch der inneren Medizin*. Dieser chinesische Text wurde von Huang Ti, dem »Gelben Kaiser«, aufgezeichnet. Der Autor wußte ebenfalls Dinge, die wir erst in unseren Tagen allmählich wieder zu verstehen beginnen. Sein Buch beschäftigt sich hauptsächlich mit den Ursachen und der

Behandlung von Erkrankungen und ist die wichtigste Grundlage für alle, die sich mit der Akupunktur beschäftigen, auch für die Chinesen selbst.

Während die Chinesen die Akupunktur entwickelten, erwarben sich die Ägypter neben anderen Fähigkeiten eine gute Kenntnis der ätherischen Öle. Die Zeit der 12. Dynastie war ein Höhepunkt in der Herstellung von Schmuck aller Art. Während dieser Zeit war auch die Anwendung von Kosmetika weit verbreitet. Dazu gehörte meist ein früher Vorläufer unseres Lidschattens, womit man die Augenlidränder gern grün färbte, sowie verschiedene Salben und Cremes zur Verschönerung des Teints. Man gebrauchte roten Ocker, um Lippen und Wangen zu färben, und Henna, um Händen und Fingernägeln eine tief orange-gelbe Färbung zu geben. Außerdem wurde Bleiweiß verwendet, um das Gesicht zu weißen. Da es aber in höchstem Maße giftig ist, wurde es wahrscheinlich nicht sehr häufig benutzt. Man hat einige sehr hübsche Behälter für Kosmetika entdeckt, die aus der Zeit der 12. Dynastie (etwa um 2000 v. Chr.) stammen. Die verzierten Kästchen enthalten kleine Töpfe und Krüge aus Stein, in denen die obenerwähnten Kosmetika und wohlriechende Salben aufbewahrt wurden.

Als das Grab Tut-ench-Amuns im Jahre 1922 geöffnet wurde, fand man eine Reihe von Vasen und Behältern, von denen einige noch Salben enthielten. Man hatte sie mit ins Grab gegeben, als man es 1350 v. Chr., also über dreitausend Jahre zuvor, versiegelt hatte. Die Töpfchen bestanden aus Kalzit. Als man den natürlich hart gewordenen Inhalt untersuchte, fand man Spuren von Weihrauch und etwas, das dem indischen Speik ähnelte. Beides war mit einer Art Salbengrundlage aus tierischem Fett verbunden, die 90% der Mischung ausmachte. Der Duft war immer noch wahrnehmbar, obgleich verständlicherweise nur ganz schwach.

Anfangs waren diese Salben wahrscheinlich so wertvoll, daß sie dem Königshaus und vielleicht noch den Hohen Priestern vorbehalten blieben. Erst später wurden sie auch vom einfachen Volk verwendet, und zwar in Form von Kosmetika, Massageölen, als Arznei usw. Es gibt Papyri, die über die medizinische Anwendung von Kräutern bis zurück in die Regierungszeit Khufus berichten, der etwa um 2800 v. Chr. die Große Pyramide erbaute. Alle diese Aufzeichnungen beweisen, daß man der Magie eine gleich starke Wirksamkeit wie der Medizin zuschrieb. Es war üblich, daß der Arzt viermal eine bestimmte Zauberformel sprach, damit die Arznei ihre volle Wirkung entfalten sollte. Diese Art der Beschwörung war auch in vielen anderen Kulturen gebräuchlich und wird noch heute in Teilen Afrikas von den Kräuterkundigen oder Medizinmännern angewandt. Man hat eine alte babylonische Schrifttafel gefunden, die folgende Beschwörungsformel gegen Fieber enthält:

»Den Kranken ... sollt ihr lagern
... ihr sollt sein Gesicht bedecken
Zypressenholz und Kräuter verbrennen ...
Damit die großen Götter das Böse von ihm nehmen
Damit der böse Geist Platz macht
...
Möge ein wohlgesinntes Wesen, ein freundlicher Geist,
zur Stelle sein.«

Der Papyrus Ebers aus der Zeit der 18. Dynastie zeigt, daß die ägyptischen Ärzte ein genaues Wissen über die Eigenschaften einer großen Zahl von Kräutern besaßen. Ein Mittel gegen Augenentzündung, das man aus den Hieroglyphen übertragen hat, enthält u.a.
Myrrhe,
Kupferoxyd,
Zitronenspalten,
Blüten der Zypresse,
Antimon,
Gazellenexkremente
Gedärme des Spießbocks
und weißes Öl.
Dazu gehörte die folgende Gebrauchsanweisung:

»In Wasser geben, eine Nacht stehenlassen, durch ein Tuch seihen und vier Tage lang das Auge damit bestreichen.«

Die Myrrhe wird noch heute als entzündungshemmender Wirkstoff verwendet. Das folgende Rezept für eine Gesichtspackung stammt aus demselben Papyrus:

»Eine Kugel Räucherwerk
Bienenwachs
frisches Öl
Beeren der Zypresse

21

Zerdrücken und zerreiben und in frische Milch geben und sechs Tage lang auf das Gesicht auftragen.«

Die Bezeichnung Räucherwerk bezieht sich wahrscheinlich auf Myrrhe oder Weihrauch, vielleicht auch auf eine Mischung aus beiden. Daraus wurden kleine Kugeln oder Bällchen hergestellt, die man in einer Art Weihrauchfaß verbrannte. Dieses Rezept zeigt eine erstaunliche Ähnlichkeit mit den Gesichtspackungen der heutigen Naturkosmetik. In einem anderen Papyrus fand man einen Bericht über die Reise des Schreibers nach Nubia. Er erzählt:

»Ich lasse drei feine Öle und auserlesene Düfte bringen und das Räucherwerk, wie man es in den Tempeln verwendet und das dort jede Gottheit erfreut. Von Myrrhe habt ihr nicht viel; alles, was ihr habt, ist nichts als gewöhnliches Räucherwerk. Ashipu kam und belieferte mich, und er brachte mir eine Schiffsladung Myrrhe, feines Öl, verschiedene Parfüms, Farbe für die Augen und Giraffenschwänze.«

Es waren die Priester, die zuerst aromatische Substanzen verwendeten. Man könnte sie fast als die ersten Parfümeure und Aromatherapeuten bezeichnen. Erst als der Gebrauch aromatischer Substanzen allgemein üblich wurde, begannen auch die Ärzte, sich dafür zu interessieren. Die erwähnten Rezepte zeigen, daß sie mit den Eigenschaften aromatischer Harze wohl vertraut waren. Das läßt den Schluß zu, daß diese Substanzen schon seit einiger Zeit Anwendung fanden. Am Fuß der Sphinx von Giseh gibt es eine Granittafel, die König Thutmosis (1425 bis 1408 v. Chr.) zeigt, der gerade einer Gottheit mit dem Körper eines Löwen Räucherwerk und Öl opfert. Zu jener Zeit war die Verwendung aromatischer Stoffe bei der Zubereitung medizinischer und kosmetischer Präparate weit verbreitet. Während der 18. Dynastie, die um 1580 v. Chr. begann, wuchs Ägyptens Reichtum und Macht, es herrschte reger Handel, und Literatur, bildende Kunst und Malerei standen in höchster Blüte. In dieser Periode erweiterte man auch das Wissen über aromatische Substanzen ganz beträchtlich.
Während der 1500 Jahre, die der 18. Dynastie folgten, vervollkommneten die Ägypter ihre Kenntnisse über die medizinischen Eigenschaften aromatischer Substanzen sowie die Möglichkeiten zur Herstellung von Parfüms und wohlriechenden Salben und Ölen.

Es wurde nicht immer deutlich unterschieden zwischen Arznei und Parfüm, das gleiche Mittel diente oft beiden Zwecken. Die Präparate wurden in Flaschen, Vasen oder Töpfen aus Alabaster, Onyx, Glas oder anderem harten Material aufbewahrt, manchmal auch in Kästchen, die aus Holz oder Elfenbein geschnitzt waren. Zu den aromatischen Substanzen, die man verwendete, gehörten Myrrhe, Weihrauch, Zedernholz, wilder Majoran (Origanum), bittere Mandeln, Speik (Nardenöl), Henna, Wacholder, Koriander, Kalmus und viele andere einheimische Pflanzen. Nach und nach entwickelte sich ein bedeutender internationaler Handel mit Harzen und Gewürzen. In Heliopolis, der Stadt der Sonne, die man unter dem Namen Ra verehrte, wurde dreimal täglich Räucherwerk verbrannt: bei Sonnenaufgang ein »Harz«, Myrrhe zur Mittagszeit und eine Mischung aus sechzehn verschiedenen Zutaten, die kuphi oder kyphi genannt wurde, bei Sonnenuntergang. Das letztgenannte Präparat wurde später auch von den Griechen und Römern verwendet. Nach Ansicht des französischen Chemikers Loret waren die Hauptbestandteile Kalmus, Kassia, Zimt, Pfefferminz, Zitronellöl, Pistazien, convulvulus scopariu (eine der vielen auf der Welt vorkommenden Windenarten), Wacholder, Akazie, Henna, Zypergras, »Harz«, Myrrhe und Rosinen. Plutarch sagt über das kyphi, daß es »einschläfert, Ängste und Sorgen beschwichtigt und für freundliche Träume sorgt«.

Aus vielen Berichten ist uns überliefert, daß die Ägypter Zedernholzöl für den Prozeß der Mumifizierung verwendet haben. Wahrscheinlich handelte es sich dabei um eine reine Essenz, die man durch starken Druck aus dem Holz preßte. Es gibt aber auch Fachleute, die der Meinung sind, daß die alten Ägypter bereits eine primitive Art der Destillation kannten. Einige Gefäße, die in ägyptischen Gräbern gefunden wurden, scheinen diese Theorie zu stützen. Wenn dies zutrifft, dann würde das bedeuten, daß die Destillation in Ägypten schon mindestens 2000 Jahre vor dem Zeitpunkt bekannt war, zu dem man bisher ihre Erfindung durch die Araber annahm.

Die meisten anderen ägyptischen Öle und gewiß auch alle der griechischen und römischen Zeit waren Infusionen aromatischer Kräuter und Harze in Fettöl. Das in Ägypten am häufigsten gebrauchte fette Öl war das Rizinusöl.

Die Ägypter waren nicht das einzige Volk, das zu jener Zeit aromatische Substanzen verwendete. Wir kennen eine Tontafel aus Babylon, die etwa aus der Zeit um 1800 v. Chr. stammt und eine

23

Bestellung für »importiertes Öl der Zeder, Myrrhe und Zypresse« enthält. Dies läßt den Schluß zu, daß die Gewinnung von Zedernholzöl schon seit 4000 Jahren möglich ist und der Handel mit aromatischen Substanzen eine ebensolange Geschichte hat. Das Zedernholzöl war sehr teuer, sowohl in Babylon als auch in Ägypten. Man verarbeitete es zu Ölen und Salben für die Haar- und Körperpflege. Es war Bestandteil der teuersten Kosmetika. Außerdem bestrich man damit die Papyrusblätter, um sie vor Insekten zu schützen. Die Verwendung von Myrrhe, Zedernholzöl und anderen aromatischen Substanzen zur Mumifizierung genügt wohl als Beweis ihrer antiseptischen Eigenschaften. Am besten sind die Mumien erhalten, die am gründlichsten mit Harzen und Gewürzen einbalsamiert wurden. Dies führte schließlich dazu, daß man die gleichen Harze auch als Verjüngungsmittel anwandte. Sie sollten die Haut jugendlich erhalten. War der Verbrauch an Duftstoffen in Ägypten für die religiösen Riten und Bestattungszeremonien auch noch so hoch, er war dennoch kaum vergleichbar mit der Menge aromatischer Substanzen, die man für kosmetische Zwecke verbrauchte. Eine besonders von den ägyptischen Männern gern angewandte Methode der Parfümierung bestand darin, daß man sich ein kegelförmiges Stück fester Salbe auf den Kopf legte. Dieses schmolz allmählich und überzog Kopf und Körper mit seinem Duft.

Die Juden begannen ihren Auszug aus Ägypten um 1240 v. Chr. Für ihren Weg in das gelobte Land brauchten sie etwa vierzig Jahre. Kurz nach ihrem Aufbruch erhielt Moses vom Herrn eine Anzahl von Geboten, darunter auch eine Anweisung zur Herstellung eines heiligen Öls und eines heiligen Räucherwerks:

»Und der Herr redete mit Mose und sprach: Nimm dir die beste Spezerei: die edelste Myrrhe, fünfhundert Lot, und Zimt, die Hälfte davon, zweihundertundfünfzig, und Kalmus, auch zweihundertundfünfzig Lot, und Kassia, fünfhundert nach dem Gewicht des Heiligtums, und eine Kanne Olivenöl. Und mache daraus ein heiliges Salböl nach der Kunst des Salbenbereiters.«

(2. Mose 30, 22-25)

Dieses Öl durfte nur für heilige Zwecke verwendet werden und war nicht zum allgemeinen Gebrauch beim Volk bestimmt. Leider können wir heute dieses Rezept nicht in genau gleicher Weise herstellen, denn es gibt zu große Unsicherheiten und Meinungsverschiedenheiten über die wahre botanische Bedeutung der Worte »Myrrhe« und »Kalmus«. Es scheint, daß sich diese Bezeichnungen nicht auf die Pflanzen beziehen, die wir heute unter diesen Namen kennen. Das heilige Öl wurde dazu benutzt, Aaron und seine Söhne zu salben und ihnen dadurch immerwährende Priesterschaft über die Generationen hinweg zu verleihen. Die Zeremonie durfte nur vom Hohen Priester vorgenommen werden, der soviel Öl auf den Kopf goß, daß es über den Bart und die Kleidung herunterrann.

»Und der Herr sprach zu Mose: Nimm dir Spezerei: Balsam, Stakte, Galbanum und reinen Weihrauch, von einem soviel wie vom andern, und mache Räucherwerk daraus, gemengt nach der Kunst des Salbenbereiters, gesalzen, rein, zum heiligen Gebrauch.«   (2. Mose 30, 34-35)

Auch dieses Parfüm war nur zum Gebrauch bei religiösen Zeremonien gedacht. Jeder, der dieses Gebot mißachtete, sollte »ausgerottet werden aus seinem Volk«. Das Wort »Parfüm« ist hier in seinem ursprünglichen Sinn angewandt, und zwar abgeleitet von den lateinischen Wörtern per (durch) und fumum (Rauch), das bedeutet also »Räucherwerk«. Die früheren Bestandteile dieses Räucherwerks sind uns ebenfalls nicht bekannt, denn in bezug auf die Bezeichnungen Stakte, Galbanum und Balsam herrscht noch größere Verwirrung. Man stimmt aber im allgemeinen soweit überein, daß es sich bei all diesen Substanzen um aromatische Harze handelt.
Die Reinigung hebräischer Frauen dauerte zwölf Monate. Während der ersten sechs Monate wurde eine regelmäßige Salbung mit »Myrrhenöl« vorgenommen. Dies ist wahrscheinlich ein Infusionsöl gewesen. Für die zweiten sechs Monate verwendete man verschiedene aromatische Substanzen. Da es nicht immer zweckmäßig und durchführbar war, daß die jüdischen Frauen während ihres Zuges durch die Wüste badeten, hatten sie die Gewohnheit, einen kleinen Leinenbeutel mit Myrrhe und anderen aromatischen Substanzen zu füllen. Er wurde an einem Band um den Hals gehängt und zwischen den Brüsten getragen und wirkte lange Zeit als desodorierendes Mittel.
Das Hohelied Salomos enthält eine Reihe herrlicher Verse, die auf aromatische Substanzen Bezug nehmen:

»Mein Freund ist mir ein Bündel Myrrhen, das zwischen meinen Brüsten hängt. Mein Freund ist mir eine Traube von Zyperblumen in den Weingärten von En-Gedi ...«

»Seine Wangen sind wie Balsambeete, in denen Gewürzkräuter wachsen. Seine Lippen sind wie Lilien, die von fließender Myrrhe triefen.«

»Ich bin eine Blume in Saron und eine Lilie im Tal. Wie eine Lilie unter den Dornen, so ist meine Freundin unter den Mädchen.«

»Du bist gewachsen wie ein Lustgarten von Granatäpfeln mit edlen Früchten, Zyperblumen mit Narden, Narde und Safran, Kalmus und Zimt, mit allerlei Weihrauchsträuchern, Myrrhe und Aloe, mit allen feinen Gewürzen. Ein Gartenbrunnen bist du, ein Born lebendigen Wassers, das vom Libanon fließt.«

Die Griechen lernten von den Ägyptern sehr viel über die Herstellung von Duftstoffen und über die Eigenschaften und die Anwendung aromatischer Substanzen. In einem Bericht von Herodot und Demokrit, die im 4. Jahrhundert v. Chr. Ägypten besuchten, heißt es, daß dieses Volk Meister in der Kunst des Wohlgeruchs sei. Gerade in dieser Zeit entwickelten die Ägypter die Kunst, Pflanzenauszüge zu bereiten, wie es an den Wänden des Tempels von Edfu abgebildet ist. Dieses Relief zeigt, wie der Duftstoff aus den Blüten der weißen Lilie (Lilium candidum) gewonnen wird. Wir wissen nicht, ob es sich dabei um eine Destillation der aromatischen Essenz oder um ein aromatisches Wasser handelte. Der weitgereiste Herodot erwähnt auch die assyrischen Frauen, die »mit einem Stein das Holz der Zypresse, Zeder und des Weihrauchbaumes zermalmen und darauf dann Wasser gießen, bis eine bestimmte Konsistenz erreicht ist. Damit salben sie Körper und Gesicht und erzielen einen sehr angenehmen Duft«. Wenn man eine solche »Maske« am nächsten Tag abnahm, war die Haut wunderbar weich und strömte einen zarten Duft aus.
Die Ägypter führten die Wirksamkeit bestimmter aromatischer Arzneien auf den Glauben zurück, daß sie ursprünglich von einer Gottheit zusammengestellt oder verwendet worden waren. Die Griechen waren der Überzeugung, daß alle aromatischen Pflanzen göttlichen Ursprungs seien. In der griechischen Mythologie wird die

Erfindung der Duftstoffe den Göttern zugeschrieben. Nach uraltem Glauben übernahmen die Menschen ihre Kenntnisse von Aeone, einer Nymphe der Venus. Eugene Rimmel berichtet: »In jenen längstvergangenen Tagen scheint man Parfüms nur in Form von wohlriechenden Ölen gekannt zu haben, die man mit Blüten parfümiert hatte, vor allem mit Rosen.« Homer bezeichnet sie allgemein mit dem Wort elaion (Öl) und fügt nur gelegentlich das Attribut »rosig« oder »ambrosisch« hinzu. Von Destillation ist nicht die Rede. Weder die Griechen noch später die Römer scheinen sie gekannt zu haben. Wenn die Ägypter tatsächlich wußten, wie man Essenzen durch Destillation gewinnt (was allerdings nicht sehr wahrscheinlich ist), dann müssen sie dieses Wissen für sich behalten haben. Vielleicht kannten auch nur ganz wenige hohe Priester das Geheimnis, und als Ägypten unter römische Herrschaft kam, starb dieses Wissen mit ihnen und blieb nahezu ein Jahrtausend lang verschollen.

Aromatische Arzneien und Kosmetika waren in Griechenland ebensoweit verbreitet wie in Ägypten. Die Griechen scheinen sich besonders intensiv damit beschäftigt zu haben, welcher Körperteil mit den wohlriechenden Mischungen eingesalbt werden sollte. Diogenes salbte seine Füße und erklärte allen, die sich über seinen absonderlichen Einfall lustig machten: »Wenn ihr euch mit der duftenden Salbe das Haupt einreibt, dann verflüchtigt sich ihr Wohlgeruch, und nur die Vögel haben den Nutzen davon. Wenn ich jedoch meine unteren Gliedmaßen damit salbe, umhüllt der Duft meinen ganzen Körper und steigt wohltuend bis in meine Nase.« Anakreon, der weniger die ökonomische Seite des Problems sah, empfahl die Einreibung der Brust, da hier der Sitz des Herzens ist, nicht nur der physische Mittelpunkt, sondern auch das Zentrum des Gefühls. Unter den wohlhabenderen Griechen war es üblich, verschiedene Teile des Körpers mit unterschiedlichen Parfüms einzureiben. Bei Antiphanes lesen wir:

Er badet
in einer großen goldenen Wanne und taucht seine Füße
und Beine in kostbare ägyptische Salbe;
Mund und Brust reibt er mit dickem Palmöl
Und beide Arme mit dem süßen Extrakt der Minze;
Die Augenbrauen und sein Haar mit Majoran,
Knie und Nacken mit der Essenz von kleingestoßenem Thymian.

Bei Griechen, Römern und allen anderen »wohlriechenden« Kulturen des Altertums wie der neueren Zeit war es selbstverständlich, daß sich der Mann ebenso verschwenderisch parfümierte wie die Frau.

Wie ich bereits erwähnte, wurden viele der alten Parfüms auch wegen ihrer Heilwirkung verwendet. Da sie ausschließlich aus natürlichen Stoffen bestanden, entsprachen sie genau den Produkten der modernen Aromatherapie. Eines der bekanntesten griechischen Parfüms wurde nach seinem Schöpfer Megallus »megaleion« genannt. Man schätzte nicht nur seinen Wohlgeruch, sondern auch die Eigenschaft, bei Entzündungen der Haut Linderung zu bringen und Wunden zu heilen. Dies überrascht nicht, denn das Mittel enthielt einen hohen Anteil Myrrhe. Roy Genders beschreibt genau die Zusammensetzung dieses Produkts:

»Das Öl von Balanos (ein fettes Öl) wurde zehn Tage und Nächte gekocht, um alle Unreinheiten auszuscheiden, ehe man das ›gebrannte‹ Harz hinzufügte. Dann wurde die Myrrhe einige Tage gepreßt. Nur der ölige Teil, den man ›Stakte‹ nennt, wurde verwendet, nachdem man ihn zuvor noch mit Zimt und Kassia vermischt hatte.«

Die Rezepte für eine Reihe von medizinischen Parfüms sind auf Marmortafeln aufgezeichnet, wie man sie sowohl in den Tempeln des Äskulap, des griechischen Gottes der Heilkunst, als auch in den der Aphrodite geweihten gefunden hat. Der Sage nach wurde Äskulap, ein Sohn des Apollo und einer Nymphe, in Epidauros geboren, das sich später zu einer großen Stadt mit Bädern und Heilstätten entwickelte. Die heilenden Essenzen wurden von Priesterinnen zubereitet, die die Nachfolge der alten Zauberer und Magier übernommen hatten. Lange Zeit waren sie die erfolgreichen Konkurrentinnen der Parfümhersteller und Apotheker in einem griechischen Tempel der Aromatherapie!

Der berühmte griechische Arzt Marestheus erkannte, daß aromatische Pflanzen, besonders die Blüten, meist eine anregende oder beruhigende Wirkung haben. Er erwähnt die Rose und die Hyazinthe und ihre erfrischende, belebende Wirkung auf den erschöpften Geist. Die meisten Blumen mit fruchtigem Geruch haben ähnliche Eigenschaften. Lilie und Narzisse dagegen wirken eher bedrückend und verursachen eine gewisse Betäubung oder Benommenheit, wenn man ihren starken Duft lange einatmet. Theophrastus glaubte, daß der Duft der Blüten ganz dicht unter der Oberfläche der Blütenblätter enthalten sei und durch die Wärme der Sonne freigesetzt werde; der Geruch der Wurzeln aber sollte seiner Meinung nach nur durch die Körperwärme oder, wie im Falle von Räucherwerk, durch Feuer freigesetzt werden. Er empfahl, zur Absorption des Blütenduftes Olivenöl zu verwenden, nicht nur seiner Reinheit wegen, sondern weil man den Duft auch sehr lange erhalten kann, wenn er in Öl oder Fett absorbiert ist. Theophrastus schreibt:

»Es ist zu erwarten, daß Substanzen mit würzigem Geruch auch heilsame Eigenschaften besitzen. Die Wirkung von Pflastern und den sogenannten Umschlägen oder Packungen ist ein Beweis für diese Kräfte, da sie Geschwülste und Geschwüre auflösen und eine deutliche Wirkung auf den Körper haben, auch auf die inneren Organe. Wenn man ein Pflaster auf Bauch und Brust legt, dann kann man bemerken, daß der Atem wohlriechend wird.«

Der Name Kleopatras ist Legende und nicht zu trennen von Duft und Wohlgerüchen. Man nennt sie die letzte ägyptische Königin, obwohl sie nicht rein ägyptischer Abstammung war. Die alte Kunst der Herstellung von Parfüms und Kosmetika hatte sich bis zur Zeit Kleopatras beständig weiterentwickelt und überschritt genau zu ihrer Zeit den Höhepunkt. Kleopatra, die mehr griechisches als ägyptisches Blut in den Adern hatte, war die Herrscherin über ein sterbendes Reich. Die Kraft ihrer Persönlichkeit war so stark, daß sie nicht nur Julius Caesar, sondern auch Marcus Antonius bezwang. Sie war es auch, die den Mord an Ptolemäus XV. befahl. Man ist der Ansicht, daß sie im Grunde keine große Schönheit war, sondern daß der verführerische Reiz, den sie auf Mark Anton ausübte, dem verschwenderischen Gebrauch von Parfüms zuzuschreiben war. Es wird berichtet, daß sie bei einer Gelegenheit Salben im damals ungeheuren Wert von 400 Denar verbrauchte, nur damit ihre Hände weich, zart und duftend wurden. Sie konnte es sich leisten. Schließlich besaß sie einen »Balsam-Garten«, der nach heutigen Maßstäben Millionen wert war. Nach dem Sieg Oktavians über Antonius und nach dem Tod von Antonius und Kleopatra (30 v. Chr.) wurde Ägypten römische Provinz.

Die Römer waren im Umgang mit den Düften sogar noch verschwenderischer als die Griechen. Ihre Parfüms wurden in Flaschen, den sogenannten »unguentaria«, aufbewahrt, die meist aus Alabaster, Onyx oder Glas gefertigt wurden; die für das Bad bestimmten Duftstoffe bewahrte man in einer runden Elfenbeindose, dem »narthecium«, auf. Es gab in Rom zahlreiche Parfümhersteller, die »unguentarii«. Sie bewohnten ein eigenes Viertel, das »vicus thuraricus« in Velabrum (im alten Rom der Platz zwischen Kapitol, Palatin und Tiber, heute Velabro). In Capua, einer wegen ihres Luxus' berühmten Stadt, gehörte ihnen eine ganze Straße. Die Römer verwendeten drei verschiedene Arten von Parfüm, und zwar einmal die festen Salben, dann »stymmata«, duftende Öle, und schließlich »diapasmata«, zu Puder verarbeitete Duftstoffe. Zu den festen Salben oder Cremes gehörte das nach Rosen duftende »rhodium« und »narcissum«, das aus Narzissenblüten hergestellt wurde. Das wahrscheinlich bekannteste wohlriechende Öl war »susinum«, das aus Honig, Kalmus, Zimt, Myrrhe und Safran bestand, sowie »nardinum«, das Kalmus, Balsam, Kardamom, Melisse, Speik- oder Nardenöl und Myrrhe enthielt. Manche dieser Präparate waren sehr teuer und kosteten bis zu 400 Denare pro Pfund. Die Römer gebrauchten sie, um ihrem Haar, dem Körper und der Kleidung, ihren Betten, ja sogar den Fahnen ihrer Truppen und den Wänden ihrer Häuser Wohlgeruch zu verleihen. Duftende Öle und Salben, mit denen man den Körper einrieb, wurden sowohl in den öffentlichen Bädern als auch zu Hause in großer Menge verwendet.
Ovid, der Dichter der Liebe, schrieb auch *Medicamina Faciei,* ein Buch über Kosmetika, von dem nur ein Fragment erhalten geblieben ist. Er empfahl Weihrauch als ausgezeichnetes Kosmetikum, denn er war der Meinung, daß etwas, das den Göttern angenehm und wohlgefällig sei, für uns Sterbliche nicht weniger wertvoll sein könne. In einer Mischung zusammen mit Natron, Fenchel, Myrrhe, Rosenblättern und Salmiak bezeichnet er es als ausgezeichnetes Präparat für kosmetische Zwecke. Honig war der Hauptbestandteil aller Gesichtsmasken und ist auch in einem anderen Rezept Ovids enthalten; mit den Samen der Lupine, Bohnen, Natron und Iriswurzeln. Daraus wurde eine Paste zur Entfernung von Hautunreinheiten bereitet.
Das Wort »salben« bedeutet einreiben oder massieren. Sowohl in religiösen Riten und Zeremonien, als auch zur Heilung oder Linderung von Muskelschmerzen wird die Massage mit aromatischen

Substanzen schon seit langer Zeit angewandt. Einer der größten Heiler der Vergangenheit war zweifellos Jesus Christus. Auch er gebrauchte aromatische Öle zur Heilung:

»Einigen legte er seine Hand auf und sie wurden geheilt; zu anderen sprach er nur ein Wort und sie wurden gesund; wieder andere mußten zu einem bestimmten Teich gehen und sich darin waschen, und andere salbte er mit einem heiligen Öl.«

(The Aquarian Gospel 74,3)

Vor dem letzten Abendmahl wurde Jesus selbst gesalbt, diesmal aus rein religiösem Anlaß:

»Da nahm Maria ein Pfund Salbe von unverfälschter, köstlicher Narde und salbte die Füße Jesu und trocknete mit ihrem Haar seine Füße; das Haus aber ward voll vom Geruch der Salbe.«

(Joh. 12,3)

Einer der Jünger, weniger klug und verständig als Maria, tadelte sie sogar, weil sie eine so wertvolle Salbe verwendet hatte.

In dem Buch *The Jesus Scrolls* (Die Jesus-Schriftrollen) wird darauf hingewiesen, daß es sich bei dem Ausdruck »Garten Gethsemane« um eine falsche Übersetzung handelt, da dieser Ort eigentlich als »Garten des Jasmins« bezeichnet wurde. Der Autor stellt auch eine sehr eindrucksvolle These zur Diskussion. Er behauptet, daß der Stein, mit dem man das Grab Jesu verschloß, einer der Steine war, wie man sie zur Herstellung von Jasminöl brauchte. Die Blüten wurden in diesem Garten gepflückt, in einen langen, flachen Steintrog gelegt und mit Olivenöl bedeckt. Dann wurde der Stein über den Trog gewälzt. Dabei wurde das ätherische Öl aus den Blüten gepreßt, so daß es vom Olivenöl absorbiert werden konnte. Ob dies nun speziell für diesen Garten zutrifft oder nicht, es vermittelt auf jeden Fall eine deutliche Vorstellung von einer Methode zur Herstellung wohlriechenden Öls, wie sie wahrscheinlich zu jener Zeit gebräuchlich war. Es ist interessant, daß Jasminessenz heute durch Mazeration gewonnen wird. Dabei weicht man die Jasminblüten in Öl ein und laugt damit ihr ätherisches Öl aus. Hitze würde die aromatischen Substanzen zu sehr schädigen.

Beim Untergang Roms flohen die überlebenden Römer nach Konstantinopel und nahmen ihr Wissen über die Parfümherstellung mit.

Die byzantinische Pracht war stets von Duft und Wohlgeruch begleitet. Der Handel mit aromatischen Gewürzen und Harzen wurde ein
wichtiger Faktor der Wirtschaft des Heiligen Römischen Reiches.
Trotz dieser Tatsache blieb das Geheimnis der Destillation unent-
deckt oder vergessen. Erst dem arabischen Arzt Abu Ali al-Husain
Ibn Abd Allah Ibn Sina, im Westen Avicenna genannt, wird das
Verdienst zugeschrieben, diese »Erfindung« gegen Ende des zehn-
ten Jahrhunderts gemacht zu haben. In den 85 Jahren seines
Lebens, während er stets ruhelos umherwanderte, fand dieser
außergewöhnliche Mann Gelegenheit, fast hundert Bücher zu
schreiben. Zu dieser Zeit hatten die Araber in den Wissenschaften
große Fortschritte gemacht, und die Destillation war eine natürliche
Folge ihrer Entdeckungen auf dem Gebiet der Chemie (oder vielleicht sollte man lieber Alchimie sagen). Für seine ersten Experimente nahm Avicenna die Rose, die zu den im Orient am höchsten
geschätzten Blumen gehört. Man sagt, daß er eine Rose namens Gul
sad bark, die rosa centifolia, ausgewählt haben soll. Er arbeitete
auch mit anderen Pflanzen und destillierte sowohl Essenzen als auch
aromatische Wasser. Es muß wohl nicht besonders erwähnt werden,
daß seine Erfindung bald praktisch genutzt wurde. Der Ruf der
arabischen Parfüms verbreitete sich rasch. Rosenwasser gehörte zu
den beliebtesten Präparaten und scheint in großen Mengen hergestellt worden zu sein.[1]*

Rosenwasser kam zur Zeit der Kreuzzüge mit anderen exotischen
Parfüms und Essenzen aus dem Orient nach Europa. Diese Pro-
dukte weckten bald nicht nur das Interesse europäischer Kaufleute,
sondern auch das der Damenwelt. Ende des 12. Jahrhunderts hatte
Europa bereits seine eigenen Parfümeure. Zuerst waren viele der
Parfüms lediglich Kopien der Wohlgerüche aus dem Osten, aber
gegen Ende des 13. Jahrhunderts hatte Europa begonnen, in dieser
Beziehung seinen eigenen Stil zu entwickeln. In Mitcham in der
Grafschaft Surrey in Südengland baute man bereits Lavendel an.
Das Lavendelwasser kam in Mode.

In den alten Kulturen, deren Geschichte uns weniger bekannt ist,
scheint die Anwendung wohlriechender Substanzen ebenso beliebt
gewesen zu sein. Die Kulturen im minoischen Kreta und China
waren sogar noch älter als die Ägyptens. Die weit zurückreichende

---

* Die hochgestellten Ziffern beziehen sich auf die Anmerkungen am Schluß dieses
Buches.

32

Erfahrung mit der Akupunktur läßt den Schluß zu, daß die Chinesen aromatische Substanzen noch vor den Ägyptern verwendet haben könnten. Die klassischen indischen Texte zur Pflanzenheilkunde sind in der *Ayurveda*, auch das »Buch der Lebenskunde« genannt, enthalten, das etwa zur Zeit der späten ägyptischen Dynastien geschrieben wurde. Eine große Anzahl der darin genannten Präparate enthält aromatische Substanzen. Sandelholz wurde von den Indern immer sehr gern benutzt, als Räucherwerk, in ihren Kosmetika und in einer heiligen Salbe, mit der man das Haupt der Könige und hohen Priester salbte, und die an den Gebrauch des Nardenöls im alten Israel (Judäa) erinnert. In Indien wird eine kosmetische Creme mit dem Namen »urgujja« hergestellt, die Sandelholz, Aloe, Rosen und Jasmin enthält. Eine andere Salbe enthält die sogenannte »usira-Wurzel« (möglicherweise handelt es sich dabei um Kuskusgras, Vetivera zizanioides; indisches Sumpfgras) und wirkt fiebersenkend.

Noch heute ist es in manchen Gebieten Afrikas beliebt, den Körper mit wohlriechendem Öl einzureiben. Dies schafft einen Ausgleich zur austrocknenden Wirkung der heißen Sonne. Man verwendet meist Kokosnußöl oder Palmöl, das mit aromatischen Kräutern oder Hölzern versetzt wird. Hutchinson spricht in seinem Buch *Ten Years in Ethiopia* (»Zehn Jahre in Äthiopien«) von einer besonderen Salbe, die man »tola pomatum« nennt: »Das erste, was man wahrnimmt, wenn man sich einem Dorf nähert, ist der Geruch des tola pomatum, der noch durch die kleinste Brise, die einen Weg durch den dichten Busch findet, weitergetragen wird.« Die Araber ahmen eine Sitte nach, die ursprünglich aus dem alten Ägypten stammt. Sie stellen kleine Kegel aus wohlriechenden Salben her; diese legt man auf den Kopf, und während sie schmelzen, verbreitet sich ihr Duft über den ganzen Körper. Ähnliches ist in anderen Ländern mit heißem Klima üblich. In Tahiti waschen die Frauen täglich ihr Haar und ölen es mit einer Pomade namens »monoi« ein. Sie besteht aus Kokosnußöl, das mit Sandelholz oder Toromeo-Wurzeln versetzt wird.

Mehrere englische Manuskripte aus dem 14. und 15. Jahrhundert enthalten Hinweise auf Pflanzenöle und Anweisungen für ihre Herstellung. Es handelt sich durchweg um die Infusionsmethode, wobei die aromatische Pflanze in Öl erhitzt wird. Nach einigen Stunden oder Tagen wird das Öl durch ein Sieb gegossen und ist dann gebrauchsfertig. Diese Methode wurde bereits von den Ägyptern angewandt, vielleicht sogar schon vor diesen. Erstaunlicherweise scheint es eine ganze Anzahl von Variationen dieser Ölherstellung zu geben. Der folgende Auszug stammt aus einem Werk ohne Titel, dessen Autor unbekannt ist. Ein großer Teil des Manuskripts ist in lateinischer Sprache geschrieben. Es enthält einige Zeichnungen, die verschiedene Arten von Destillationsapparaten zeigen. Obgleich das Werk ungefähr dem 15. Jahrhundert zugeschrieben wird, stammt dieser besondere Teil fast mit Sicherheit aus dem 14. Jahrhundert. (Ich möchte darauf hinweisen, daß bei der Wiedergabe der alten Manuskripttexte die Schreibweise abgeändert und die Zeichensetzung ergänzt wurde, damit ihr Sinn deutlicher wird.)

»Wie man Oleum Mastycum herstellt.
Nimm eine Unze Mastix und eine Unze von weißem Weihrauch oder auch Alexander[2] in Pulverform
und laß alles gut in einem h[3] Öl steif kochen.
Und wenn alles gut gekocht ist, dann gieße es
durch ein Sieb und heb es auf, bis du in Not bist
und es brauchst.«

»Und wenn Ihr etwas bereiten wollt, was dem Magen des Menschen hilft, dann nehmt zuerst Minze ... Galangal[4] und siedet alles gut in Öl, und dann gebt dazu, was sonst noch nötig ist und bereitet die Salbe.«

»Und wenn du Schmerzen und Beschwerden in den Sehnen (Muskeln) hast, dann bereite deine Salbe aus dem Öl des Rosenstockes[5].«

»Öl oder Salbe aus Mastix hilft gegen Schmerzen im Magen und in den Schultergelenken, in den Nieren und an anderen Stellen, wo immer man es von vorn und rückwärts aufträgt. Und es hilft gegen alle Erkrankungen der Leber und der Milz. Und ihr müßt alles warmhalten, wenn ihr es auf den Magen oder eine andere Stelle aufgelegt habt, denn es ist gut gegen alles, was die Kälte verursacht.«

Mastix ist ein Harz, das dem Weihrauch sehr ähnelt. Wir können daran sehen, daß der äußerliche Gebrauch aromatischer Substanzen

34

gegen innere Beschwerden keineswegs etwas Neues ist. In den angeführten Rezepten ist Minze in einem Öl gegen Magenbeschwerden enthalten, Weihrauch für Erkrankungen von Leber, Milz und verschiedener anderer Organe. Dieses Öl wird in den Körper einmassiert, sowohl vorn als auch an der Rückseite der betroffenen Partien. Wenn beispielsweise der Magen behandelt werden soll, dann wird das Öl am Oberbauch einmassiert und auf gleicher Höhe am Rücken. Diese Anwendung von beiden Seiten ist heute in der Aromatherapie allgemein üblich und wurde wahrscheinlich schon lange vor dem 14. Jahrhundert praktiziert.

Viele der alten Kräuterbücher enthalten ähnliche Rezepte für Öle. Manchmal verwendete man auch ziemlich unappetitliche Substanzen, etwa getrocknete Bienen, Fliegen, Eidechsen, ja sogar zu Pulver zerriebene Dachziegel. Ein häufig genannter Bestandteil ist Weinstein. Es folgen einige Rezepte aus einer alten Schrift mit dem Titel *An Herbal* (»Ein Kräuterbuch«) eines unbekannten Autors, der den pflanzlichen Ölen ein ganzes Kapitel gewidmet hat.

»Hier beginnen wir mit der Herstellung von Ölen verschiedener Pflanzen gegen verschiedene Krankheiten, und wir beschreiben zuerst die Zubereitung von Lorbeeröl ...

Nimm trockene oder grüne Beeren vom Lorbeerstrauch und zerstampfe sie ganz klein. Und nimm einen irdenen Topf mit einem Deckel, der genau paßt, und gib dahinein eine halbe oder eine ganze Gallone Öl, soviel der Topf eben faßt. Und dann gib das hinein, was du zuvor zerstampft hast und setze den Deckel auf, so daß der Topf gut verschlossen ist. Dann stell ihn auf den Herd und mach ein starkes Feuer. Das laß brennen von Sonnenaufgang bis zur dritten Stunde des Morgens (etwa 9 Uhr vormittags) oder bis Mittag. Und dann gieße es durch ein Tuch in ein Siebgefäß, laß' es abkühlen und fülle es in Behälter und hebe es auf.«

Wie man Öl aus Pflanzen bereitet
Nimm die Blätter der Gartenraute (Ruta graveolens), stampfe sie
klein und lege sie sieben oder acht Tage in Öl. Darauf gib sie in
ein Doppelgefäß, wie es bei der Zubereitung der anderen Öle
verwendet wurde. Dieses Öl ist gut für Erkältungen aller Art,
aber auch bei Erkrankung des Darmbeins, Epilepsie sowie gegen
Kolikschmerzen.
Es ist als Einreibung oder als Klistier zu gebrauchen.

Öl aus Heu
Nimm das Heu und leg es auf glühendheiße Kohlen. Es wird ein
Rauch davon aufsteigen. Sodann nimm eine Platte aus Eisen und
halte sie darüber. Der Rauch wird sich daran niederschlagen und
sie etwas feucht machen. Sobald die Platte abgekühlt ist, kratze
sie ab und gib die Substanz in eine Glasphiole. Dieses Öl ist gut
gegen Sommersprossen, gegen Arthritis und Morphea (lepröse
oder narbige Ausschläge).

Diese zuletzt beschriebene Methode ist eine einfache Art der Destillation. Obgleich man zu jener Zeit die Destillation schon kannte,
wurde sie doch eher zur Herstellung aromatischen Wassers als zur
Gewinnung von Essenzen angewandt. Aromatische Öle wurden in
der Regel dadurch gewonnen, daß man die Pflanzen in heißes Öl
legte. Das *Grete Herbal* (»Große Kräuterbuch«) aus dem 16. Jahrhundert enthält ein ganz einfaches Rezept für Veilchenöl:

»Veilchenöl wird folgendermaßen hergestellt: Siede Veilchen in
Öl und gieß es durch ein Sieb. Dies ist dann das Veilchenöl.«

Das früheste gedruckte Kräuterbuch ist das sogenannte *Banckes's
Herbal*. Man weiß nicht genau, wer der Autor ist, obwohl man
annimmt, daß es von einem Arzt namens Anthony Askham
geschrieben wurde. Gedruckt wurde es von Richard Banckes im
Jahre 1527. Es enthält mehrere Rezepte für Rosenöl:

»Rosenöl wird folgendermaßen hergestellt: Manche sieden die
Rosen in Öl und heben das auf. Manche füllen ein Glasgefäß mit
Rosen und Öl und sieden dies in einem großen Kessel mit
Wasser, und dieses ergibt ein gutes Öl. Manche stampfen frische
Rosen mit Öl, geben die Mischung in ein Glasgefäß und stellen es

fünfzig Tage in die Sonne. Dieses Öl ist dann gut gegen Beschwerden der Leber, wenn man sie damit einreibt.«

Ganz offensichtlich war der Gebrauch aromatischer Öle, auf welche Art sie auch hergestellt wurden, im 14., 15. und 16. Jahrhundert sehr weit verbreitet. Sie wurden äußerlich angewandt, aber ihre Wirkung richtete sich gegen eine Vielzahl innerer Beschwerden. Sie wurden wahrscheinlich, wie die aromatischen Wasser auch, ebenso häufig selbst daheim wie vom Apotheker des Ortes zubereitet.

Thomas Norton, ein Alchimist aus Bristol, war der Autor des bemerkenswerten Buches *Ordinall of Alkimy,* das 1447 veröffentlicht wurde. Die folgenden Zeilen sind ein Auszug aus seinen Beobachtungen über Gerüche:

»Alle Dinge, die einen kräftigen Geruch haben, besitzen eine natürliche Wärme, so wie Kampfer oder die Rose; und alles Kalte hat einen süßen Duft, so wie anderes eine Seele besitzt ...
Auch durch den Geruch, dies sollt ihr erfahren,
Ist Feines vom Groben zu unterscheiden.
Mehr Reinheit hat das Süßduftende
Und ist dem Geist näher als das Übelriechende.
So wie sich die Farben durch dein Auge verändern,
So liegt es in deiner Macht, die Art des Geruchs zu ändern.«

Die Pflanzenkundigen und Alchimisten des Mittelalters beschäftigten sich mit dem Problem der Hitze und Kälte und dem Gegensatz von Fein und Grob mit der gleichen Intensität, mit der ihre Nachfolger heute ihre Forschungsarbeit auf dem Gebiet der Viren oder Drogen betreiben. In einer französischen Handschrift aus dem frühen 13. Jahrhundert heißt es: »Olibanum est encens, il est chaud et seche el secunde de grei« (Olibanum, der Weihrauch, ist warm und trocken im zweiten Grad). Jede Pflanze und Substanz wurde in verschiedene Stufen von Heiß, Kalt, Trocken oder Feucht eingeordnet. Die Eigenschaften Heiß und Trocken entsprechen dem chinesischen Yang, das Kalte und Feuchte dem Yin. Es gab vier Wärmegrade, so daß eine Pflanze, die heiß im ersten Grad war, nicht ganz so aufheizend oder wärmend wirkte wie eine Pflanze des zweiten Grades. Ebenso gab es vier Kältestufen. Dies ergibt keine genaue Parallele zu Yin und Yang. Während die Chinesen ihre Heilmittel lediglich als Yin oder Yang einstuften, verbanden die Kräuterkundigen in Europa manchmal eine Yin-Eigenschaft mit einer Yang-

Eigenschaft, so daß eine Pflanze zugleich als heiß und feucht oder kalt und trocken bezeichnet werden konnte.

William Turner, ein Pflanzenkundiger im 16. Jahrhundert, wird allgemein als der Vater der englischen Botanik angesehen. Er ist der Meinung, daß Pflanzen, die »heiß im ersten Grad sind, die natürliche Hitze steigern, die durch die Verdauungstätigkeit und andere natürliche Prozesse entsteht«. Die Pflanzen zweiten Grades »haben etwas von einer feurigen Hitze, deshalb haben sie nicht die Kraft zu zarter oder feinerer Wirkung oder verstopfte Poren und andere Bahnen zu öffnen«.

Über die Kräuter des dritten Hitzegrades heißt es: »In Stücke geschnitten, wirken sie austrocknend, erhitzen sehr stark und machen den Menschen durstig.« Schließlich sollen die Pflanzen, die er als heiß im vierten Grad betrachtet, »Blasen verursachen, die Haut verbrennen, daß sie sich schält und innerlich einen Reiz ausüben«. Von den Essenzen rechnete man das ätherische Senföl zur vierten Kategorie.

Die Kältestufen beschreibt er wie folgt: »Pflanzen und andere Arzneien, die kalt im ersten Grad sind ... kühlen die natürliche Hitze und behindern in gewisser Weise die Verdauung.« Die zweiten Grades »machen dick oder plump und offensichtlich auch stumpf, oder sie setzen die natürliche Hitze herab«. Pflanzen dritten Kühlegrades »verstopfen und verschließen die inneren Gänge und Kanäle und die Poren ... machen Witz und Sinne stumpf«. Und jene des vierten Grades »machen frieren oder gerinnen, treiben die natürliche Wärme heraus oder unterdrücken sie und töten den Menschen, der sie in großer Menge nimmt«. Dies ist fast eine genaue Parallele zur chinesischen Auffassung von Yin und Yang. Außerdem stellt diese Theorie auch einen Bezug zu den vier Elementen[6] her: Luft ist heiß und feucht, Wasser ist kalt und feucht, Feuer ist heiß und trocken und Erde kalt und trocken. Die vier Grade und Elemente wurden auch mit den vier Temperamenten in Zusammenhang gebracht: Sanguiniker (Luft), Phlegmatiker (Wasser), Choleriker (Feuer) und Melancholiker (Erde). Das Übergewicht oder völliger Mangel eines bestimmten Temperamentes würde anzeigen, welches Element zu stark oder zu schwach vertreten ist. Dies wiederum gäbe einen Hinweis darauf, welche Arznei notwendig ist. Dies entspricht im Grunde der chinesischen Diagnose- und Behandlungsmethode, die sich am Gleichgewicht der Kräfte orientiert.

Ein anderes Gebiet der mittelalterlichen Pflanzenheilkunde ist die Lehre von der Signatur. Sie beruht auf dem Gedanken, daß eine bestimmte Eigenschaft der Pflanze, etwa ihre Form oder Farbe oder sonstige Beschaffenheit auf den Teil des Körpers oder das spezielle Leiden hinweist, bei dem sie anzuwenden ist. Danach entstanden Namen wie Lungenkraut, Leberblümchen oder Steinbrech, die in irgendeiner Weise eine Analogie zu den entsprechenden Organen oder ihrer Wirkung erkennen lassen. Ob man eine solche Ähnlichkeit wahrnimmt oder nicht, ist vor allem eine Sache der subjektiven Betrachtungsweise. Es ist ebenso leicht, eine solche Anschauung lächerlich zu machen, wie daran zu glauben. Allerdings gibt es einige bemerkenswerte Übereinstimmungen. So haben etwa die Wurzeln der gemeinen Quecke (Agropyron repens) eine starke Ähnlichkeit mit den Harnwegen und der Fallopischen Röhre (Eileiter) und sind auch tatsächlich wirksam bei Erkrankungen dieser Organe. Die Früchte der Zypresse haben eine besondere Wirkung auf die Eierstöcke und erinnern in ihrer Form auch daran. Pflanzen mit blauen Blüten, etwa Baldrian und Lavendel, wirken beruhigend. Rote Pflanzen dagegen, wie Zimt, Gewürznelken und Benzoeharz, sind wärmend und anregend. Es wird kaum überraschen, daß die Signaturenlehre wieder fallengelassen wurde, weil man einfach nicht verallgemeinern und behaupten kann, daß nun alle Pflanzen mit blauen Blüten als Beruhigungsmittel gelten müssen. So sind die Rosen mit ihren vorwiegend roten Blüten in der Tat eher beruhigend als anregend. Das gleiche gilt für die Kamille, deren weiße Blütenblätter um eine orangefarbene Mitte angeordnet sind. Das Rosenöl ist jedoch grün, das Öl der Kamille blau. Es scheint, als ob die Farbe der Essenzen manchmal einen besseren Hinweis auf die Wirkung gibt, als die Farbe der Pflanze selbst.

Auch der Einfluß der Planeten soll nicht vergessen werden. Nicholas Culpeper war der größte und gleichzeitig der letzte der Ärzte, die einen Zusammenhang zwischen Astrologie und Medizin herzustellen suchten. Aufgrund seines Wissens über die Pflanzen genoß er nicht nur zu Lebzeiten, sondern genießt noch heute hohes Ansehen. Seinen astrologischen Beobachtungen schenkte man jedoch wenig Aufmerksamkeit. Ich habe an dieser Stelle kaum Gelegenheit, Ungläubige zu überzeugen, und alle, die schon daran glauben, brauche ich wohl nicht erst zu bekehren. Ich bin nämlich der Meinung, daß die Astrologie eine bedeutende Rolle bei der Art von Wissen spielt, die wir heute zunehmend wiederentdecken, während unsere strenge Fixierung auf die Lehrmeinung der Wissenschaft nachläßt. Es ist wohl nicht nötig, daß jeder Arzt zugleich Astrologe ist, aber man sollte der Astrologie doch mehr Bedeutung beimessen, als dies gegenwärtig der Fall ist.

Neben seinem großen Werk über die Kräuter und Heilpflanzen veröffentlichte Culpeper im Jahre 1660 ein Buch mit dem Titel *Arts Master-Piece, or the beautifying part of Physick*. Die Einführung ist überschrieben »To All Truly Vertuous Ladies« (Allen wahrhaft tugendsamen Damen) und enthält den folgenden Abschnitt:

»Denn diese Geheimnisse der Natur, durch die uns die Natur selbst lehrt, wie man anmutiger wird, sind in meine Hand gekommen und ich habe keine andere Wahl, sondern muß sie weitergeben zum Nutzen derjenigen, denen ich so viel Achtung entgegenbringe ... Deshalb, meine Damen, kauft diese wenigen Mittel und macht Gebrauch davon, und wenn sie versagen, dann braucht ihr mir nie mehr Glauben zu schenken. Ein solches Mißfallen würde ich nicht freiwillig auf mich nehmen, denn ich bin stets bestrebt, Ihr Damen, als Euer treuer und sehr ergebener Diener zu erscheinen.«

Das Buch besteht ausschließlich aus Rezepten, so zum Färben der Haare, fürs Schminken des Gesichts, einige für die Zubereitung von Parfüms und Puder. Es gibt auch eine Anzahl von Rezepten für Salben und Öle für Hände, Gesicht, Füße, Haar u.s.w. Der größte Teil davon enthält aromatische Pflanzen, Harze, Öle oder Wässer. Einige Beispiele:

Damit die Brüste kleiner werden oder sich weniger entwickeln.
»Der Saft von Schierling mit Kampfer vermischt und aufgelegt, macht sie kleiner; auch weißer Weihrauch, zusammen mit Nabelkraut und scharfem Weinessig, hindert ihr Wachstum.«

Ein Rezept, damit das Haar wieder wächst
»Nimm Öl vom Wacholder, dazu Nußöl, von jedem eine Unze; hellen Honig, Saft vom Ampfer, jeweils eine halbe Unze; Selleriesamen, Haselwurzpulver, jeweils zwei Unzen; nun vermisch alles und reibe die Stelle damit ein.«

40

Ein anderes Rezept gegen rissige Hände
»Nimm Mastix, Rosenöl, weißes Wachs, jeweils in genügender Menge, und bereite daraus eine Salbe.«

Weitere Rezepte aus diesem Buch sind im Kapitel »Praktische Hinweise und Rezepte« angegeben. Viele von Culpepers Rezepten enthalten Rosenöl, meist als entzündungshemmenden Wirkstoff. Dieses und die meisten anderen aromatischen Öle sind nach der Infusionsmethode hergestellt. Auch einige wenige Essenzen sind erwähnt, besonders Lavendel; man ging damals dazu über, sie mehr und mehr als Heilmittel zu betrachten. Culpeper verwendet neben Abkochungen und Aufgüssen manchmal Öl, um bei Krankheit den Körper einzureiben. Selbst eine Art Vorsorgemedizin kannte er schon, etwa das folgende Mittel:

Eine Parfümkugel, zur Pestzeit zu tragen
»Nimm Ladanum und das Harz des echten Styraxstrauches, von jedem eine Drachme; eine halbe Drachme Gewürznelken; Kampfer, Narde, Muskatnuß, jeweils sieben Gran; man zerstoße alles zu feinem Pulver und mische es mit Rosenwasser, in dem Tragantgummi und Gummiarabikum eingeweicht wurde. Daraus forme man kleine Kugeln.«

Die Pest war die Geißel des Mittelalters. Man versuchte, durch Ausräuchern, also Desinfektion mit Dämpfen, die vermutete »Aura« oder das Gift der Krankheit zu zerstören, denn man glaubte, es liege in der Luft. Ein medizinischer Schriftsteller aus dem 17. Jahrhundert empfiehlt für diesen Zweck »solche Stoffe, die einen schwach schwefeligen Geruch verströmen, etwa würzige Drogen und Harze«. Dazu rechnet er Benzoe, Styrax, Weihrauch und alle aromatischen Wurzeln und Hölzer sowie »solche Arzneien pflanzlicher Herkunft, die reich sind an flüchtigen Stoffen, die sich dafür eignen, ihren Geruch der Luft mitzuteilen«.
Während der Pestzeit wurde angeordnet, daß man jeweils um 8 Uhr Feuer in den Straßen anzündete, und zwar alle zwölf Stunden. Diese Feuer wurden mit Zapfen und Holz von Nadelbäumen unterhalten, deren starken Geruch man für besonders wirksam hielt. Das Dekanat der St. Pauls-Kathedrale wurde zweimal wöchentlich mit dem Rauch von Schwefel, Hopfen, Pfeffer und Weihrauch desinfiziert. Räucherwerk in Form pulverisierter Harze wurde häufig sowohl in

den Häusern als auch auf den Straßen verbrannt. Parfümierte Kerzen steckte man in den Krankenzimmern und Hospitälern an. Duftende Kugeln hängte man sich an einer silbernen Kette um den Hals, und es herrschte eine rege Nachfrage nach Parfüms aller Art. Man hat jede nur denkbare aromatische Substanz in irgendeiner Form benutzt, um den Schwarzen Tod zu bekämpfen. Die aromatischen Stoffe waren die besten antiseptischen Mittel, die in jener Zeit überhaupt zur Verfügung standen, und die Menschen wußten das. Man kann nur Vermutungen darüber anstellen, wie wirkungsvoll diese Maßnahmen waren. Es wird aber in vielen Berichten erwähnt, daß alle, die in engstem Kontakt mit aromatischen Stoffen standen, also besonders die Parfümhersteller, tatsächlich immun gewesen sein sollen. Da alle aromatischen Substanzen antiseptisch sind, erscheint es möglich, daß das Räucherwerk tatsächlich einen wirksamen Schutz gegen die Pest bot. Bis zum 19. Jahrhundert trugen die praktizierenden Ärzte am Griff ihres Spazierstockes ein kleines Beutelchen oder Kästchen mit aromatischen Substanzen. Es sollte einen persönlichen Schutz gegen Ansteckung darstellen. Man hielt es an die Nase, wenn ein Patient besucht wurde, der an einer ansteckenden Krankheit litt.

An der Wende zum 18. Jahrhundert fanden ätherische Öle in der Medizin allgemein Verwendung. Das *Dispensatory* von Salmon, 1696 erschienen, enthält ein Rezept für ein »apoplektisches Balsam«. Darin enthalten ist das Öl der Muskatnuß, Ambra, Rosen, Zimt, Lavendel, Majoran, Benzoe, Raute, Gewürznelken, Zitrone, Zibet und Moschus.

»Man mische alles nach der rechten Kunst, bis es gerade die Konsistenz eines Balsams hat. Das Öl der Muskatnuß wird durch Auspressen gewonnen, alle übrigen sind destilliert ... Es wirkt in jeder Beziehung anregend und erquickend und tröstlich, wenn man die Nase und die Handgelenke damit einsalbt. Es kuriert Krämpfe und Schlagfluß, das Taubheitsgefühl und andere Beschwerden, die durch Erkältung entstehen.«

Dasselbe Buch enthält auch ein Mittel, das bei Gedächtnisverlust helfen soll. Dazu ist eine erstaunliche Vielzahl aromatischer Substanzen nötig: insgesamt sieben Harze, drei verschiedene Wurzeln, acht Kräuter, drei Samen und sieben Blüten, acht Öle und Safran. Die Anweisung lautet: »Man pulverisiere alles, was man zu Pulver machen kann, dann mische und destilliere man alles in einem Destillierapparat bei langsam ansteigender Hitze; man trenne den Balsam vom Wasser.« Als »Balsam« ist hier eine Mischung verschiedener ätherischer Öle gemeint. Ob eine solche Arznei tatsächlich Amnesie oder Lähmungserscheinungen zu heilen vermag, scheint doch zweifelhaft.

Das 17. Jahrhundert war das goldene Zeitalter der englischen Pflanzenheilkunde. Culpeper, Parkinson und Gerarde stammen alle aus dieser Periode. Das Wissen über die Heilpflanzen hatte ganz beträchtlich zugenommen und wurde noch nicht von der Chemie in den Schatten gestellt. Die Pflanzenheilkunde war so populär, daß Scharlatane und Quacksalber schnell bei der Hand waren, um ihren Vorteil daraus zu ziehen. Eugene Rimmel schreibt darüber:

»Reisende Verkäufer oder ›Scharlatane‹ in prächtigen roten Gewändern mit goldenen Tressen sprachen aus ihrer eleganten Equipage zur gaffenden Menge. Unter Musikbegleitung verteilten sie ihre Parfüms und quacksalberischen Mittel ... sie verkauften gewöhnlich Pulver, Elixiere, Pillen, Opiate, Eau-de-Cologne und Abführmittel.«

Die Rezepte für aromatische Präparate in Salmons Buch sind eine merkwürdige Mischung aus echter Pflanzenheilkunde und Quacksalberei. Sie spiegeln deutlich den damaligen Stand der Entwicklung.

Gerade zu jener Zeit verlor die Pflanzenheilkunde besonders bei den Ärzten viel von ihrem Ansehen. Schuld daran war vor allem das Auftreten der Scharlatane und Kurpfuscher. Trotzdem verwendeten die Ärzte selbst noch immer sehr viele pflanzliche Heilmittel. Joseph Millers *Herbal* (»Kräuterbuch«), geschrieben 1722, enthält Hinweise auf eine große Anzahl von Essenzen. Dreizehn davon bezeichnet er in diesem Buch als offizinelle (anerkannte) Heilmittel. Dazu gehören Kamille, Zimt, Fenchel, Wacholder, Lorbeer, Rosmarin und Thymian. Davon gelten allerdings nur noch die Wacholder- und die Thymianessenz als offizinell, außerdem vier durch die Infusionsmethode gewonnene Öle (Kamille, Dill, Myrrhe und Rose) und ein gepresstes Öl (Muskatnuß).

Während des 19. Jahrhunderts wurden sehr viele Essenzen einer so gründlichen wissenschaftlichen Untersuchung unterzogen, wie sie in früheren Zeiten überhaupt nicht möglich gewesen war. Das Buch

Materia Medica, von William Whitla 1882 zum erstenmal veröffentlicht, enthält zweiundzwanzig offizinelle (als Heilmittel anerkannte) Essenzen und drei inoffizinelle. Zu den anerkannten Heilmitteln gehörten Kamille, Zimt, Wacholder, Lavendel, Zitrone, Pfefferminz und Rosmarin. In den 160 Jahren seit Erscheinen von Joseph Millers Kräuterbuch war die Medizin einen großen Schritt weitergekommen und hatte Wendungen wie »heiß« oder »trocken« oder »öffnet verstopfte Bahnen« weit hinter sich gelassen. So schreibt Whitla beispielsweise über die Myrrhe:

»Sie besitzt, ebenso wie andere Gummiharze, die Fähigkeit, auf die Schleimhäute einzuwirken und deren Entspannungszustand zu beeinflussen, so daß bei Erkrankung der übermäßigen Sekretion Einhalt geboten wird. Auf diese Weise erreicht man bei Bronchialkatarrh und chronischem Blasenkatarrh eine Besserung. Es scheint auch eine Linderung bei Leukorrhöe (Weißfluß) möglich, da die Sekretion der zervikalen Schleimhaut vermindert wird.«

Er beschäftigt sich weiter mit der Zuverlässigkeit der Myrrhe als menstruationsförderndes Mittel.
Im Verlauf der wissenschaftlichen Untersuchung der traditionellen Anwendungsbereiche der Kräuter und Pflanzen, die zu jener Zeit stattfand, wurden manchmal die behaupteten Eigenschaften bestätigt, manchmal erschienen sie auf Grund der angewandten Testverfahren nicht mehr tragbar. Immer häufiger wurden die Kräuter nun zugunsten chemischer Arzneimittel fallengelassen, zumal diese eine wesentlich stärkere Wirkung zeigten. Für ätherische Öle galt das allerdings nicht im gleichen Maße wie für die Pflanzen, da sie (vielleicht mit Ausnahme einiger pflanzlicher Extrakte) in den davorliegenden 150 Jahren bereits wesentlich gründlicher überprüft worden waren als die Kräuter.
Zwar haben die Essenzen oder ätherischen Öle inzwischen in aller Welt eine lange, wechselvolle Geschichte in den Pharmakopöen (den amtlichen Arzneimittelbüchern) des jeweiligen Landes, stets aber ging die allgemeine Tendenz eher dahin, sie auszuschließen als ihnen den Weg zu ebnen. Die wenigen Essenzen, die heute noch übriggeblieben sind, werden fast ausnahmslos als Karminativa (Mittel gegen Blähungen) oder als aromatische Zusätze verwendet. In gleicher Weise, wie ihre Zahl zurückging, sind den in die amtlichen

Listen aufgenommenen ätherischen Ölen auch immer weniger therapeutische Eigenschaften zugestanden worden. Dies entspricht jedoch weder ihrem hohen Heilwert noch dem Ausmaß, in dem sie in der Medizin Verwendung finden. In der Tat hat man seit der Jahrhundertwende umfangreiche Versuche durchgeführt, besonders im Hinblick auf die antiseptischen Eigenschaften der Essenzen, die ihre Anwendungsmöglichkeiten und Wirksamkeit bestätigten. Diese Untersuchungen wurden vor allem von Chemikern und Pharmazeuten unternommen. Die Anregung ging Ende des 19. Jahrhunderts von Franzosen wie Cadéac und Meunier aus, später von Dr. Gatti und Dr. Cajola in Italien. Im Jahre 1887 veröffentlichte Chamberland das Ergebnis seiner wertvollen Forschung über die antiseptische Wirkung der Inhalationsdämpfe ätherischer Öle. Während des 19. Jahrhunderts gelang der Parfümindustrie eine stetige Weiterentwicklung. Zu jener Zeit wurden Parfüms noch nahezu ausschließlich aus natürlichen Essenzen hergestellt. Als man neue Pflanzen zur Herstellung ätherischer Öle und das Land gefunden hatte, wo man sie kultivieren konnte, wurde das Gebiet um Grasse in Südfrankreich zum Zentrum des Anbaus dieser Pflanzen und für die Gewinnung der Essenzen. Dies ist bis heute so geblieben. Im Laufe der Weiterentwicklung begannen einige der Firmen in Grasse, nach neuen Verwendungsmöglichkeiten ihrer Essenzen zu suchen. Zu diesen Firmen gehörte auch das Haus Gattefossé. René-Maurice Gattefossé war Chemiker. Zuerst galt seine Forschungsarbeit vor allem der Anwendung der Essenzen im kosmetischen Bereich. Zwei Dinge sorgten dafür, daß sich dieses Interesse auch auf andere Gesichtspunkte richtete. Da war erstens die Tatsache, daß Kosmetika sehr oft antiseptische Stoffe enthalten. Gattefossé hatte bald überzeugende Beweise, daß viele ätherische Öle sogar noch stärkere antiseptische Eigenschaften besitzen, als manche der keimtötenden Chemikalien, die zu jener Zeit zur Verfügung standen. Zum zweiten hatte Gattefossé schwere Verbrennungen an einer Hand erlitten, als sich während eines Experiments eine kleine Explosion in seinem Labor ereignete. Er tauchte die Hand sofort in reines Lavendelöl und war kaum erstaunt, als sich bestätigte, daß die Verbrennung außerordentlich rasch heilte, und zwar ohne jede Infektion und ohne eine Narbe zu hinterlassen.
Wahrscheinlich war es Gattefossé, der zuerst das Wort »Aromatherapie« prägte. Es ist in einem von ihm verfaßten Artikel enthalten, in dem es heißt:

45

»Die Chemiker der französischen Kosmetikindustrie beschäftigen sich damit, die natürlichen Komplexverbindungen als komplette Baueinheiten zu benutzen, ohne sie auseinanderzureißen. Auf diese Weise könnte sich die dermatologische Therapie zu einer ›Aromatherapie‹ entwickeln, zu einer Therapie, bei der aromatische Substanzen in einem Bereich angewandt werden, der allen, die mit ihrer Erforschung begonnen haben, ungeheure neue Möglichkeiten und Perspektiven eröffnet.«

Hier wird Bezug genommen auf einen Grundsatz der Naturheilkunde, daß nämlich natürliche Substanzen in ihrer ganzen, unverfälschten, reinen Form verwendet werden sollten. Dies ist für einen Chemiker ein ungewöhnlicher Standpunkt. Gattefossé aber hatte durch seine Experimente herausgefunden, daß einzelne Bestandteile der Öle nicht so wirksam waren wie die ganze Essenz: »Das Ganze ist größer als die Summe seiner Teile.«
Im Jahre 1938 wurde ein Artikel von Gattefossé veröffentlicht, der vom Fortschritt eines M. Godissart berichtete, einem seiner Freunde und Kollegen, der kurz zuvor eine Klinik für Aromatherapie in Los Angeles eröffnet hatte. Er führte als Beispiel aufsehenerregende Heilungen von Hautkrebs, Gangrän und Osteomalazie (Knochenerweichung) an. Es waren Erfolge bei der Heilung von Wunden, die seit Jahren nicht geheilt waren. Etwa Geschwüre im Gesicht, die innerhalb kürzester Zeit abheilten, und sogar »Bißwunden der Schwarzen Witwe, die man bis dahin für tödlich gehalten hatte, erwiesen sich als harmlos dank der antitoxischen Wirkung des Lavendels«. Das Lavendelöl geht eine chemische Verbindung mit dem Spinnengift ein, das dadurch unschädlich wird. Das gleiche gilt für Schlangen- und Insektenbisse und für andere Essenzen.
Gattefossé veröffentlichte sein erstes Buch unter dem Titel *Aromathérapie* im Jahre 1928. Es folgten eine Anzahl wissenschaftlicher Artikel und einige andere Bücher, die sich im wesentlichen mit der Therapie durch ätherische Öle befaßten. Diese Arbeiten fanden großen Anklang, aber im Zweiten Weltkrieg drohte das erwachte Interesse wieder zu ersticken. In der Nachkriegszeit schienen die Prinzipien der Aromatherapie nicht nur in Frankreich, sondern sogar im Hause von Gattefossé selbst so gut wie vergessen zu sein. Trotzdem war nicht alles vergeblich gewesen. Ein anderer Franzose, diesmal ein Arzt, hatte jahrelang daran gearbeitet, diese Kunst zu neuem Leben zu erwecken.

Der Mediziner Jean Valnet hatte sich schon seit jeher für die therapeutischen Anwendungsmöglichkeiten der Pflanzen interessiert. Nun begann er, zweifellos von Gattefossés Arbeit inspiriert, zur Behandlung seiner Patienten auch Essenzen einzusetzen. Während des Krieges gebrauchte er sie vor allem bei der Behandlung von Kriegsverletzungen. Wie Gattefossé vor ihm bemerkte er bald, daß er hier auf eine Therapie gestoßen war, die ungeahnte Möglichkeiten bot. Seither hat Dr. Valnet ätherische Öle zur Behandlung vieler pathologischer Zustände verwendet. Er ist der Autor zahlreicher Artikel und eines Buches mit dem Titel *Aromathérapie,* das erstmals im Jahre 1964 veröffentlicht wurde. Es ist fast ausschließlich seiner Arbeit zu verdanken, daß die Aromatherapie heute als eigenständige Heilweise anerkannt wird.

Italien hat ebenfalls bemerkenswerte Erfolge auf dem Gebiet der Aromatherapie aufzuweisen. Die Namen Dr. Gatti und Dr. Cajola, die in den zwanziger und dreißiger Jahren unseres Jahrhunderts daran arbeiteten, müssen besonders erwähnt werden. Wie Gattefossé erkannten sie die enormen Therapiemöglichkeiten der ätherischen Öle. Der Bereich ihrer Forschung reicht von den medizinischen Eigenschaften und der Wirkung der Öle auf die Psyche bis zu ihrer Verwendung in der Hautpflege. Paolo Rovesti, der Direktor des Instituto Derivati Vegetali in Mailand hat in den letzten Jahren viele wertvolle Beiträge zur Aromatherapie geleistet. Sein Interesse galt vor allem den in Italien heimischen Zitrusölen, dem Bergamottöl, dem Zitronen- und Orangenöl und deren Terpenen. Er ist wahrscheinlich der erste, der klinisch den deutlich positiven Einfluß bestimmter Essenzen bei Angstzuständen und Depression demonstrierte.

Etwa zur gleichen Zeit, als Dr. Valnet sich mit den Essenzen beschäftigte, widmete sich die vor einigen Jahren verstorbene Mme. Maury einem ähnlichen, vielleicht noch weniger orthodoxen Forschungsbereich. Sie war Biochemikerin, nicht Ärztin, und sie brachte den Essenzen nicht so viel Vertrauen entgegen, als daß sie bereit gewesen wäre, sie innerlich anzuwenden. Ihr Interesse war nicht ausschließlich medizinisch bestimmt, sondern erstreckte sich bis auf das Feld der Kosmetik. Sie suchte nach einer äußerlichen Anwendungsmöglichkeit, die sowohl therapeutischen als auch kosmetischen Zwecken dienen konnte. Das war natürlich nichts Neues. Aromatische Substanzen wurden sowohl in der Kosmetik als auch zur Heilung schon seit langem äußerlich angewandt, lange ehe man sie jemals innerlich gebrauchte. Trotzdem war Madame Maurys Arbeit sehr wertvoll. Sie entwickelte das wissenschaftliche Vorgehen von Gattefossé weiter und schuf die Basis für eine medizinisch-kosmetische Therapie, deren Grundlage die Massage ist. Außerdem untersuchte sie in einer ausführlichen Studie die Wirkungsweise aromatischer Substanzen im physischen, geistigen und kosmetischen Bereich. Im Jahre 1961 gab sie nach Veröffentlichung einiger Artikel ein Buch heraus, *Le Capital Jeunesse,* von dem 1964 eine englische Übersetzung (The Secret of Life and Youth) erschien, die leider vergriffen ist. Das Buch basiert vor allem auf dem Wissen der Autorin über das alte Indien, China und Ägypten und faßt die Ergebnisse ihrer Forschung zusammen. Für ihren Beitrag auf dem Gebiet der natürlichen Hautpflege erhielt sie 1962 den Prix International d'Esthétique et Cosmétologie. In einer Besprechung bei Erscheinen ihres Buches hieß es:

»Die französischen und italienischen Wissenschaftler, die sich vor allem mit diesem Wissensgebiet beschäftigen, besitzen zumindest mehr Vorstellungskraft als alle diejenigen, die den menschlichen Körper weiterhin nur als einen mehr oder weniger geeigneten Ersatz für in-vitro-Experimente (Versuche im Reagenzglas) betrachten.«

3 Die Prinzipien

»Die Gesetze der Natur sind die Gesetze der Gesundheit, und wer im Einklang mit diesen Gesetzen lebt, ist niemals krank. Wer diesen Gesetzen folgt, erhält das Gleichgewicht und sorgt für wahre Harmonie. Und Harmonie ist Gesundheit, während jeder Mißklang Krankheit bedeutet.«   The Aquarian Gospel

Die Aromatherapie gehört in das Gebiet der Naturheilkunde. Damit gelten für sie bestimmte Prinzipien, die sie mit Akupunktur, Pflanzenheilkunde, Homöopathie u.s.w. gemeinsam hat und die sich gegenseitig ergänzen. Ihre Grundlage ist die Einstellung des Menschen der Natur gegenüber und seine Auffassung vom Leben. Bis zu einem gewissen Grad ist dies von Mensch zu Mensch und den einzelnen Heilweisen gegenüber verschieden. Es gibt jedoch eine allem zugrundeliegende Wahrheit, auf die jedes System und jede Anschauung hinarbeiten muß. Je näher wir an diese Wahrheit herankommen, desto geringer werden die Widersprüche und um so größer wird unsere Einsicht. Gewiß, es gibt nur ein einheitliches System von Prinzipien, durch die das Universum geschaffen wurde und getragen wird, also kann es nur eine Wahrheit geben. Wenn sie auf verschiedenen, einander widersprechenden Vorstellungen beruhte, wie könnte sie überhaupt existieren? Es ist nur unsere individuelle Interpretation dieser Wahrheit, die Widersprüche zuläßt.
Die Grundlagen unserer Therapie sind

Lebenskraft
Yin-Yang
Natürliche Ernährung

Lebenskraft

Es gibt kein höheres Prinzip als das Leben selbst. Es ist das einzige, von dem wir mit Sicherheit wissen, daß wir es mit jedem anderen menschlichen Wesen teilen. Wie weit unsere geistigen Anschauungen auseinandergehen, wie groß andere Unterschiede sein mögen, gemeinsam bleibt uns, daß wir leben. Mehr noch: Wir alle glauben an das Leben. Wir alle nehmen es als so selbstverständlich, daß wir kaum mehr als einen Glauben empfinden, obgleich es tatsächlich ein Glaube oder eine Überzeugung ist, die wir alle teilen. Leben ist seinem Wesen nach etwas nicht Greifbares. Man kann es nicht sehen, nicht berühren, nicht riechen, es ist in keiner Weise analysierbar. Und doch glauben wir, daß die Sonne morgen wieder am Himmel erscheinen wird, daß die Blumen im nächsten Frühling blühen und wir auch in den nächsten fünf Minuten atmen werden – ebenso wie unser ganzes Leben lang, ohne jede bewußte Anstrengung. All dies sind Manifestationen des Lebens. Leben ist in allem gegenwärtig. In einem getrockneten Getreidekorn, im Stein oder in einem abgestorbenen Baum offenbart es sich nicht, es hat keine Bewegung, ist nicht in Fluß, ohne wahrnehmbare Wirksamkeit. Hier ist es nur noch Form. Aber in lebendigen Dingen, in der Pflanze oder in einem menschlichen Wesen, ist es manifest und verursacht dynamische Veränderung, Bewegung, ein Fließen und Strömen, Liebe. Die Chinesen nennen es *Ch'i* (ausgesprochen »kie«), die Inder *prana*, wir nennen es Energie. Jeder Ausdruck bezeichnet die gleiche Lebenskraft, die jeden von uns zu jeder Minute des Tages am Leben erhält. Es kann nur eine Art von Lebenskraft geben, eine Wahrheit, und diese Wahrheit ist das einzige, von dem wir gewiß sein können, daß wir es mit allen gemein haben. Wenn diese Lebenskraft existiert (und wer könnte das leugnen?), dann muß sie das innerste Wesen aller Dinge sein: die Kraft, welche die Teilchen des Atoms zusammenhält, die Kraft, die aus einem kleinen Samenkorn einen Baum wachsen läßt, die Wirkung der Schwerkraft, Magnetismus, die Kraft, die uns das Bewußtsein gibt. Die gleiche Lebenskraft manifestiert sich in nur geringfügig unterschiedlicher Weise in jeder Pflanze. Wie wir alle eine eigene individuelle Persönlichkeit sind, so hat jede Pflanzengattung eine eigene Persönlichkeit oder bestimmte Eigenschaften. Mit dem Auszug der ätherischen Öle einer Pflanze isoliert man diese Persönlichkeit, es gelingt dadurch, sie rein darzustellen, aber es ist ein sehr heikler Vorgang. Die Lebenskraft ist eine höchst empfindliche Angelegenheit, und wenn wir in diesen Bereich zu sehr hineinpfuschen, dann verliert sie einen großen Teil ihrer Wirksamkeit. Wenn man bei der Gewinnung und Lagerung ätherischer Öle sehr sorgsam vorgeht, dann kann man diese Lebenskraft erhalten. Je stärker aber der störende Einfluß ist, ob auf chemischer oder physikalischer Ebene, um so mehr geht die Energie und natürliche Harmonie verloren. Glücklicherweise gewinnt man die meisten ätherischen Öle wegen ihres Wohlgeruchs, so daß man große Sorgfalt walten läßt, um ihren Duft bei der Gewinnung nicht zu zerstören. Das kommt auch der Erhaltung der Lebenskraft der Essenzen zugute.

Da die Essenzen natürliche, organische Stoffe sind, steht ihre Wirkung im Einklang mit dem Körper. Sehr oft haben sie eine »normalisierende« Wirkung. Knoblauch- und Ysopöl sind beispielsweise gut bei hohem als auch bei niedrigem Blutdruck. Ganz gleich, in welcher Richtung es Schwierigkeiten gibt, diese Öle haben die Neigung, den Normalzustand des Körpers wieder herbeizuführen. Eine solche Wirkungsweise kennen wir in der Chemotherapie nicht, sie ist das Vorrecht von Mutter Natur. Es ist auch der Grund, weshalb natürliche Substanzen verhältnismäßig harmlos sind. Sie besitzen nicht die heftige, genau kalkulierte, unpersönliche Wirkung chemischer Präparate. Obgleich sie bestimmte Eigenschaften haben und man sich darauf verlassen kann, besitzen sie doch auch gleichzeitig die Fähigkeit, sich den Bedürfnissen des jeweiligen Körpers eines bestimmten Menschen anzupassen.

Die gleiche alles durchdringende Lebenskraft bewirkt, daß fortwährend ein Zustand von Gesundheit und Harmonie im Körper wiederhergestellt wird. Es ist diese Kraft, die jeder Körpertätigkeit zugrunde liegt. Sie reguliert die Temperatur, den Blutdruck, die Atmung, das empfindliche Gleichgewicht von Natrium, Kalium und allen anderen Spurenelementen im Körper. Wenn wir uns einen Knochen brechen, dann kann der Chirurg ihn lediglich einrichten und ruhigstellen. Aber die Natur allein kann dafür sorgen, daß die gebrochenen Teile wieder zusammenwachsen. Wir können den Körper nicht heilen, wir können ihn nur darin unterstützen, daß die Heilung stattfinden kann.

Der menschliche Körper ist, wie überhaupt alles, ständig in Bewegung und Veränderung begriffen. Wenn es nicht eine zentrale, beherrschende, harmonisierende Kraft gäbe, dann würde jede stattfindende Veränderung das Gleichgewicht stören, und die Folge wäre eine Erkrankung. Es ist nicht unser Gehirn, das diese Aufgabe übernommen hat. Auch das zentrale Nervensystem ist nur einer der Kanäle, durch die Gleichgewicht und Harmonie erhalten werden. Wenn ein Mensch stirbt, kann sein Körper noch immer unversehrt sein, alle Nerven sind noch vorhanden, aber etwas physisch nicht Greifbares ist nicht mehr vorhanden.

Unser Körper ist ein Meisterwerk des göttlichen Baumeisters, und wir dürfen nicht hoffen, daß es uns jemals gelingen wird, ihn zu kopieren. Denn dieser Körper besteht nicht nur aus Fleisch und Blut, er besteht aus uns selbst! Wir handeln also töricht, wenn wir mit unserem Körper umgehen, als sei er ein riesiges Reagenzglas, das wir mit Chemikalien füllen können, oder ein Auto, bei dem man einzelne Teile ersetzt, wenn sie nicht mehr in Ordnung sind. Es gibt Ersatzteile für Autos, aber niemals für diesen Körper.

Wenn wir uns der Existenz dieser Lebenskraft bewußt werden und der Tatsache, daß es die einzige Kraft ist, die in uns selbst für Gesundheit sorgen kann, dann erkennen wir die Notwendigkeit, stets in Übereinstimmung damit und nie dagegen zu arbeiten. Wir können nicht direkt heilen. Wir können nur dem Körper helfen, sich selbst zu heilen, indem wir seine natürliche Heilkraft unterstützen und ihm die Möglichkeit geben, sich nach seinen eigenen Bedürfnissen zu verhalten. Wie oft betrachten wir Krankheit als Unglück oder lästiges Übel; dabei ist sie – besonders im Fall einer akuten Erkrankung – nichts als ein Anzeichen dafür, daß der Körper versucht, Gesundheit und Harmonie wiederherzustellen.

Die Mittel der Schulmedizin unterdrücken sehr oft die Symptome der Erkrankung. Wenn es sich dabei aber tatsächlich um einen Heilungsprozeß handelt, dann wäre es besser, ihn zu fördern und zu unterstützen. Wer seinen Körper seit Jahren mit wertlosen Produkten gefüllt hat anstatt mit guter Nahrung, den kann eines Tages plötzlich eine Grippe, eine Magenschleimhautentzündung oder was auch immer überfallen. Ein solcher akuter Anfall ist gewöhnlich mit Durchfall und / oder Erbrechen verbunden. Der Körper versucht dadurch zu verstehen zu geben, daß er unser Essen nicht mag und er versucht, Abfallstoffe loszuwerden, die sich in seinem Innern angesammelt haben. Wenn dies geschieht, dann verlieren wir im allgemeinen den Appetit. Zu diesem Zeitpunkt ist oft eine Fastenkur angezeigt. Danach sollte eine Umstellung der Ernährungsgewohnheiten erfolgen.

52

Wenn wir verstehen, warum unser Körper so reagiert und über die wahre Ursache der Beschwerden Bescheid wissen, kann die richtige Behandlung erfolgen. Bei chemischen Arzneimitteln besteht die Gefahr, daß sie die natürlichen Heilkräfte des Körpers eher umgehen, als sie in ihrer Wirkung zu unterstützen. Antibiotika sind ein gutes Beispiel. Sie töten nicht nur die schädlichen Krankheitserreger, sondern auch harmlose und nützliche Bakterien.

Es könnte sein, daß in jedem Krankheitsprozeß gleichzeitig ein heimlicher Heilungsprozeß wirksam ist, dem das homöopatische Prinzip »Gleiches heilt Gleiches« zugrunde liegt. In minimaler Dosis heilt eine Substanz die Art der Erkrankung, die sie in größerer Dosis hervorrufen würde. Ätherische Öle können, ähnlich wie Antibiotika, eine Infektion unterdrücken. Man weiß nicht genau, wie sie das Wachstum der Bakterien hemmen, sicher ist, daß sie auf Grund ihres natürlichen Ursprungs nicht die unheilvollen Nebenwirkungen der Antibiotika aufweisen. Im Gegensatz zu den chemischen Medikamenten regen sie tatsächlich die natürliche Heilkraft an. Dies zeigt sich auch in der Tatsache, daß schon eine relativ kleine Menge eines ätherischen Öls, auch wenn man es äußerlich anwendet, den Körper von einer Infektion befreien kann. Nach Meinung der Schulmedizin würde eine solche Menge überhaupt nicht ausreichen, eine Infektion zu beeinflussen.

Yin und Yang

Wir benutzen diese Bezeichnungen aus dem Osten, weil wir nichts Gleichwertiges kennen. Am nächsten kommen vielleicht unsere Ausdrücke positiv und negativ oder aktiv und passiv, aber sie haben leider einen bestimmten Beigeschmack. Wir assoziieren bei »positiv« meist »gut« und bei »negativ« = »schlecht«. Aber ist der Tag gut und die Nacht schlecht? Wir beurteilen oft Dinge als gut oder schlecht, die in Wahrheit nur der eine oder andere Aspekt der gleichen Sache sind.

Das sinnlich wahrnehmbare Universum wurde geschaffen, als die Einheit zur Zweiheit (Dualität) wurde; wir können diese Dualität, dieses Yin und Yang, überall im Universum sehen, in jedem Atom, in jeder Aktion und in jeder Funktion des menschlichen Körpers. Yin und Yang sind überall gegenwärtig, außer genau im Mittelpunkt des Seins, dem Punkt des vollkommenen Gleichgewichts, in jenem unendlichen Moment, wenn Zukunft zu Vergangenheit wird.

53

Genau im Mittelpunkt einer Blüte, eines Samenkorns oder einer Blattknospe gibt es einen Punkt, von dem die Energie ausgeht, von dem aus das Wachstum beginnt. Von diesem Punkt aus wächst der Samen und entfaltet sich die Blütenknospe. Wenn man einen Apfel oder einen Kohlkopf in der Mitte durchschneidet, dann kann man erkennen, daß er sich um einen zentralen Punkt strahlenförmig ausbreitet. Aber wenn man eine Blütenknospe, ein Samenkorn, eine Frucht oder ein Gemüse untersucht und vorsichtig zerlegt, bis man zu ihrem innersten Kern kommt, dann findet man – nichts. Es gibt hier zwar etwas, eine Energie, ein Bewußtsein, aber um sich zu manifestieren, wird dieses Etwas zu Yin und Yang. Bei unserem Streben nach Gesundheit und Harmonie versuchen wir, diesen Punkt des Gleichgewichts zwischen Yin und Yang zu finden.

Wir sehen Yin und Yang im Wechsel der Jahreszeiten, im Wetter, im Kreislauf von Tag und Nacht. Wir sehen Yin und Yang aber auch im Wachstum der Pflanzen: Der Samen braucht Erde (Yang) und Wasser (Yin), um zu wachsen. Die Schale des Samens bricht auf, ein Schößling schiebt sich heraus, winzige Wurzeln beginnen sich zu entwickeln. Das Gegengewicht zur Aufwärts-(Yin)-Bewegung des Triebes bilden die nach unten (Yang) gerichteten Bewegungen der Wurzeln. Sobald der Schößling durch die Erde bricht, verändert sich seine Umgebung vollständig. Er steht jetzt unter dem Einfluß der Luft (Yin) und der Sonne und Wärme (Yang). Der Schößling (Yin) entwickelt Blätter (außen = Yang) und später Blütenknospen (Yin), danach Blüte (Yang) und Frucht (Yin). Die Frucht wird immer reifer (Yin) und fällt schließlich auf die Erde (Yang). Damit beginnt der Kreislauf aufs neue.

Wir können das Wirken von Yin und Yang auch in unserem Körper beobachten. Kreislauf und Atmung sind das ideale Beispiel. Das Herz zieht sich zusammen und dehnt sich wieder aus, das Blut wechselt die Farbe von Rot zu Blau, der Atem strömt ein und aus. Noch in der geringsten Funktion des lebendigen Organismus manifestieren sich diese beiden Kräfte. Ganz offensichtlich ist das Wissen um diese Wechselbeziehung und der Art und Weise, wie sie im Körper wirkt und Anlaß zu Krankheit oder Gesundheit ist, ein wichtiger Faktor für jeden Heilerfolg. Wenn man weiß, bei welchem Öl der Einfluß von Yin oder Yang vorherrscht, hat man schon einen wichtigen Hinweis für die Anwendung im Krankheitsfall.

Es gibt nichts, das ausschließlich Yin oder Yang ist. Im übrigen ist dies eine sehr relative Ausdrucksweise. Denn wenn wir etwas als

Yin bezeichnen, dann meinen wir damit lediglich, daß seine Eigenschaften stärker Yin-betont sind und weniger zu Yang neigen. Eine Pflanze oder ein ätherisches Öl, bei dem Yang dominiert, besitzt stets auch Yin-Eigenschaften. Es findet eine ständige Umwandlung von der einen in die andere Form statt. Sobald die Sonne am Himmel höher steigt, schwindet Yin, Yang nimmt zu. Steht die Sonne im Zenith, herrscht Yang vor. Um Mitternacht hat Yin die Vorherrschaft. Beide Eigenschaften sind jedoch stets gegenwärtig. Es gibt keinen plötzlichen Wechsel oder Umschlag der einen Form in die andere.

Yin und Yang sind immer bestrebt, einander im Gleichgewicht zu halten, ohne sich jedoch ständig zu neutralisieren. Vor und nach einem starken Sturm herrscht Windstille. Bei großer Hitze verliert der Körper mehr Wärme. Einer Periode intensiver Aktivität muß eine Zeit der Ruhe folgen. Großer Hunger wird gestillt, indem man viel ißt. Für jede Aktion gibt es eine entsprechende und entgegengesetzte Reaktion. Wenn eine Krankheit durch den Faktor Yin verursacht wird, versucht der Körper das zu kompensieren, indem er eine seiner Yang-Eigenschaften verstärkt, obgleich dies nicht unbedingt die Krankheit aufhebt. In manchen Fällen kann dies zu einer starken Yin-Yang-Polarisierung führen und eine große Belastung darstellen.

Verstopfung wird oft von Perioden heftiger Durchfälle unterbrochen. Einem Fieber folgt oft eine Zeit geringer Aktivität mit anomal niedriger Temperatur. Zwischen Zeiten der Lethargie und Depression liegen oft Perioden fieberhafter Aktivität, manchmal sogar begleitet von freudiger Erregung und gehobener Stimmung. Man nennt diesen Zustand manisch-depressiv. Ein Mensch kann ernsthaft erkrankt sein und es überhaupt nicht wahrnehmen, weil die gesteigerte Yin-Aktivität durch Yang ausgeglichen wird. Eine chronische Krankheit ist ein Zustand, bei dem man eine starke Unausgewogenheit künstlich auszugleichen versuchte. Nun sind also Yin und Yang in gleicher Menge vorhanden, aber sie befinden sich nicht an der richtigen Stelle innerhalb des Körpers. Dann ist das Herz vielleicht überaktiv, und die Nieren arbeiten zu träge. Das Verhältnis zwischen Yin und Yang kann stimmen, aber der Körper ist immer noch krank. In einem sochen Fall sollte man ein Präparat geben, das im Herzen die Yin-Komponente stärkt (beruhigen und kühlend wirkt), während der Yang-Einfluß auf die Nieren (anregen, erhitzend) betont wird. Dadurch kommt es wieder zu einem echten

Gleichgewicht, das den Zustand der Gesundheit wieder herbeiführt. Es kann nötig sein, gleichzeitig die Ursache für den ursprünglichen Verlust des Gleichgewichts zu behandeln und damit zu verhindern, daß sich die Erkrankung wiederholt. Diese Ursache kann im Körperlichen, im Geist oder auch in der Umwelt des Patienten zu suchen sein.

Yin und Yang werden traditionell als Gegensätze dargestellt:

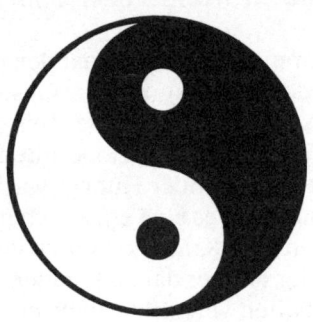

Die Abbildung zeigt Yin und Yang ineinander verschlungen, vollkommen im Gleichgewicht. Die S-Form in der Mitte stellt die dynamische Beziehung zwischen den beiden Eigenschaften her. Sie ist auch das Symbol für die reine Lebensenergie: weder positiv noch negativ, sondern genau in der Mitte, im Gleichgewicht; weder Yang noch Yin und doch Teil von beiden, denn ohne diese Linie könnte keine der beiden Formen existieren. Sie hat keine Dimension, sie ist unendlich lang, denn sie stellt die Welle der Lebensenergie dar, die alles durchströmt. Es ist die zweidimensionale Darstellung der Spirale.

Natürliche Ernährung

»Also esset immer vom Tische des Herrn: Die Früchte der Bäume, Korn und Halm der Felder, die Milch des Viehs, Honig der Bienen. Denn alles darüber hinaus ist des Satans und führt auf den Weg der Sünde und der Krankheit zum Tode. Aber die Speisen, die ihr vom reich gedeckten Tisch des Herrn esset, geben

dem Körper Kraft und Jugend, und so werdet ihr nie von Krankheit heimgesucht.«
The Gospel of Peace of Jesus Christ in der Fassung nach E. Szekely und P. Weaver.

Heute erkennen immer mehr Menschen, wie wichtig eine natürliche Ernährung für die Gesundheit ist. Es gibt verschiedene Richtungen, so z. B. die Makrobiotik, die streng vegetarische Lebensweise, die Lakto- und die Waerland-Vegetarier. Alle sind sich einig darüber, wie wichtig natürliche, möglichst unverfälschte, biologisch reine und zugleich schmackhafte Lebensmittel sind. Vegetarier zu sein bedeutet weit mehr, als lediglich auf den Genuß von Fisch und Fleisch zu verzichten. Erst vor kurzem entwickelte sich eine neue Strömung, deren Anhänger für Genuß vollwertiger Nahrung eintreten, wozu sie auch Fleisch und Fisch rechnen. Allerdings ist es nicht leicht, wirklich frisches, unbehandeltes Fleisch zu bekommen. Schließlich ist es auch (Spaß beiseite!) nicht jedermanns Sache, ein ganzes Schwein bei der Mittagsmahlzeit zu verspeisen, ganz abgesehen von einer ganzen Kuh zum Abendessen.

Den übermäßig verfeinerten, stark behandelten Nahrungsmitteln (etwa weißem Mehl, weißem Zucker usw.) fehlt leider die Lebenskraft und kann auch nicht künstlich in Form von Vitamin- oder Mineralstoffzusätzen oder Kleie wieder hinzugefügt werden. Nahrungsmittel, die künstliche Farb- und Geschmacksstoffe oder Konservierungsmittel enthalten, vergiften uns langsam. Wenn wir beispielsweise schwarzen Johannisbeersaft Vitamin C zusetzen, dann stören wir Gleichgewicht und Harmonie einer natürlichen Substanz. Die Bestandteile der natürlichen Nahrungsmittel stehen in einem idealen Verhältnis zueinander. Es ist völlig unnötig, daß man hier etwas hinzufügt oder entzieht.

Was für unsere Ernährung gilt, trifft auch für die Medikamente zu. Wenn wir sie in natürlicher, organischer und reiner Form verwenden, dann wirken sie in Übereinstimmung mit den heilenden Kräften in uns und unterstützen die Heilkraft, welche die Harmonie im Körper wieder herzustellen vermag. Natürliche Nahrungsmittel und Arzneien stehen uns seit Tausenden von Jahren zur Verfügung, die synthetischen erst seit ein paar Jahrhunderten, und schon wird ihr Nutzen und ihre Unschädlichkeit ernsthaft in Zweifel gezogen. Eine große Anzahl von Nahrungsmittelzusätzen und pharmazeutischer Präparate sind bereits verboten worden, da sie eine Gefahr für die

Gesundheit darstellen. Und wie steht es mit denen, die wir heute noch verwenden? Werden sie in 20 Jahren ebenfalls verboten sein? Unnatürliche Nahrungsmittel, damit meine ich solche, die auf irgendeine Art künstlich oder chemisch behandelt oder verändert worden sind, tragen wesentlich zur allgemein gestiegenen Krankheitsanfälligkeit bei. Im besonderen belasten sie den Verdauungs- und Assimilierungsprozeß des Körpers bis zu deren Unwirksamkeit. Die Folge der beeinträchtigten Verdauung und unnatürlichen Ernährungsweise sind Fehlernährung und Vergiftungserscheinungen. Durch den übermäßigen Genuß feiner Stärkeprodukte wie Weißbrot und Kuchen kann sogar eine Zoeliakie (Heubner-Hertersche Krankheit) entstehen, bei der Weizenstärke, besonders in Form von feinem Mehl, überhaupt nicht mehr verdaut werden kann. Viele Erwachsene und auch eine große Anzahl von Kindern leiden an dieser Krankheit. Der ständige Gebrauch von Zucker, besonders von weißem Zucker, kann schließlich zu Diabetes mellitus (Zuckerkrankheit) führen. Dieses Leiden beeinträchtigt die Fähigkeit des Körpers zur Kohlehydratverwertung.

Die Hauptfunktion der Leber besteht darin, die verdaute Nahrung für den Stoffwechsel aufzubereiten. Wenn sie ständig mit chemischen Stoffen oder pharmazeutischen Präparaten fertigwerden muß, kann ihre Arbeit und Wirksamkeit stark beeinträchtigt werden. Dies führt dann nicht nur zu einem mangelhaften Stoffwechsel, sondern auch zu Störungen anderer Leberfunktionen. Die Folge kann eine Anämie sein, die nicht nur durch fehlerhafte Ernährung, sondern auch durch unvollständige Verdauung und schlechten Stoffwechsel entstehen kann. Eine weitere Folge wäre die Zirrhose, die vor allem in Zusammenhang mit übermäßigem Alkoholgenuß gesehen wird. Zu große Mengen konzentrierter, fetter Nahrung können Schwierigkeiten mit der Gallenblase ergeben, möglicherweise auch zur Bildung von Gallensteinen beitragen.

In England gibt es eine Veröffentlichung der Regierung mit dem Titel *Diet and Coronary Heart Disease* (Ernährung und Erkrankung der Herzkranzgefäße) mit über 350 Hinweisen. Allein die Tatsache, daß diese Studie erstellt wurde, bedeutet schon eine Art Wendepunkt, denn sie richtet sich gegen die allgemeine Unwissenheit der Mediziner über die Zusammenhänge zwischen Ernährung und Erkrankung. Allerdings ist diese Unwissenheit verständlich, denn Ernährungsfragen werden während des Medizinstudiums kaum berührt. Dadurch sind viele Ärzte immer noch der Meinung, daß

Ernährung und Krankheit nichts miteinander zu tun haben, außer vielleicht in Fällen extremer Fehlernährung.

Der erwähnte Bericht des britischen Gesundheitsministeriums kommt zum Schluß, daß verschiedene Faktoren dazu beitragen, wenn es zu ischämischen Herzerkrankungen (Durchblutungsstörungen des Herzens) kommt. Dazu gehört beispielsweise die Fettleibigkeit, die oft durch übermäßigen Zuckergenuß entsteht. Ein weiterer Punkt ist der hohe Blutdruck. Bei manchen Patienten kann er allein dadurch gesenkt werden, daß man das Salz in der Ernährung stark reduziert. Der Bericht zeigt auch einen ganz deutlichen Zusammenhang zwischen Erkrankung und Fettverzehr, der sich besonders in Form gesättigter Fettsäuren (im wesentlichen tierisches Fett im Gegensatz zu pflanzlichem Fett) sehr negativ auswirkt. Es wird empfohlen, den Fettverbrauch, der nicht nur in Großbritannien ständig steigt, zu reduzieren. Außerdem soll durch Erhöhung des Anteils vielfach ungesättigter Fettsäuren (vor allem pflanzliche Öle) gegenüber gesättigten Fettsäuren der Cholesterinspiegel im Blut gesenkt werden. Allerdings wurde auch darauf hingewiesen, daß eine Veränderung der Ernährungsgewohnheiten nicht notwendigerweise die Möglichkeit einer Herzerkrankung ausschließt.

In der Naturheilkunde ist man im allgemeinen der Ansicht, daß vor allem ein Übermaß an Zucker und tierischem Fett in der Ernährung für die Entstehung von Herzerkrankungen verantwortlich ist. Besonders gefährlich wird es, wenn beide Faktoren zusammenkommen. Man glaubt, daß weißer Zucker mehr Schaden anrichtet als weniger stark behandelte Formen des Zuckers, daher die steigende Beliebtheit von braunem Zucker verschiedener Art. Auch der Verbrauch an Diätmargarine, die reich an mehrfach ungesättigten Fettsäuren ist, sowie an Meersalz, das man für weniger schädlich als das übliche Kochsalz hält, steigt ständig. Natürlich sollten auch diese genannten Nahrungsmittel nur in Maßen genossen werden. Selbst wenn man nicht in Gefahr ist, sich ein Herzleiden zuzuziehen, kann es nicht schaden, Blutdruck, Körpergewicht und Cholesterinspiegel auf dem normalen Stand zu halten.

Die Toxikämie ist eine weitere Störung, die mit fehlerhafter Ernährung zusammenhängt. Dabei ist der Gehalt an giftigen Substanzen (Toxinen) im Gewebe abnormal hoch. Die Toxine sind Substanzen, welche entweder gewöhnlich überhaupt nicht im Organismus vorkommen, oder deren Werte im Normalfall durch eine gut funktionierende Ausscheidung auf ungefährlicher Höhe gehalten werden.

Jede Stauung im Organismus geht immer Hand in Hand mit unzulänglicher Ausscheidung. Dieser Zustand kann auf Überernährung oder Fehlernährung zurückzuführen sein und verursacht manchmal Fettleibigkeit, aber auch andere Störungen, etwa Cellulitis oder Hauterkrankungen. Dabei entsteht ein tückischer Circulus vitiosus. Die Ausscheidungsorgane können nicht richtig funktionieren, wenn der gesamte Organismus vergiftet ist. Andererseits kann die Stauung nur durch Ausscheidung behoben werden.

Die Gifte, mit denen wir es hier zu tun haben, stammen aus zwei verschiedenen Quellen. Einmal können sie mit der Nahrung in Form künstlicher Geschmacks- und Farbstoffe, Konservierungsmittel oder anderer chemischer Zusätze aufgenommen oder bei Anwendung synthetisch hergestellter Kosmetika durch die Haut absorbiert werden. Viele dieser Substanzen werden nur zum Teil vom Körper wieder ausgeschieden, und mit der Zeit kommt es zur Ansammlung im Gewebe. Die andere Quelle sind Nahrungsmittel wie etwa gebleichtes Mehl und weißer Zucker, die durch die Art der Bearbeitung jede Lebenskraft verloren haben und nicht mehr in ihrer organischen Form verwendet werden. Sie sind oft schwer verdaulich. Beim Versuch, solche Lebensmittel zu assimilieren, verbraucht der Körper einen Teil seiner gespeicherten Vitamine und Mineralstoffe. So kann Eisen beispielsweise nicht verdaut werden, wenn nicht eine Spur Kupfer vorhanden ist. Und wenn diese Nahrungsmittel schließlich verdaut sind, kommt es oft zur Toxinbildung.

Manche Menschen spüren die krankmachende Wirkung einer unnatürlichen Ernährung gar nicht, vor allem weil es noch andere Faktoren gibt, die ebenfalls den allgemeinen Gesundheitszustand beeinflussen. Andere wieder fühlen sich ganz einfach müde, lustlos, schwerfällig und reizbar, selbst wenn sie nicht unter einer bestimmten Krankheit leiden. Bei einer stärker betroffenen Gruppe macht sich die Störung vielleicht in Form einer Hauterkrankung bemerkbar. Sie ist eine Folge der Anstrengungen des Körpers, die Gifte im Blut durch die Haut auszuscheiden. Aus diesem Grund würde jede Behandlungsweise, bei der die Hauterkrankung unterdrückt wird, nur den Versuch des Körpers zur Selbstheilung zunichte machen und das Problem noch verschlimmern.

Die gründlichste und einfachste Behandlung bei diesem Zustand toxischer Stauung ist das Fasten. Ich brauche mich an dieser Stelle nicht ausführlich mit der Geschichte des Fastens zu beschäftigen. Es

60

ist auf jeden Fall eine sehr alte Heilweise, die schon, wie wir aus der Bibel wissen, zur Zeit Jesu angewandt wurde. Die dem Fasten zugrundeliegende Überlegung ist sehr einfach. Der Körper kann, je nach persönlicher Kondition, ohne jedes Risiko zwischen einer und vier Wochen ohne Nahrung auskommen. Manche Menschen sind unterernährt, weil ihr Körper die unnatürliche Nahrung, der die Lebenskraft fehlt, nicht assimilieren kann. Dies wiederum ist nicht möglich, weil die Assimilationsmechanismen durch eine lange Zeit falscher Ernährungsweise überfordert und zum Teil zerstört worden sind. Eine Fastenkur verschafft den Verdauungsorganen eine Ruhepause und ermöglicht es den natürlichen Heilkräften des Körpers, die Störungen im Assimilationsmechanismus zu beheben. So gelingt es manchmal, durch Fasten wieder eine gesunde Ernährungssituation zu schaffen. Eine Fastenkur von mehr als drei Tagen sollte jedoch nicht ohne ärztliche Überwachung durchgeführt werden. Mit dem Begriff Fasten meine ich, daß man nichts außer Wasser, im Idealfall reines Quellwasser, zu sich nehmen darf. Genauer gesagt, wenn man auch nur das geringste ißt, dann ist das kein Fasten mehr. Allerdings zählt man heute im allgemeinen auch eine Diät mit Fruchtsäften zu den Fastenkuren. In solchen Fällen eignet sich Grapefruitsaft am besten als Getränk. Man nimmt etwa alle drei Stunden ein Weinglas voll. Darüberhinaus kann soviel Wasser getrunken werden, bis der Durst gestillt ist. Nach dem Fasten sollte auf eine gesunde, organische Ernährung übergegangen werden, sonst tritt der durch Fehlernährung bedingte Zustand nach kurzer Zeit wieder auf.

Die Grundlage einer gesunden Ernährung sind Früchte, Gemüse, Getreide, Hülsenfrüchte und einige besonders proteinhaltige Nahrungsmittel. Bei den Früchten sollte es sich zum größten Teil um frisches Obst handeln, dazu ein wenig Trockenobst. Von den Gemüsen kann man alle Arten je nach Saison essen, roh oder gekocht. Zum Getreide gehören Reis, Weizen, Gerste, Hafer usw. Bei Reis und Gerste sollte das ganze Korn gegessen werden, Weizen und Hafer ist vielleicht in anderer Form angenehmer. Zu den Hülsenfrüchten gehören Bohnen, Erbsen und Linsen. Bohnen und Erbsen kann man frisch oder getrocknet verwenden. Gerade bei den Bohnen steht uns eine reiche Auswahl zur Verfügung, es gehören z.B. auch die Sojabohnen, die Gartenbohnen und die weißen Bohnen dazu. Zu den Nahrungsmitteln mit hohem Eiweißgehalt rechnen wir Nüsse, Käse, einige Samen und Kerne (z.B.

Sesam, Sonnenblumen) und Hefe, die den höchsten Prozentsatz an pflanzlichem Eiweiß enthält und z.B. als Hefeextrakt in verschiedener Form angeboten wird. Es ist unvermeidlich, daß sich niemand ganz streng an eine solche Diät halten wird. Die meisten werden Nahrungs- und Genußmittel wie Brot, Butter, Margarine, Zucker, Tee, Kaffee usw. dazunehmen. Die angegebenen Lebensmittel bilden jedoch die Idealdiät. Je enger wir uns daran halten, um so gesünder ist die Ernährung.[7]

Ich füge hier eine Aufstellung über den Eiweißgehalt einiger Lebensmittel ein, die zeigen soll, daß es gar nicht nötig ist, Fleisch zu essen, um den Eiweißbedarf des Körpers zu decken. Natürlich muß man darauf achten, daß alle essentiellen Aminosäuren aufgenommen werden, aber sie brauchen nicht in einem einzigen Nahrungsmittel enthalten zu sein. Das wesentliche für die Diät ist, daß sie eine Vielzahl verschiedener pflanzlicher Proteine enthält.

Sojabohnen[+]	35,0*
Huhn (gebraten)	29,6
Erdnüsse (geröstet)	28,1
Cheddarkäse	25,4
Sonnenblumenkerne[+]	25,0
Lammbraten	25,0
weiße Bohnen[+]	24,0
Linsen (getrocknet)	23,8
Gartenbohnen	21,4
Mandeln	20,5
Kakaopulver	18,8
Schweinekotelett (gegrillt)	18,6
Hüttenkäse, Quark	15,3
Rindfleisch, im Durchschnitt	14,8
Hafermehl	12,1
Eier, frische	11,9
Speck, im Durchschnitt	11,0
Naturreis[+]	8,0
Milch	3,3

* Alle Zahlen bedeuten den Prozentsatz und sind dem *Manual of Nutrition*, veröffentlicht vom Ministry of Agriculture, Fisheries and Food, entnommen. Die mit [+] bezeichneten Angaben stammen aus dem Buch *Diet for a Small Planet* von Frances Moore Lappe (1971).
Hefe besteht zu 52% aus Eiweiß.

62

Wenn unsere Ernährung einigermaßen ausgeglichen und naturbelassen ist, dann brauchen wir uns weder darum zu sorgen, ob wir genügend Kalzium, Vitamin B12 oder irgendwelche andere Nährstoffe bekommen. Manche Menschen sind so in Angst und Sorge um ihre Ernährung, daß dies allein schon genügt, um ihren Vitaminbedarf zu verdreifachen! Wenn eine Krankheit im Körper steckt, dann können bestimmte Vitamine von Nutzen sein. Diese sollte man dann aber in Form von Lebensmitteln zu sich nehmen, die besonders reich an diesem speziellen Stoff sind, nicht in Form von Vitamintabletten oder Kapseln.

Ich habe mich schon immer darüber gewundert, daß manche Menschen ganz gesund bleiben, auch wenn sie sich in der Hauptsache von heißen Würstchen und Kaffee ernähren, während andere auch bei sehr gesunder Ernährungsweise ständig von Krankheit bedroht scheinen. Tatsache ist, daß unsere allgemeine Geisteshaltung und im besonderen unsere Einstellung dem Essen gegenüber einen Einfluß auf die Wechselwirkung zwischen Ernährung und Gesundheit hat. Je ängstlicher jemand ist, um so höher ist sein Vitaminbedarf und um so größer ist die Wahrscheinlichkeit, daß er erkrankt. Eine unbekümmerte, unverkrampfte Einstellung und Zufriedenheit nützt der Gesundheit wahrscheinlich mehr als die beste Ernährung. Denken wir einmal an die Alchimisten, an ihre Suche nach dem Stein der Weisen, an ihr Ziel, ein Element in ein anderes zu verwandeln, um Gold herzustellen. Lyall Watson ist der Meinung, daß die Umwandlung unedler Metalle in Gold nur das Symbol für die Verwandlung des Menschen in etwas Vollkommeneres gewesen ist. Colin Wilson beschreibt die Alchimie als den »Versuch des Menschen, nach Belieben den Kontakt herzustellen mit dem Ursprung von Kraft, Sinn und Zweck in der Tiefe des Geistes, um die Dualitäten und Ambiguitäten (Doppelsinnigkeiten) des alltäglichen Bewußtseins zu überwinden«. Der Stein der Weisen war in der Tat das Symbol für den Schlüssel zu diesem mystischen Wissen. Die Idee von der Umwandlung der Elemente war die Zielscheibe für Hohn und Spott der Wissenschaftler, bis im Jahre 1919 Ernest Rutherford nachwies, daß sie durchführbar ist, indem man bestimmte Elemente mit Alphateilchen bombardiert. Aber während all der Zeit, während die Alchimisten nach dem Schlüssel zur Transmutation (Elementumwandlung) suchten, während die Wissenschaftler die Idee verwarfen und während schließlich Rutherford und anderen nach ihm diese Elementumwandlung im Labor gelang, fand im Körper der Betreffenden selbst ständig eine Transmutation statt. Auch während der Leser diese Worte aufnimmt, geschieht genau das gleiche in seinem Inneren, genau wie es in jeder Pflanze und in jedem Tier stattfand, die jemals auf diesem Planeten lebten. Was man draußen so leidenschaftlich suchte, das fand im eigenen Innern statt. Genauso liegt der »Stein der Weisen«, der Schlüssel zu spirituellem Wissen, in uns selbst.

Louis Kervran wird die Entdeckung zugeschrieben, daß Pflanzen und Tiere Elemente umwandeln, obgleich dies bereits im alten China bekannt war. Die Chinesen wußten auch schon, daß beim Menschen dieser Prozeß vor allem in der Leber stattfindet. Kervran entdeckte, daß Hühner imstande sind, Kalium umzuwandeln. Andere Versuche haben ergeben, daß Pflanzen sich weiterentwickeln und eine Reihe von chemischen Elementen und Verbindungen bilden können, auch wenn sie nichts als destilliertes Wasser bekommen.[8] Wenn in der Leber eine Umwandlung von Elementen stattfindet, dann erklärt dies, warum Millionen von Menschen auch bei völlig unzureichender Ernährung leben können. Dabei beziehe ich mich keineswegs auf die Bevölkerung der sogenannten »unterentwickelten« Länder. Andererseits kann ein Leberschaden, wie er etwa durch Alkoholismus verursacht wird, zur Beeinträchtigung dieser Transmutationsfähigkeit führen. Man glaubt im allgemeinen, Alkoholismus sei auf Grund der dabei auftretenden Appetitlosigkeit oft mit Unterernährung verbunden. Bei Unterernährung, Fehlernährung und Mangelzuständen des Körpers sollte stets untersucht werden, ob die Leber gesund ist.

Die wichtigste der bekannten Leberfunktionen besteht darin, die verdaute Nahrung umzuwandeln, bestimmte Substanzen aufzuspalten und andere miteinander zu verbinden. Die Leber ist das Regulationsorgan für den Eiweiß-, Fett- und Kohlehydratstoffwechsel. Sie bildet Vitamin A, Albumin, Globulin, Prothrombin, Fibrinogen, Heparin, Antikörper und Antitoxine. Wegen ihrer besonders starken Aktivität erzeugt sie mehr Wärme als andere Teile des Körpers. Wenn an irgendeiner Stelle im Körper eine Transmutation stattfindet, dann muß das in der Leber mit ihrer hohen Energie sein. Transmutation ist ein natürlicher Teil des Systems, das den Körper mit allen nötigen Stoffen versorgt, und dies ist in erster Linie die Funktion der Leber.

Solange die Leber mit allen wichtigen Grundstoffen (Eiweiß, Kohlehydrate, Spurenelemente usw.) versorgt wird, kann sie wahrscheinlich jede Substanz produzieren, die vom Körper benötigt wird. Wenn ihr jedoch diese Stoffe nicht in organischer Form zur Verfügung stehen, kann sie ihre Funktion für den Stoffwechsel nicht erfüllen, besonders ihre Transmutationsfähigkeit wird beeinträchtigt. Wir wissen nicht, wie lebende Organismen Elemente umwandeln, aber wir wissen, daß dieser Vorgang nicht identisch ist mit dem Rutherfordschen Prozeß; dies wäre einfach unmöglich. Es muß in einer Art und Weise stattfinden, die ausschließlich lebenden Organismen eigen ist, und es erscheint nur logisch, wenn wir annehmen, daß natürliche Nahrung sich für diesen Prozeß wesentlich besser eignet als denaturierte Nahrungsmittel, die mit der Zeit diese Funktion zerstören.

Noch stärker als die Wirkung denaturierter Nahrungsmittel ist der Einfluß, den Geist und Denken haben. Zorn und Wut, Haß, Enttäuschung, Eifersucht und Angst verursachen mit großer Wahrscheinlichkeit Leberschäden oder beeinträchtigen zumindest die Funktionen der Leber. Kummer und Sorge können eine physische Erkrankung verursachen. In einem kürzlich erschienenen Bericht wird darauf hingewiesen, daß bei Patienten mit schweren neurotischen Störungen eine Neigung zu vorzeitigem Tod ohne erkennbare körperliche Erkrankung besteht und daß die Todesrate unter Neurotikern wesentlich höher liegt, als es die Durchschnittszahlen erwarten ließen.[9]

Wenn man Ernährungsmangelzustände behandelt, etwa Fehl- oder Unterernährung, dann genügt es meist nicht, bestimmte Ergänzungspräparate, Nahrungszusätze oder eine andere Diät zu verordnen. Obgleich solche Maßnahmen natürlich auch dazu gehören, kann es nötig sein, die Leber und damit zusammenhängende emotionale Störungen besonders zu behandeln. Dabei leisten ätherische Öle gute Dienste. In vielen Fällen ist auch ein kurzes Fasten zu empfehlen, da es die Reinigung und Klärung von Geist und Körper unterstützt.

Die Tatsache, daß wir unter bestimmten Bedingungen im Labor Elemente umwandeln können, erklärt noch nicht, wie eine solche Umwandlung im lebenden Organismus stattfinden kann, wo die Voraussetzung der enorm hohen Energiezufuhr nicht gegeben ist. Die Tatsache, daß wir etwas nicht verstehen, obgleich wir wissen, daß es geschieht, wirkt sehr frustrierend. Hier besteht ein enger Zusammenhang mit unserem mangelhaften Wissen über die Natur der Materie und des Lebens selbst. Vielleicht ist die Antwort durch

Experimente in Atomreaktoren oder Zyklotronen zu finden, vielleicht aber auch in jenen geheimnisvollen Erkenntnissen, nach denen die Alchimisten so eifrig suchten.

4 Geruch und Duft

»Wohlgerüche zu unserer Freude sind in den Pflanzen in so hervorragender und zugänglicher Form zu finden, daß kein Präparat der Apotheker ihnen an Kraft und Reinheit gleichkommt.«

John Gerarde

Der primitive Mensch gebrauchte seine Nase viel mehr, als wir es heute tun. Wenn wir versuchten, einmal eine Spur zu verfolgen, indem wir am Boden riechen, wie groß wäre wohl unsere Chance, daß es gelingt? Die meisten von uns leben in einer Umwelt, die voll von Schadstoffen ist. Unsere Ernährungsweise führt zu starker Schleimbildung. Bei Rauchern wird der Geruchssinn zusätzlich geschädigt. Nur durch Fasten kann man die Sinne wieder schärfen; das gilt besonders für den Geruchssinn. Erst dann lernt man wieder den zarten und doch intensiven Duft eines frischen Apfels zu schätzen. Es ist fast wie ein Blick in eine andere Welt: Man bemerkt, daß die eigene Wahrnehmung vollkommen vom Zustand der Sinne abhängt. Und so kann es geschehen, daß wir zwar alle auf der gleichen Erde leben und doch gewissermaßen in völlig verschiedenen Welten, je nach unserer Wahrnehmungsfähigkeit und der Deutung der Dinge um uns.

Dies macht deutlich, welch wichtige Rolle die Sinne in unserem Leben spielen. Unsere Nase ist dabei wahrscheinlich weniger wichtig als Augen und Ohren, aber auch sie hat ihre Bedeutung. Ein großer Teil dessen, was wir normalerweise für die Wahrnehmung des Geschmackssinnes halten, ist tatsächlich dem Geruchssinn zuzuschreiben. Wenn man unter einer Erkältung leidet und die Nase verstopft ist, besitzt die Zunge immer noch die Fähigkeit zu schmekken, aber die Funktion des Riechens ist beeinträchtigt. Obgleich wir natürlich vom Verstand her wissen, welche Nahrungsmittel uns schmecken und wie eine gut ausgewogene Diät zusammengesetzt sein sollte, so verlassen wir uns doch beim Kochen und bei der Zubereitung der Speisen sehr stark auf die Nase. Auch unsere Freude am Essen hängt in erster Linie von der Nase ab.

Wie das Ohr Lärm und Musik unterscheidet, so unterscheidet die Nase »gute« und »schlechte« Gerüche. Schlechte Gerüche treten oft in Verbindung mit Mangel an Hygiene, Fäulnis, Verwesung und Krankheit auf. In den letzten Jahren ist die Luftverschmutzung zu einem ernsten Problem geworden. Aber selbst Ruß, Rauch, Auspuffgase und industrielle Schadstoffe ergeben nicht den Gestank, der im Mittelalter durch die Städte Europas zog. Wenn die Männer der Müllabfuhr ein paar Monate streikten, dann erinnerte das ein wenig daran, was es früher bedeutete, in einer Stadt zu wohnen. Dan McKenzie schreibt über Edinburgh im 19. Jahrhundert:

»Und in diesem ganzen Durcheinander gab es keinerlei Kanalisation, nicht die Spur davon. Trotzdem mußte man die Abfallprodukte des täglichen Lebens, Kehricht, Schmutz, Spülwasser, loswerden. Unsere Vorfahren fanden für dieses Problem eine ganz einfache Lösung. Nach Einbruch der Dunkelheit riß man das Fenster auf, und mit einem gellenden ›Gardy-loo‹ (Gardez l'eau = Achtung, Wasser!) ergoß sich ein Schwall von diesem Gebräu (und noch Schlimmeres) auf die darunterliegende Straße.«

Üblen Gerüchen versuchte man immer mit angenehmen Duftstoffen entgegenzuwirken. Wenn man in England vor dem 17. Jahrhundert auch noch kein Bad kannte, so benutzte man dafür um so reichlicher Parfüms. Die Ägypter mumifizierten ihre Toten mit aromatischen Harzen und Gewürzen. Aromatische Substanzen wurden auch verwendet, um der Pest etwas entgegenzusetzen. Heilige Orte, Könige und Herrscher waren stets von Weihrauch und Wohlgeruch umgeben. Man sagt, daß auch jede Krankheit ihren eigenen Geruch hat. Dan McKenzie schreibt darüber:

»Die Ärzte der letzten Generation sprachen davon, daß der Typhus einen dumpfen, abgestandenen Geruch hat, der Geruch von Pocken ist entsetzlich ... Es gibt noch andere, weniger eindringliche und widerliche Gerüche ... so den sauren, scharfen Geruch des akuten Rheumatismus. Ich hatte manchmal den Eindruck, ich könnte auch einen charakteristischen Geruch bei akuter Nierenentzündung wahrnehmen, einen Geruch, der dem von Spreu oder Häcksel ähnelt. Der Geruch einer starken Blutung ist unverkennbar und besonders für Geburtshelfer stets ein bedenkliches Zeichen.«

Man könnte noch hinzufügen, daß bei Diabetes Atem und Urin in der Regel nach Aceton riechen, das ist der Geruch des Nagellackentferners.
Bacon behauptet, daß ein süßlicher Geruch die Pest anzeigt:

»Man sagt, daß die Pest auch manchmal wahrgenommen wird, ohne daß die üblichen Sinnesorgane beteiligt sind. Es wird berichtet, daß dort, wo man sie findet, der Geruch reifer Äpfel auftritt; manche sagen auch, es rieche nach Frühlingsblumen. Man ist der Meinung, daß der üppige Duft voll erblühter Blumen schlecht für die Pest ist, etwa der Geruch weißer Lilien, duftender Schlüsselblumen und Hyazinthen.«

Hier taucht wieder einmal das homöopathische Prinzip *Similia similibus curantur* (Gleiches wird durch Gleiches geheilt) auf.
Der Geruch des Atems, der Ausdünstung, des Urins und der Ausscheidungen kann eine subjektive aber praktische Hilfe zur Diagnose sein. Es ist eine wenig attraktive Methode, sie wurde jedoch von den Ärzten in vergangenen Jahrhunderten viel angewandt.
Einige der Krankheiten, bei denen es besonders leicht zur Ansteckung kommt, haben auch einen besonders widerwärtigen Geruch. Dazu paßt, daß heilkräftige Substanzen mit besonders angenehmen Wohlgeruch auch die stärkste antiseptische Wirkung haben. Sie überdecken nicht nur schlechte Gerüche, sondern bekämpfen wirksam die Bakterien, die deren Ursache sind. Man verwendet sie daher als Deodorants, als Desinfektionsmittel und zur Reinigung der Luft.
Unser Geruchssinn ist bei weitem nicht so scharf wie der eines Hundes oder eines Schmetterlings, aber zumindest theoretisch besitzt auch der Mensch ein recht ausgeprägtes Wahrnehmungsvermögen für Gerüche aller Art. Schon ein Teilchen Äthylmercaptan in zwei Millionen Teilen Wasser kann von der menschlichen Nase sofort entdeckt und von reinem Wasser unterschieden werden. Dies ist ein außergewöhnliches Beispiel. Typischer wäre ein Verhältnis

von etwa 1 zu 10000. Eine etwas höhere Konzentration ist erforderlich, wenn unterschieden werden soll, welcher Geruch wahrgenommen wird. Denn der Mensch besitzt ja auch die Fähigkeit, zwischen vielen tausend verschiedenen Gerüchen zu unterscheiden.

So seltsam es auch scheinen mag, aber wir wissen immer noch nicht genau, wie die Wahrnehmung von Düften stattfindet. Über das Sehen und Hören wissen wir wesentlich besser Bescheid. Wir kennen zwar die Struktur des Riechorgans, seine Funktion ist aber noch immer ein wenig geheimnisvoll. Die inneren Nasenwände sind mit einer dünnen Schleimhaut ausgekleidet. Dahinein ragen winzige Härchen. Es ist nicht sicher, ob diese Härchen über die Schleimschicht hinaus- oder nur einfach in sie hineingehen. Sie bilden die Spitze der länglichen Riechzellen, und zwar besitzt jede Zelle zwischen sechs und zwölf Härchen. Es sind ungeschützte Verlängerungen der tatsächlichen Riechnerven, so daß der Geruchssinn unter allen Sinnen insofern eine Sonderstellung einnimmt, als eine direkte Beziehung zwischen dem Nerv und der Reizquelle möglich ist. Das andere Ende eines jeden Nervs führt durch das Riechfeld oder den Riechlappen direkt ins Gehirn. Der Geruchsreiz löst also eine sofortige und direkte Wirkung im Nervensystem aus.

Damit der Geruchssinn ständig funktionieren kann, ist eine gewisse Luftbewegung nötig, weil die Geruchsmoleküle ihre Energie in sehr kurzer Zeit verbrauchen« und durch frische ersetzt werden müssen. Ein anderes Merkmal der Geruchswahrnehmung ist das »Fading«, ein allmähliches Schwächerwerden. Wird der gleiche Duft länger als ein paar Sekunden eingeatmet, wird er immer schwächer wahrgenommen und kann schließlich ganz verschwinden. Diese Erscheinung ist bei manchen Düften ausgeprägter als bei anderen. Dan McKenzie bemerkt, daß dieses Phänomen anscheinend überhaupt nicht auftritt, wenn wir es mit besonders unangenehmen Gerüchen zu tun haben!

Die beschriebenen Tatsachen zeigen, daß es sich beim Geruchssinn um einen Sinn mit besonderer Dynamik handelt. Die Wirkung ist unmittelbar, nimmt dann ab, sie ist nicht konstant wie die der übrigen Sinne. Dem »Fading« kann entgegengewirkt werden, indem man an verschiedenen Düften riecht, aber auch dabei gibt es eine Art Ermüdungseffekt. Selbst wenn man nacheinander an verschiedenen Stoffen riecht, wird der Geruchssinn nach einiger Zeit immer schwächer, bis man kaum mehr etwas riecht. Unser Körper scheint uns zu verstehen zu geben, daß schon ganz wenig ausreicht, wenn es um Düfte geht. Parfümhersteller arbeiten stets mit Lösungen wohlriechender Stoffe; sie benutzen sie kaum einmal in unverdünnter Form. Aber selbst dabei stellen sich »Fading« und Ermüdungserscheinungen ein. Außerdem müssen sie mit der Tatsache rechnen, daß die meisten Düfte eine bestimmte Wirkung auf den Körper, besonders auf das Nervensystem, ausüben.

In der Zeitschrift *Soap, Perfumery, and Cosmetics* erschien im Juli 1975 ein Artikel über dieses Problem:

»Man darf nicht vergessen, daß die ältere wie die neueste Forschung besonders die pharmakodynamische Wirkung von ätherischen Ölen und ihren chemischen Bestandteilen betont. In dieser Hinsicht besitzen sie in unterschiedlichem Maß antiseptische, revulsive (ableitende), hypnotische, aphrodisische, tonisierende, blasenziehende und schmerzlindernde Eigenschaften. Es überrascht deshalb nicht, wenn unter all diesen Stoffen natürlichen oder synthetischen Ursprungs es nicht einige gäbe, die bewirken, das der Organismus sensibilisiert wird. Das macht sich dadurch bemerkbar, daß es durch eingeatmete Dämpfe zu Erkrankungen kommen kann. Die Symptome sind vorübergehende Vergiftungserscheinungen und örtliche Reizzustände.«

Auch Kopfweh, Übelkeit, Brechreiz und Allergien werden erwähnt. Jede länger andauernde Inhalation eines ätherischen Öls kann schließlich Kopfweh oder andere Symptome hervorrufen. Das Einatmen vieler verschiedener Öle nacheinander bewirkt eine schnellere und heftigere Reaktion.

Es muß jedoch betont werden, daß die Essenzen auch kräftig wirkende Heilmittel sind, die stets maßvoll eingesetzt werden sollten. Die Inhalation mehrerer Sorten ätherischer Öle muß das Nervensystem durcheinanderbringen, bis es (hört man nicht rechtzeitig auf) zu heftigen Kopfschmerzen und Übelkeit kommt. Dies gilt nicht in gleicher Weise für eine Mischung ätherischer Öle, also für die gleichzeitige Anwendung verschiedener Öle. In diesem Fall verbinden sich ihre Eigenschaften und gleichen einander aus. Sie bilden ein neues Produkt, das wieder seine individuellen Eigenschaften besitzt. Eine solche Mischung aus mehreren ätherischen Ölen ist in der Wirkung nicht stärker als ein einziges Öl.

Menschen schwarzer Hautfarbe sollen angeblich bessere Parfümhersteller sein als Weiße. Man glaubt, daß ihre Geruchswahrnehmung schärfer ist. Dies steht im Zusammenhang mit der Tatsache, daß die Riechzellen und die sie umgebenden Epithelzellen ein Pigment enthalten. Hier liegt offensichtlich eine Parallele zur farblichen Wahrnehmung vor, bei der es sich zeigte, daß daran verschiedene Pigmente beteiligt sind. Es ist unbekannt, welche Rolle das Geruchspigment spielt. Man könnte die Theorie aufstellen, daß es zur Unterscheidung von Düften ebenso wichtig ist wie das Augenpigment für die Unterscheidung von Farben. An diesen Pigmenten zeigt sich eine Beziehung zwischen Riechen und Sehen, die zwei unterschiedliche Erscheinungsformen der gleichen Vibration sein könnten.

Es klingt wahrscheinlich, daß Düfte Vibrationen abgeben, die in die bekannte elektromagnetische Skala passen. Daniel McKenzie nimmt an, daß es zwei verschiedene Mechanismen zur Geruchswahrnehmung gibt, die gleichzeitig arbeiten. Der erste ist chemischer Art und beruht auf tatsächlich eingeatmeten Geruchsmolekülen. Dem anderen liegen Vibrationen zugrunde; durch diesen Mechanismus können Düfte wahrgenommen werden, auch wenn keine Moleküle die Nase erreichen. Er führt das Beispiel eines weiblichen Pfauenauges an, das Dutzende männliche Tiere mehrere Meilen weit angelockt hatte, obgleich sie gegen den Wind geflogen waren und der Duft sie gar nicht erreicht haben konnte.

Diese Theorie darf nicht mit der modernen Vibrationstheorie der Duftwahrnehmung verwechselt werden, die besagt, daß Duftmoleküle, die in verschiedenen Substanzen mit unterschiedlicher Frequenz vibrieren, ihre Schwingungen auf die Härchen der Nasenschleimhaut übertragen. Diese Vorstellung wird allmählich immer populärer, bleibt aber dabei sehr umstritten. R. H. Wright, ein amerikanischer Wissenschaftler, veröffentlichte 1954 einen Bericht, in dem er die Meinung vertritt, wenn die Geruchswahrnehmung mit einer Vibration von Molekülen verbunden wäre, dann müßten die betreffenden Frequenzen aus Gründen der Quantität und der Thermodynamik dem Infrarot-Teil des Spektrums entsprechen. Auch hier sehen wir wieder den Zusammenhang zwischen Farbe und Geruch. Die Infrarotstrahlen liegen so dicht beim sichtbaren Spektrum, daß wir sie als »unsichtbare Farben« bezeichnen können. Und was sind Düfte anderes als unsichtbare Farben? In dem Buch *The Kirlian Aura* von Krippner und Rubin wird eine interessante Theorie aufgestellt: Wenn der Geruchssinn mit elektromagnetischen Wellen verbunden ist, so könnte man erwarten, daß auch die Haut

72

auf Gerüche reagiert. Das ist gar nicht so weit hergeholt, wie es scheinen mag. Wir wissen, daß die Haut besonders stark auf ätherische Öle reagiert. Noch eindrucksvoller ist die Tatsache, daß manche Menschen mit der Haut »sehen« können. In Rußland gelang es ganz normalen Durchschnittsbürgern schon nach wenigen Übungsstunden, Farben durch Berührung zu unterscheiden. Man sagt, jede Farbe habe ihre eigene Struktur. Gelb sei eher schlüpfrig oder glatt, Rot mehr klebrig-zäh. Sie haben auch gelernt, Farben zu erkennen, ohne das Objekt tatsächlich zu berühren. Rosa Kuleschowa, die von der Sowjetischen Akademie der Wissenschaft sehr gründlich geprüft wurde, kann tatsächlich mit ihren Händen und Ellbogen sehen und Zeitung lesen, ohne das Papier zu berühren. Wenn also Menschen mit der Haut »sehen« können, dann ist vielleicht auch eine Geruchswahrnehmung durch die Haut möglich.

Unter Einfluß von Halluzinogenen wie etwa LSD kommt es oft zu einer Verwirrung der Sinne. Man kann Geschmack »hören«, Farben »riechen« oder Musik »sehen«. Offensichtlich besteht eine Art wechselseitiger Beziehungen zwischen Farbe, Geruch und Klang. Alle drei besitzen heilende Kräfte, die möglicherweise miteinander verbunden werden könnten. Auf diesem Gebiet sollte weiter geforscht werden. Eine andere moderne Theorie zur Geruchswahrnehmung bezieht sich auf die Form der den Geruchssinn erregenden Moleküle. J. E. Amoore demonstrierte, daß runde Moleküle einen kampferartigen Geruch haben, scheibenförmige Moleküle nach Blumen und keilförmige ähnlich wie Pfefferminze riechen. Dies widerspricht keineswegs der Vibrationstheorie. Letzten Endes könnte es sich herausstellen, daß beide Aspekte des gleichen Phänomenes sind. Auch die Form ist das Ergebnis von Vibration, ebenso wie Geruch, Farbe und Klang.

McKenzies Theorie einer »unmerklichen Schwingung« steht eher in Zusammenhang mit dem sogenannten sechsten Sinn, mit der außersinnlichen Wahrnehmung, als daß es sich dabei um eine physikalisch meßbare Vibration handelt. Jedes Objekt hat eine unmerkliche Vibration, die dessen Form, Geruch, Farbe oder Klang hervorbringt und bestimmt. Ein sensibler Mensch kann diese Vibrationen direkt spüren, ohne daß er dazu seine herkömmlichen fünf Sinne braucht. Auf diese Weise nimmt ein Heilkundiger die Vibration einer Erkrankung auf. Es ist möglich, daß er mit Hilfe dieser Vibration nicht nur sagen kann, wo die Krankheit sitzt, sondern auch, um welche es sich handelt. Vielleicht erzeugt er dann in seinem eigenen Körper die heilsamen Schwingungen, oder er verwendet eine heilende Substanz, etwa ein ätherisches Öl.

Ätherische Öle (Essenzen) sind natürliche, organische Substanzen. Sie sind wie die Milch in der Mutterbrust: Teil der Pflanze und trotzdem eine eigene Substanz, anders als die übrige Pflanze. Solange sie nach der Destillation unter angemessenen Bedingungen aufbewahrt werden, verlieren sie nichts von ihrer Kraft eines lebenden Organismus und daher auch von ihrer Heilkraft. Obwohl die Eigenschaften der Essenzen nicht immer genau die der Pflanze sind, von der sie stammen, »verkörpern« sie diese Pflanze in hohem Maß. Die Essenz enthält vielleicht nicht alle chemischen Bestandteile der Pflanze, aber ihre Schwingung ist ähnlich, und gewöhnlich stellt es sich bei genauer Untersuchung heraus, daß beide die gleichen Eigenschaften besitzen. Die Essenz ist nicht die Pflanze selbst, aber sie spricht für die Pflanze und besitzt die gleiche Persönlichkeit. Wie schon die Bezeichnungen andeuten, sind ätherische Öle oder Essenzen konzentrierter und flüchtiger als das Kraut, sie wirken auf höheren Ebenen und haben einen besonders starken Einfluß auf Gefühl und Gemüt.

Warum natürliche Öle? Warum nicht irgend etwas, das gut riecht, ob dieser Duft nun natürlich oder synthetisch ist? Die Antwort ist ganz einfach. Synthetische oder anorganische Substanzen besitzen keinerlei »Lebenskraft«. Sie sind nicht dynamisch. Organische Substanzen sind solche, die in der Natur vorkommen, wie etwa die ätherischen Öle. »Organisch« bedeutet auch, daß eine »Struktur« vorhanden ist, daß etwas »charakterisiert ist durch systematische Koordination aller Teile zu einem Ganzen«. Die Natur bildet Strukturen, die man nicht künstlich wiederholen kann. Wir können chemische Stoffe zwar synthetisch herstellen, aber wir können sie nicht so strukturieren, daß sie einen lebenden Organismus bilden. Wenn wir einen Apfel in den Entsafter geben, dann kommt auf der einen Seite der Saft und auf der anderen das Fruchtfleisch heraus. Nun mischen wir beides wieder. Aber bekommen wir nun wieder einen Apfel? Die Struktur des Apfels ist zerstört, und kein Wissenschaftler dieser Welt kann sie wiederherstellen. Wir wissen heute durch die Kirlian-Fotografie, daß jede lebende organische Substanz Strahlung abgibt, die man als Licht sehen kann. Dies ist eine Manifestation der »Lebenskraft«, der Kraft, die Leben hervorbringt. Wir wissen auch, daß anorganische Substanzen, etwa Medikamente, schädliche Nebenwirkungen haben können, die oft kumulativ wirken und sich einige Jahre lang überhaupt nicht bemerkbar machen. Es handelt sich sowohl bei organischen als auch anorganischen Substanzen um chemische Verbindungen, aber die organischen, wie etwa die ätherischen Öle, besitzen im Gegensatz zu den anorganischen eine Struktur, die nur Mutter Natur selbst zusammenfügen kann. Sie besitzen eine Lebenskraft, einen zusätzlichen Impuls, der nur in lebenden Dingen vorhanden ist. Der Schluß scheint logisch, daß die relative Unschädlichkeit organischer Substanzen etwas mit der Tatsache zu tun hat, daß es natürliche Stoffe sind. Daß nämlich Mensch und Pflanze von der gleichen Lebenskraft erhalten werden und deshalb Harmonie zwischen ihnen besteht, so daß die Pflanze durch ihre organische Struktur verhältnismäßig harmlos für den organischen Körper des Menschen ist. Daß also die wohltätige Wirkung pflanzlicher Heilmittel ebenso ihrer Lebenskraft (und ihrer organischen Struktur) wie ihrer chemischen Zusammensetzung zu verdanken ist.

Die Struktur der meisten ätherischen Öle ist recht kompliziert. Es ist jetzt aber möglich, eine vollständige Analyse ihrer chemischen Zusammensetzung anzufertigen. Danach kann das Öl dann auch künstlich hergestellt werden, indem man die gleichen chemischen Stoffe im richtigen Verhältnis zusammenbringt. Der einzige Grund, auf diese Methode zurückzugreifen: Sie kann billiger sein als die natürlichen Öle. Der Geruch künstlich hergestellter Öle ist jedoch niemals dem natürlicher Öle überlegen, in der Regel ist eher das Gegenteil der Fall. Auch in bezug auf ihre Heilkraft können sie sich nicht mit natürlichen Essenzen messen.

Die Mittel der Aromatherapie sind natürliche Pflanzenessenzen und Pflanzenöle. Wir verwenden niemals aromatische Substanzen tierischen Ursprungs wie Zibet, Moschus oder Castoreum (Bibergeil). Diese Substanzen stammen nicht nur aus tierischen Eingeweiden oder Geschlechtsdrüsen, sondern sie bedingen auch Tod oder Leiden der betreffenden Tiere. Vibrationen von Tod und Leiden haben jedoch keinen Platz, wo es um Heilung geht. Aus dem gleichen Grund verwenden wir auch keine tierischen Fettöle wie Schildkrötenöl, Spermazet (Walrat) oder Lebertran. Es braucht wohl nicht besonders darauf hingewiesen zu werden, daß hier eine enge Beziehung zu den vegetarischen Prinzipien der Naturheilkunde sichtbar wird. Auch mineralische Öle werden nicht eingesetzt, denn sie sind anorganischen Ursprungs, daher tot und ohne natürliche Lebenskraft. Ihnen fehlt deshalb auch die echte Heilwirkung.

Die moderne Forschung und neue Analysetechniken ermöglichen es, in vielen Fällen festzustellen, warum bestimmte Heilkräuter bei bestimmten Erkrankungen helfen. Dabei hat sich vielfach bestätigt, was uns aus Erfahrung seit langem bekannt war. Heute wissen wir beispielsweise, daß das ätherische Öl der Kamillenblüten eine Substanz mit dem Namen Azulen enthält. Azulen (so genannt wegen seiner blauen Färbung) ist ein entzündungshemmender Wirkstoff, daher die guten Erfolge mit Kamille bei juckender oder entzündeter Haut, Konjunktivitis (Bindehautentzündung) usw. Übrigens ist es interessant, daß Azulen gerade blau ist. Blau ist im Spektrum der Gegensatz von Rot, der Farbe der Entzündung. Azulen wird oft in reiner, isolierter Form bei der Herstellung von Hautcremes verwendet. Wenn allerdings ein bestimmter Bestandteil weitgehend die Wirksamkeit einer Heilpflanze bestimmt, so bedeutet das nicht notwendigerweise, daß dieser Wirkstoff noch effektiver ist, wenn man ihn isoliert darstellt oder synthetisch herstellt. In dem Buch *Aromatherapie* von Dr. Valnet finden wir folgenden Abschnitt (in meiner eigenen Übersetzung):

»Die natürliche, unverfälschte Essenz hat sich als wirksamer erwiesen als ihr Hauptwirkstoff allein ... Im Jahre 1904 bewies Cuthbert Hall, daß die antiseptischen Eigenschaften des Eukalyptusöls wesentlich stärker sind als die des Hauptwirkstoffs Eukalyptol allein.«

Der Grund könnte darin zu suchen sein, daß die Nebenwirkstoffe eine synergistische (gegenseitig fördernde) oder regulierende Funktion gegenüber dem Hauptwirkstoff besitzen. Wir kommen wieder zurück auf die Idee eines organisch strukturierten Ganzen, das an wohltätiger Wirkung verliert, wenn man es zerlegt. Die Kirlian-Fotografie hat uns gezeigt, daß die Aura eines Blattes allmählich schwächer wird und schwindet, sobald das Blatt abstirbt. In gleicher Weise wird die Aura jeder organischen Substanz zerstört, wenn diese Substanz aufgespalten, analysiert oder zerlegt wird.
Wir haben bereits gesehen, daß der äußerliche Gebrauch wohlriechender Öle und Wässer gegen innere Beschwerden eine lange Geschichte hat. Die wahrscheinlich früheste Form der Aromatherapie war das Räuchern oder die Fumigation. Man kannte die Methode schon im alten Ägypten und Babylon, aber auch in England zur Zeit der Angelsachsen. Ursprünglich war diese Art des

Räucherns kaum zu unterscheiden vom Verbrennen des Räucherwerks zu religiösen Zwecken. Man wandte es in erster Linie bei nervösen Beschwerden oder zur Vertreibung böser Geister an und betrachtete es auch als einen Reinigungsprozeß. Frauen unterzogen sich oft während der monatlichen Regel oder im Wochenbett einer Fumigation, wahrscheinlich, weil man sie zu diesen Zeiten als unrein betrachtete. Es mag aber auch sein, daß die verwendeten Kräuter gerade dann eine besonders angenehme Wirkung entfalteten.

Theophrastus beschäftigte sich mit den medizinischen Eigenschaften der Düfte und der Wirkung von Pflastern und Umschlägen bei Geschwüren und Geschwülsten. Er schrieb: »Wenn man ein Pflaster auf Bauch und Brust legt, erzeugt man einen wohlriechenden Atem.« Englische Pflanzenheilkundige des 14. und 15. Jahrhunderts benutzten oft Salböle zur Behandlung von Erkrankungen. Der folgende Auszug betrifft ein solches Öl, das in *An Herbal* erwähnt ist:

»Und wenn ein Mann damit eingerieben wird, vom Nabel abwärts bis zu den geheimsten Stellen, hinten und vorn, so nimmt das den Schmerz aus den Venen. Und wenn in gleicher Weise eine Frau eingerieben wird, dann reinigt es die Matrix und bewirkt, daß sie empfangen kann.«

Mit den »geheimsten Stellen« sind die Geschlechtsteile oder Genitalien gemeint. Der Ausdruck »Matrix« bezieht sich auf die Gebärmutter oder den Uterus. Das betreffende Öl ist kaum zu entziffern, aber es sieht so aus, als ob es sich um Wacholder handeln könnte. Das Einmassieren des Öls an der Vorder- und Rückseite der betroffenen Körperteile ist eine sehr wirksame Methode der äußerlichen Anwendung aromatischer Öle.

Heilkräuter werden in Form von Abkochungen, Aufgüssen und Infusionen auch äußerlich als Bäder oder Kompressen angewandt. Der bekannteste Vertreter dieser Richtung der Naturheilkunde ist der Franzose Maurice Mességué, der vor nicht allzulanger Zeit das Buch *Von Menschen und Pflanzen* veröffentlicht hat. Mességué verwendet die Kräuter immer äußerlich und pflückt und trocknet seine Heilpflanzen stets selbst. Seine Behandlungen waren derart wirkungsvoll, daß aus dem Sohn eines einfachen Dorfbewohners ein Naturarzt von hohem Ansehen wurde. Zu seinen Patienten gehörten Winston Churchill, Konrad Adenauer und Prinz Ali Khan. Während der langen Zeit, in der er seine Pflanzenheilkunde erprobte, kam er zu beträchtlichen Erfolgen. Einer seiner Kollegen hat eine Liste der Erkrankungen zusammengestellt, die er oft behandelt hat. Der Prozentsatz vollständig geheilter Fälle beträgt bei Ekzemen 98%, bei Schlaflosigkeit und Migräne 80%, bei Asthma 60% und bei chronischem Rheumatismus 30%. Wir können nur Vermutungen darüber anstellen, welcher Anteil des Erfolgs den Kräutern und wieviel seiner Persönlichkeit, dem Menschen Mességué, zuzuschreiben ist. Sein Wissen über Kräuter und Pflanzen übernahm er zum größten Teil von seinem Vater, der es wahrscheinlich ebenfalls bereits vom Vater überliefert bekam. Mességué benutzt eine relativ geringe Anzahl von Kräutern. Etwa die Hälfte davon sind aromatische Pflanzen. Dazu gehören Kamille, Lavendel, Melisse, Minze, Rose, Salbei und Thymian. Die Anwendungen erfolgen ausschließlich äußerlich als Fuß- und Handbäder, Sitzbäder, Vaginalspülungen, Umschläge, Kompressen und Gurgeln. Die Behandlung führt der Patient hauptsächlich bei sich daheim durch, die Anwendung erfolgt mindestens einmal täglich. Die Geschichte der aromatischen Wässer ist ebenso alt wie die der aromatischen Öle und läuft parallel damit. Nach der Erfindung des Destillationsverfahrens waren die Wässer sogar noch weiter verbreitet als die Öle. In den meisten Häusern besaß man einen Destillierapparat, und in den wohlhabenderen Haushalten Englands gab es einen besonderen Raum zur Destillation wohlriechender Wässer. Diese Arbeit wurde von einem eigens dafür zuständigen Hausmädchen besorgt. Wir können auch heute noch solche aromatische Wässer herstellen, indem wir ätherisches Öl mit Wasser mischen. Man bekommt zwar nicht das gleiche Ergebnis wie bei einem destillierten aromatischen Wasser, aber beides hat ähnliche Eigenschaften und Vibrationen. Aromatische Wässer eignen sich ausgezeichnet für alle vorher erwähnten Anwendungen. Weitere Einzelheiten über den Gebrauch sind in dem Kapitel »Aromatische Bäder« enthalten. Obgleich sich ätherische Öle genau genommen nicht in Wasser lösen, ergibt eine Mischung beider Substanzen doch ein Produkt mit ausgezeichneten therapeutischen Eigenschaften, das sich für bestimmte Anwendungen besonders gut eignet. Wasser ist wahrscheinlich das beste Medium zur Absorption von Vibrationen, und es ist natürlich die Grundbedingung für die Entwicklung allen Lebens. Es scheint, als ob es eine katalytische Wirkung auf

Essenzen hätte, deren Heilkraft zur Geltung bringt und gleichzeitig ausgleichend wirkt. Man hat den Eindruck, als ob das ursprüngliche Gleichgewicht der Eigenschaften der lebenden Pflanze wiederhergestellt würde, und doch ist das aromatische Wasser seiner Natur nach subtiler und dynamischer als die Pflanze selbst.

Mességué setzt zur Behandlung hauptsächlich Fuß- und Handbäder ein. Es ist schwer, etwas über deren genaue Wirkungsweise zu sagen. Aber die Tatsache ist nicht zu übersehen, daß sie Erfolg haben und wirksamer sind als die üblichen Vollbäder. In diesem Zusammenhang ist die Beobachtung interessant, daß die wichtigsten und am häufigsten benutzten Akupunktur-Stellen zu einem großen Teil unterhalb des Ellbogens und unter dem Knie liegen.

Madame Maury scheint aromatische Wässer nicht sehr häufig verwendet zu haben. Nachdem sie lange nach der idealen Methode zur äußerlichen Anwendung gesucht hatte, entschied sie sich für eine Mischung aus ätherischen und pflanzlichen Fettölen. Die Haut hat eine besondere Affinität für Öle, und pflanzliche Öle werden besser absorbiert als mineralische. Sie beobachtete, daß man durch die Massage des Körpers mit aromatischen Ölen die charakteristischen Eigenschaften der Essenzen mit der wohltuenden Wirkung der Massage selbst verbinden kann. Sie entwickelte auch den Gedanken einer individuellen Rezeptur: eine Mischung aus vier oder fünf Essenzen, die nicht nur der Erkrankung entsprechen, sondern auch auf die Person des Patienten abgestimmt sind. Sie hatte erkannt, daß Krankheit nicht als isoliertes Geschehen, als zufälliges Ereignis, gesehen werden kann, sondern ganz eng mit Verhalten, Einstellung und Persönlichkeit des einzelnen verbunden ist. Da es keine zwei Menschen gibt, die genau gleich sind, wäre für jeden eine individuelle Behandlung nötig. Wie in der Homöopathie längst üblich, änderte sie oft die individuelle Rezeptur, je nachdem, wie sich der Zustand des Patienten veränderte und besserte. Sie nahm kaum einmal, wenn überhaupt jemals, das gleiche Rezept für zwei verschiedene Patienten.

Ursprünglich behandelte Madame Maury ihre Patienten durch Inhalation von Essenzen. Es erwies sich, daß der Erfolg nur vorübergehend und unbefriedigend war. Sie hatte es vor allem mit Problemen der äußeren Erscheinung zu tun: Hauterkrankungen, Fettleibigkeit, Haarausfall u.s.w. Zwar wollte sie die Essenzen nicht gern innerlich einnehmen lassen, war aber der Meinung, daß sie auch durch die Haut in den Körper eindringen können:

»Wenn es uns gelänge, die wohlriechenden Substanzen durch die Haut direkt in die Zwischenräume zwischen den einzelnen Zellen zu bringen und damit in die Körperflüssigkeit, in der die Zellen schwimmen, und wenn wir diese flüssige Substanz innerhalb einer angemessenen Zeit und in einem vernünftigen Rhythmus durchdringen könnten, dann wäre es möglich, eine neue Behandlungsweise einzuführen und einen neuen Weg zu finden. Er wäre endlich sicher und wirksam und enthielte kein Risiko.«

Das Eindringen der Essenzen durch die Haut dauert länger, die Wirkung ist diffuser, d.h., nicht auf ein eng umschriebenes Feld begrenzt. Diese Methode ist deshalb sicherer als die Inhalation. Die kutane Penetration findet statt, ob die Essenzen in Öl oder Wasser gelöst sind. Im Falle aromatischer Wässer sind es wahrscheinlich die Duft-Moleküle, welche tatsächlich die Haut durchdringen, die ja im Grunde wasserundurchlässig ist.

Damit ein wirksames Eindringen in die Haut überhaupt stattfinden kann, muß die Haut selbst einigermaßen gesund sein. Wenn Haut und Körperflüssigkeiten sich im Zustand einer toxischen Stauung befinden, dann sollte in Verbindung mit der Aromatherapie eine Fasten- oder Diätkur unternommen werden. Madame Maury studierte eingehend die kutane Penetration von Substanzen, unter besonderer Berücksichtigung ätherischer Öle. Ihre Untersuchungen ergaben, daß eine Substanz, die durch die Haut eingebracht wird, sich tatsächlich im ganzen Körper verteilt. Sie erklärt:

»Die Verbreitung erfolgt durch Austausch zwischen den extrazellularen und den lakunären[10] Flüssigkeiten und dem Blut, der Lymphe und dem Gewebe. Die zugeführten Stoffe werden von den Flüssigkeiten zu den Organen gebracht und dort nach Bedarf zurückbehalten. Dieser Vorgang dauert bei einem Gesunden zwischen 3 und 6 Stunden, im Falle schwerer Stauungserscheinungen jedoch 6 bis 12 Stunden. Später zeigten unsere Experimente, daß diese Zeit beträchtlich kürzer ist, wenn es sich um einen Menschen handelt, dessen Organismus von Natur aus durchlässiger oder durchgängiger ist.«

Wenn dem Körper Essenzen durch die Haut zugeführt werden, dann tragen sie die Körperflüssigkeiten etwa in gleicher Weise wie der Blutstrom die Hormone, nur mit dem Unterschied, daß sie nicht an ein bestimmtes Flüssigkeitssystem gebunden sind, wie etwa an das Blut. Diese Art der Anwendung könnte wirksamer sein, als wenn man die Öle oral einnimmt, da die vollständige und stetige Verteilung im Körper sichergestellt ist. Wenn ein aromatisches Öl oder eine Kompresse über einer bestimmten Körperregion aufgebracht wird, dann dringen die Essenzen direkt zu dem darunterliegenden Organ vor.

Madame Maury entdeckte, daß ihre individuellen Rezepturen sehr oft eher den Zustand des Patienten widerspiegelten, als daß sie eine entgegengesetzte Vibration darstellten. Hier besteht offensichtlich eine Verbindung zum homöopathischen Ähnlichkeitsprinzip »Gleiches heilt Gleiches«. Wenn eine 1%ige Lösung der Essenz die Haut durchdringt und sich in den Körperflüssigkeiten verteilt, dann muß die Wirkung auf das Gewebe ähnlich wie in der Homöopathie sein.

Aromatherapie ist nicht im eigentlichen Sinne homöopathisch. Wenn aber die Essenzen in sehr geringen Dosen angewandt werden, dann handelt es sich hier mehr um die Wirkung der Vibration einer Pflanze als um die Pflanze selbst in ihrer kompakten Form oder um eine bestimmte Folge chemischer Verbindungen.

Ätherische Öle haben unterschiedliche Verdunstungsgeschwindigkeiten. Die schnellsten, leichtesten Öle sind Eukalyptus und Orange, die langsamsten und schwersten Patschuli und Sandelholz. Zwischen diesen Extremen liegen alle übrigen Essenzen. Diese Tatsache macht man sich bei der Parfümherstellung zunutze, um haltbare und gut ausgewogene Produkte zu gewinnen. Dabei teilt man die Skala zur Feststellung der Verdunstungsgeschwindigkeit in drei Teile: eine oberste Spitzengruppe (dazu gehören die leichtesten Öle), die Mittelklasse und die unterste Klasse. Die Öle der untersten Stufe werden als Fixiermittel verwendet, um die schneller verdunstenden Öle im Tempo zurückzuhalten, damit ein bestimmter Duft so lange wie möglich haftet. Zur Spitzengruppe gehören alle Düfte, die man als erstes wahrnimmt, wenn man ein Parfüm riecht. Auch der Aromatherapeut sollte ein gut ausgeglichenes Produkt anstreben, wenn er Essenzen miteinander vermischt, und zwar nicht nur wegen des Wohlgeruchs, sondern damit alle wesentlichen Elemente vertreten sind.

Die Essenzen jeder dieser drei Klassen besitzen eigene charakteristische Eigenschaften. Mme. Maury erklärt, daß die unterste Gruppe »im allgemeinen der Bereich des rein Pflanzlichen und Zellularen ist und dadurch die Beschaffenheit des Gewebes beeinflußt wird«. Man könnte ergänzen, daß Merkmale der Öle der untersten Stufe Dichte und Beruhigung sind; sie sollten vorwiegend zur Behandlung von Patienten eingesetzt werden, die nervös, unruhig oder unbeständig sind. Die meisten Harze und Hölzer gehören hierher. Sie entfalten ihre Wirkung in den Schleimhäuten und sind nützlich bei der Behandlung chronischer Leiden. Sie waren die ersten aromatischen Substanzen, die überhaupt verwendet wurden. Besonders nützlich erweisen sie sich bei lange andauernden Krankheitszuständen oder solchen Leiden, deren Ursache in der Kindheit liegt. Sie werden aber auch oft bei der Behandlung älterer Menschen angewandt.

Die mittlere Gruppe beeinflußt die Verdauung, die Funktionen des Körpers und den Metabolismus (Stoffwechsel). Sie umfaßt die meisten Gewürze, so etwa Kardamom, Pfeffer usw., und viele Heilkräuter, unter anderem Lavendel und Pfefferminze. Hier finden wir auch Basilikum, das man bei Konzentrationsschwäche oder mangelnder Merkfähigkeit einsetzt, sowie Ysop gegen zu hohen oder zu niedrigen Blutdruck.

Zumindest ein Öl aus der mittleren Klasse sollte in allen Zubereitungen enthalten sein, damit eine Verbindung zwischen den schnellen und den langsamen Elementen, zwischen Luft und Erde, aufrechterhalten wird.

Zur obersten Klasse zählen die am raschesten wirkenden Essenzen. Sie sollen dort vorherrschen, wo wir es mit Lethargie, Melancholie oder Teilnahmslosigkeit zu tun haben. Sie wirken anregend und stimmungserhellend. Dazu gehören Rosmarin, Wacholder und Salbei. Diese Beobachtungen sind nur ein allgemeiner Hinweis für die Zusammenstellung individueller Rezepturen. Sie können nicht jeden einzelnen Fall behandeln. Genau wie jeder von uns seinen eigenen, charakteristischen Geruch besitzt, so ist es auch möglich, für jeden persönlich eine besondere Mischung von Essenzen zusammenzustellen. Dabei sollte das körperliche und geistige Befinden mit in Betracht gezogen werden, aber auch die Persönlichkeit, die Einstellung zum Leben und zur jeweiligen Erkrankung. Unsere Gesundheit ist untrennbar verbunden mit unserer Lebensführung und mit allem, was unser Leben beeinflußt.

5 Der Körper

Alles, was die Harmonie zwischen den einzelnen Gliedern des menschlichen Körpers fördert, ist Medizin und Gewähr für die Gesundheit...
Unser Körper gleicht einer Harfe: Sind ihre Saiten zu locker oder zu straff gespannt, dann ist das Instrument verstimmt; der Mensch aber ist krank...
Nun ist jedoch alles in der Natur so eingerichtet, daß es den Bedürfnissen des Menschen entspricht; also findet er alles, was er als Medizin braucht...
Und wenn das »Instrument Mensch« verstimmt ist, dann kann man im gesamten Bereich der Natur nach dem Heilmittel suchen. Es gibt für jedes körperliche Leiden eine Medizin.«

The Aquarian Gospel

Eine große Anzahl von aromatischen Harzen und Kräutern sowie die entsprechenden Öle kamen während des 18. Jahrhunderts in Gebrauch. Im Laufe des 19. und an der Wende zum 20. Jahrhundert wurde diese Entwicklung langsam, aber stetig fortgeführt. Der Handel mit Parfüms aller Art blühte. Zur gleichen Zeit orientierte sich die pharmazeutische Forschung immer stärker an der Chemie. Die Entdeckung und Synthese von Arzneimitteln stand im Mittelpunkt des Interesses.

Die Pflanzenheilkundigen der früheren Zeiten hatten sich mehr mit anderen Themen beschäftigt, etwa mit den Körpersäften, den verschiedenen Hitze-, Kälte-, Feuchtigkeits- und Trockenheitsgraden usw. Ihnen war es gelungen, ihre Patienten zu heilen, ohne daß sie über die synthetischen Arzneimittel und die dazugehörigen Krankheiten Bescheid wußten. Ihr Ziel war es nicht, eine Infektion zu unterdrücken, sondern den Patienten so gesund wie möglich zu machen. Eine sehr positive Einstellung!

Manchmal gebrauchten die alten Pflanzenheilkundigen aromatische Substanzen, deren Essenzen durchaus imstande sind, Infektionen zu unterdrücken. Da sie jedoch noch nichts über die Dosierung wußten, blieb ihre Behandlung manchmal erfolglos. Durch die richtige Mischung ätherischer Öle für jeden Einzelfall und gegen jede spezielle Erkrankung können wir die Erfolgsquote der alten Pflanzenkundigen steigern und dabei gleichzeitig sehr viel weniger Schaden anrichten und mehr für den Allgemeinzustand unserer Patienten tun, als alle, die nur künstlich hergestellte Arzneimittel verwenden. Selbstverständlich können ätherische Öle nicht alles schaffen; manchmal wird ein operativer Eingriff oder der Einsatz von Antibiotika nötig sein. Es gibt aber auf dem Gebiet der aromatischen Substanzen eine Fülle von antiseptischen Wirkstoffen in Form ätherischer Öle, die bereits so genau untersucht worden sind, daß nur ein Bruchteil des zur Verfügung stehenden Wissens in dieses Buch aufgenommen werden konnte.

Jeder Pharmazeut wird beteuern, daß er alles über ätherische Öle und ihre Eigenschaften weiß, daß er aber tatsächlich für jeden Krankheitsfall ein anderes Mittel gefunden hat, das wirksamer, billiger und natürlich synthetisch ist. Er wird aber wahrscheinlich nicht auf den Umstand hinweisen, daß die potentielle Schädlichkeit um so höher liegt, je kräftiger der Wirkstoff ist. Auch wird er kaum eine Ahnung davon haben, welche Vorteile die organischen Substanzen gegenüber den anorganischen besitzen.

Im 19. Jahrhundert wurden allmählich die natürlichen Heilmittel durch die künstlichen ersetzt, während bei der Parfümherstellung weitgehend die aromatischen Substanzen übernommen wurden. Will man jedoch Menschen heilen und nicht lediglich ihre Krankheit unter Kontrolle halten, dann muß man dazu fähig sein, weiter als auf eine Mikroskopeslänge zu sehen. Nehmen wir zum Beispiel den Fall der gewöhnlichen Erkältung, des sogenannten »banalen Infektes«. Dagegen hat man bis heute noch kein Mittel gefunden. Es wäre in der Tat sehr bedauerlich, wenn man eines Tages etwas dagegen entdeckte, denn dadurch würde man lediglich einen natürlichen Prozeß unterdrücken. Man hat besonders in den USA eine Menge Geld ausgegeben, um die richtige Medizin zu finden, welche die Erkältungserreger abzutöten imstande wäre. Bis jetzt ist es nicht gelungen, vor allem wohl deshalb, weil es – wie man herausgefunden hat – mindestens 113 verschiedene Erkältungserreger gibt! Die gelehrten Köpfe unserer Zeit begreifen nicht, was den Ärzten früher durch ihre Lehre von den Körpersäften selbstverständlich war: daß gegen Erkältung nur Wärme hilft. Nicht irgendeine angenehme Wärme, sondern Wärme in Form eines Naturheilmittels, Öl des schwarzen Pfeffers oder Nelkenöl zum Beispiel. Befindet sich der Körper dagegen in einem überhitzten Zustand (wir nennen es Fieber), dann sollte ein Medikament gegeben werden, das eine kühlende Wirkung hat, etwa Eukalyptusöl.

Wenn wir eine Erkrankung zu behandeln haben, die durch einen Erreger hervorgerufen wird, dann dürfen wir nicht nur solche Essenzen auswählen, die diesen bestimmten Virus oder Bazillus bekämpfen. Im Falle des Tuberkuloseerregers gibt es nur wenige Essenzen, die überhaupt einigermaßen wirksam sind, aber wir müssen in die Therapie auch Öle wie etwa das Myrrhenöl mit einbeziehen, das dem allgemeinen Zustand im Körper entgegenwirkt, bei dem es erst zum Ausbruch der Tb. kommt. Man kann dies am besten in den Begriffen der alten Lehre von den Elementen erklären: Die Tuberkulose ist ein kaltes, feuchtes, wäßriges Leiden, und Myrrhe ist eine heiße, trockene, feurige Essenz. In dem Abschnitt über Myrrhenöl ist die Wirkweise ausführlicher erklärt.

Ich möchte nicht die Vorstellung erwecken, daß wir die Krankheitserreger einfach ignorieren sollten. Aber ich empfehle, wenn immer möglich, ätherische Öle anstatt der üblichen chemischen Arzneimittel zu verwenden. Wir müssen begreifen, daß sich die Behandlung nicht ausschließlich auf die Bekämpfung der Erreger richten darf. Es wurde oft darauf hingewiesen, daß uns solche Erreger nur dann angreifen, wenn wir in sehr schlechtem Gesundheitszustand sind und unsere Widerstandsfähigkeit gering ist. Solange wir gesund sind und uns in guter körperlicher Verfassung befinden, sind wir weit weniger anfällig für Infektionen. Man ist auch der Ansicht, daß harmlose Bakterien, die normalerweise ständig in unserem Körper existieren, sich erst dann in schädliche Erreger verwandeln, wenn das chemische Gleichgewicht ihrer Umwelt (d.h. der Körpersäfte) verlorengeht. Es wird behauptet, daß ein Zusammenhang zwischen einer solchen Störung des Gleichgewichts und schlechter körperlicher oder geistiger Verfassung besteht. Es ist umstritten, was dabei Ursache und was Wirkung ist. Tatsache bleibt, daß die Bakterien keinen Schaden anrichten, solange wir gesund sind. Es mag sein, daß besonders bösartige Keime selbst beim Gesündesten von uns einen Angriffspunkt finden. Aber wie auch immer die Wahrheit sein mag, wir sollten nicht wie gebannt nur auf die Viren und Bakterien sehen. Eine Erkrankung ist stets mehr als nur die Tatsache, daß wir einen Bazillus gefangen haben, und deshalb muß die Behandlung auch diese zusätzlichen Faktoren mit in Betracht ziehen. Obwohl chemische Heilmittel und ätherische Öle bei der Bekämpfung von Infektionen gute Dienste leisten, besitzt der menschliche Körper die Fähigkeit, damit auch ohne jede Hilfe oder Einmischung von außen fertigzuwerden. Wenn wir diese Fähigkeit nicht hätten, dann wäre die menschliche Rasse wohl schon vor Jahrtausenden ausgestorben. Wenn der Arzt dem Grippepatienten ein Antibiotikum gibt, dann tut er nichts weiter, als die Genesung um ein oder zwei Tage zu beschleunigen. Tatsächlich braucht der Körper dieses Antibiotikum gar nicht. Und hier entsteht ein echtes Problem gerade in Zusammenhang mit den Antibiotika. Da man sie zu wahl- und kritiklos eingesetzt hat, wurden einige Bakterien dagegen resistent. Neue Stämme traten auf und neue Medikamente mußten entwickelt werden. Es ist wie ein Wettlauf, aus dem wir nicht mehr aussteigen können, wenn er erst einmal begonnen hat. Der Ausgang ist nicht abzusehen.

Ich bin nicht der Meinung, daß man die Antibiotika nun durch Essenzen ersetzen sollte, obgleich dies ein Schritt in die rechte Richtung sein könnte. Jede Substanz, die so stark ist, daß sie gegen eine Anzahl verschiedener Leiden bei Millionen verschiedener Menschen wirkt, muß Probleme verursachen. Die Lösung liegt vielmehr darin, uns weniger abhängig davon zu machen und dem allgemeinen Gesundheitszustand des einzelnen mehr Aufmerksamkeit zu schenken. Selbst wenn verschiedene Essenzen fast ebenso wirksam und weit weniger gefährlich sind als synthetisch erzeugte Heilmittel, sollte man sie nicht ausschließlich wegen ihrer antibiotischen Eigenschaften anwenden, sonst kommen wir nur zu einer Wiederholung des schon gehabten Problems. Eine individuellere und besser auf die jeweilige Erkrankung abgestimmte Anwendung ist erforderlich (ähnlich wie es in der Homöopathie geschieht), damit man der Gesamtpersönlichkeit die Hilfe gibt, die sie braucht, und zwar an der richtigen Stelle, in der für sie richtigen Art, so daß die Harmonie wiederhergestellt wird und der Zustand der Krankheit sich nicht länger halten kann. In diesem Sinne können ätherische Öle eine nützliche Rolle spielen.

Wie kommt es, daß der eine unter Krebs leidet oder sich eine Lungenentzündung zuzieht und trotzdem am Leben bleibt, während ein anderer an einer einfachen Erkältung oder an einem Bienenstich stirbt? Mit dieser Frage sehen sich die Ärzte fast täglich konfrontiert, wenn die Patienten unter ihrer Obhut in den Kliniken und Krankenhäusern überleben oder sterben. Man kann zwei Patienten mit der gleichen Erkrankung in gleicher Schwere genau die gleiche Behandlung zuteil werden lassen. Trotzdem übersteht sie der eine und der andere findet den Tod. Es muß also einen Unterschied geben. Da er weder in der Art der Krankheit noch in der Behandlungsweise liegt, müssen es die Patienten selbst sein, die sich auf irgendeine Art voneinander unterscheiden. Unsere Persönlichkeit, unsere Ansichten, unsere Einstellungen und unsere Körper sind so vielfältig und unterschiedlich, daß es gewiß nicht überrascht, daß wir auch eine individuelle Behandlung brauchen, wenn wir krank sind.

Bei der Anwendung ätherischer Öle müssen wir stets alle gegenwärtigen Symptome und andere Faktoren mit in Betracht ziehen, sowohl physischer als auch psychischer Art. So sind zum Beispiel unter dem Stichwort »Bronchitis« 14 verschiedene Öle angegeben. Um festzustellen, welches Öl oder welche Öle für den Einzelfall geeignet sind, müssen wir wissen, ob es sich um einen chronischen oder akuten Zustand handelt, ob es zu starkem Auswurf kommt oder nicht, ob der Patient ängstlich und niedergeschlagen ist, ob irgendwelche andere Erkrankungen vorliegen (vielleicht Verstopfung oder Arthritis) usw. Es gibt immer eine Essenz oder eine Mischung verschiedener Essenzen, die für jedes der möglichen Krankheitsbilder paßt. Unsere Aufgabe ist es, das richtige Mittel herauszufinden.

Dr. Valnet berichtet, daß die Essenzen oft intensiver wirken, wenn man sie in größerer Verdünnung gibt, ohne sie jedoch tatsächlich in homöopathischen Dosen anzuwenden. Damit meint er, daß sie nicht bis zur unendlich geringen Konzentration verdünnt werden. In der Tat werden einige ätherische Öle, etwa Eukalyptus und Sandelholz, auch in der Homöopathie verwendet, und zwar in durchaus substanziellen und nicht in unendlich kleinen Mengen (Boericke schlägt eine Dosis von 5 Tropfen Eukalyptusöl vor). Einige aromatische Substanzen, wie etwa Kampfer, werden in Form von Tinkturen verwendet, die auch einen »materiellen« Anteil an ätherischem Öl enthalten. Dies ist vielleicht nicht die echte Homöopathie, bei der wir es prinzipiell mit Potenzen zu tun haben. Wir können aber daran erkennen, wie sich Pflanzenheilkunde und Homöopathie in der Praxis überschneiden.

Die verordnete Dosis einer bestimmten Substanz ist ein sehr wichtiger Faktor, in der orthodoxen Medizin ebenso wie in der Homöopathie und auch in der Aromatherapie. Wenn man eine bestimmte Substanz in falscher Dosierung gibt, wird sie nicht die erwünschte therapeutische Wirkung zeigen, ja, sie kann sogar Schaden anrichten. Es ist möglich, daß manchmal sogar die genau entgegengesetzte Wirkung eintritt. Beispielsweise wirken Melissen- und Rosmarinöl entweder anregend oder beruhigend, je nach der angewandten Dosis. Eine hohe homöopathische Potenz hat oft die gegenteilige Wirkung einer substanziellen Dosis. Dies gehört sogar zu den Prinzipien, auf denen die Praxis der Homöopathie begründet ist.

Manches homöopathische Heilmittel enthält giftige Substanzen, etwa Arsen oder Blei, die aber nur in homöopathischen Dosen gegeben werden. Es gibt Essenzen (beispielsweise Senföl oder das Öl der Gaultherie), die auf Grund ihres hohen Giftgehalts kaum einmal innerlich angewandt werden. Sie könnten aber in sehr kleinen Dosen gegeben werden. Es hat sich gezeigt, daß Essenzen in bestimmter Dosierung bestimmte Wirkungen erzielen. Wir nehmen normalerweise an, daß diese Wirkungen nicht eintreten, wenn nicht genügend Öl verwendet wird. Samuel Hahnemann und seine modernen Anhänger haben uns aber gezeigt, daß jeder therapeutische Wirkstoff, ob tierischen, pflanzlichen oder mineralischen Ursprungs, im Körper wirkt, auch wenn man immer kleinere Dosen gibt. Allerdings kann sich die Art der Wirkung verändern.

Das Gebiet der homöopathischen Anwendung von Essenzen muß noch gründlicher untersucht werden, bevor man mit Sicherheit die Wirkung eines bestimmten Öls in einer bestimmten Potenz angeben kann. Bei einem potenzierten Heilmittel handelt es sich nicht einfach um eine Medizin, die bis zu einem bestimmten Grad verdünnt wurde; es ist schon ein wenig komplizierter. Da die Verwendung der Essenzen in homöopathischen Dosen noch nicht erprobt ist, muß man sie also eher in kleinen Mengen als in Potenzen geben. Im Kapitel über die Essenzen sind Empfehlungen für die Dosierung angegeben. Sie sollten den Leser jedoch nicht davon abhalten, weniger als die angeführten Mengen zu verwenden. Damit können unter Umständen gleich gute oder noch bessere Resultate auf geistiger und emotionaler Ebene erzielt werden; die rein physische Wirkung könnte aber schwächer sein. Dies bedeutet nicht, daß dieses bestimmte Öl nicht ausreichend wirksam ist und daß der Patient keinen Nutzen davon hat. Es zeigt lediglich, daß die Wirkung auf einer höheren, subtileren Ebene stattfindet. Es ist genau diese Wirkung und diese Art der Dosierung, mit der wir es bei der Aromatherapie-Massage zu tun haben. Wenn wir etwas ätherisches Öl in der Luft des Behandlungszimmers versprühen, tritt der gleiche Effekt auf.

An dieser Stelle wird sich vielleicht der eine oder andere fragen, warum man sich überhaupt die Mühe macht, aus einer Pflanze das ätherische Öl zu gewinnen, wenn man dieses dann in derart schwacher Konzentration verwendet, daß man genauso gut gleich die Pflanze selbst nehmen könnte. Es gibt dafür aber zum ersten leicht erkennbare praktische Gründe. Wenn man beispielsweise eine Rückenmassage mit einer Handvoll Salbeiblätter ausführen sollte, hätte das wohl seine Nachteile.

Der zweite Punkt: Der Vorgang, wodurch man das Öl von der Pflanze trennt, entspricht der Potenzierung in der homöopathischen Medizin. Man zieht die feineren, subtileren, flüchtigen Kräfte der Pflanze heraus. Braunschweig fragt sich ebenfalls, warum man durch Destillation Wässer herstellt, wenn man die Pflanze selbst verwenden könnte. Seine Antwort lautet: »Um das Grobe vom Feinen zu trennen.«

Der Weg, den ein ätherisches Öl von der Aufnahme bis zur Ausscheidung durch den Körper nimmt, kann sehr unterschiedlich sein. Manche Öle werden durch die Lunge ausgeschieden, manche mit dem Urin, einige wenige durch die Haut und sehr viele auf mehr als einem Weg. Es gibt ätherische Öle, die im Körper eine chemische Veränderung erfahren, andere nicht. Auf dieser Reise können die Essenzen zum Teil von den Nieren, von der Leber oder anderen Organen aufgenommen werden. Der größte Teil des Knoblauchöls beispielsweise wird unverändert durch die Lunge ausgeschieden, der Rest mit dem Urin. Das Sandelholzöl wird in erster Linie mit dem Urin ausgeschieden.

Man kann die Essenzen in zwei große Wirkungsgruppen einteilen: die physiologisch und die psychologisch wirksamen. Die erste Gruppe wirkt direkt auf den physischen Organismus, die letztere über den Geruchssinn auf den Geist, von wo aus wiederum eine physiologische Wirkung hervorgerufen werden kann. Die zweite Wirkungsweise ist weniger gut vorauszubestimmen als die erste und variiert bis zu einem gewissen Grad von Patient zu Patient. Im folgenden Kapitel wird näher darauf eingegangen.

Die physiologische Wirkung ätherischer Öle kann wiederum in zwei große Gruppen unterteilt werden: diejenigen, die über das Nervensystem wirken (und vielleicht auch über das endokrine System) und diejenigen, welche direkt auf ein Organ oder Gewebe einwirken. Die beiden Wirkungsweisen sind ganz eigenständig, obwohl sie gleichzeitig stattfinden können. Es ist nicht immer leicht zu erkennen, mit welcher Art der Wirkung wir es gerade zu tun haben. Der psychologische Effekt kann zwar beim Tierversuch ausgeschlossen werden, aber selbst dann ist es nicht immer deutlich, ob die Wirkung nervös, direkt oder beides zugleich ist. Im folgenden Text werden die Bezeichnungen »nervös«, »direkt« und »psychosomatisch« benutzt, um die drei Wirkungsweisen zu unterscheiden. So kann die gleiche antispastische (krampflösende) Wirkung beispielsweise in einem Fall einem »nervösen« Einfluß zu verdanken sein, in einem anderen jedoch dem »direkten« Einfluß, je nach der Art des Öls.

Um die Wirkung der Öle auf den Körper genauer zu besprechen, ist es meiner Meinung nach am besten, jedes einzelne Organsystem nacheinander vorzunehmen. Ich habe die ganz offensichtlichen Aspekte der Wirkung nicht aufgeführt, sondern mich auf jene konzentriert, die ich für besonders interessant halte.

Das Verdauungssystem

Man könnte das Riechen als einen ersten Akt der Verdauung betrachten. Der Geruch der Nahrungsmittel regt den Fluß der Verdauungssäfte an, besonders wenn das Essen auch unseren Geschmackssinn anspricht. Der zweite Faktor ist dann der Geschmack der Speisen. Er regt weiter die Sekretion der Säfte an, besonders den Speichelfluß. Hier muß darauf hingewiesen werden, daß unsere Geschmacksknospen nur vier Grundgeschmacksrichtungen unterscheiden. Der größte Teil dessen, was wir im allgemeinen den Geschmack einer Speise nennen, ist tatsächlich ihr Geruch. Aus diesem Grund finden wir keinen Geschmack am Essen, wenn die Nase verstopft ist.

Je besser das Essen schmeckt (und riecht), um so größer ist der Genuß und um so besser wird es verdaut. Daher ist die Verwendung von Kräutern und Gewürzen in der Küche so weit verbreitet. Für Kräuter und Gewürze gilt das gleiche wie für ätherische Öle: Mit

90

Maßhalten kommt man zu den besten Ergebnissen. Wenn man zu große Mengen stark gewürzter Speisen zu sich nimmt, führt es zu einer starken Belastung der Verdauungsorgane und der Nieren. Maßvoll verwendet, unterstützen Kräuter und Gewürze jedoch die Verdauungstätigkeit. Alle Gewürze und viele Kräuter fördern den Fluß der Verdauungssäfte und verhindern Magenkrämpfe und Blähungen. Diese Eigenschaft verdanken sie ausschließlich ihrem Gehalt an ätherischen Ölen.

Die krampflösende, karminative (windtreibende) und verdauungsfördernde Wirkung der ätherischen Öle ist wohl bekannt. Viele Essenzen werden noch heute gerade wegen dieser Eigenschaften in den amtlichen Arzneibüchern geführt. Dieses Thema war auch Gegenstand einer japanischen Untersuchung, die 1963 durchgeführt wurde. Man testete die Wirkung von Pfefferminze, Fenchel, Kardamom und noch einige andere Essenzen auf präpariertem Darmgewebe von Mäusen. Die Wissenschaftler beschäftigten sich nicht mit der Anregung der Sekretion von Verdauungssäften, sondern mit der Beschleunigung der Magen-Darm-Tätigkeit und dem Abgang von Gasen. Eine solche Beschleunigung wurde nicht beobachtet. Im Gegenteil, in manchen Fällen kam es sogar zu geringfügigen Verzögerungen. Die Öle erwiesen sich jedoch als ausgesprochen krampflösend. Das interessanteste an diesem Bericht ist die Schlußfolgerung, daß die Wirkung ätherischer Öle auf den Körper des Menschen wahrscheinlich einem Sekundäreffekt über den Geruchs- und Geschmackssinn zuzuschreiben ist.

Ein in Italien veröffentlichter Aufsatz aus dem Jahre 1925 beschreibt die Speichelabsonderung und die Wirkung ätherischer Öle auf diese Sekretion beim Menschen. Gleich anfangs wird festgestellt, daß bei der Speichelabsonderung des Menschen ständig Phasen der Sekretion mit solchen der Nichtsekretion abwechseln. Dies geschieht unabhängig von irgendwelchen äußeren Einflüssen wie etwa Gerüchen. Unter solchem Einfluß ist zwar eine Schwankung gerade noch wahrnehmbar, aber sie findet auf einer höheren Ebene statt. Dabei wird die Sekretion stärker. Das ätherische Öl von Gewürznelken, Lavendel, Minze und Rosmarin erwies sich als besonders anregend auf die Speichelabsonderung. Diese Wirkung tritt auch dann ein, wenn die Nervenenden der Zunge betäubt wurden, so daß der Geschmackssinn ausgeschaltet war. Die Ergebnisse schwankten und hängen offensichtlich davon ab, ob die Tests für den einzelnen angenehm oder unangenehm sind. Dies ist ganz

91

offensichtlich ein psychosomatischer Effekt. Dafür scheint der Geruchssinn wichtiger zu sein als der Geschmackssinn.

In diesem Bericht wird zwar nur die Speichelabsonderung untersucht, aber es ist denkbar, daß das gleiche auch für die anderen Verdauungssäfte zutrifft. Wie der japanische Artikel andeutet, ist die verdauungsfördernde Wirkung der ätherischen Öle vor allem ihrer Wirkung auf den Geruchssinn zuzuschreiben. Der krampflösende Effekt jedoch, der ohne weiteres im Tierversuch zu demonstrieren ist, scheint eher eine physiologische Wirkung zu sein.

Einige ätherische Öle haben einen laxatierenden (abführenden) Effekt. Die Wirkung ist relativ mild und zeigt sich als eine Verstärkung der Peristaltik (fortschreitende Kontraktionen des Darmes bzw. des gesamten Verdauungstraktes). Es ist nicht klar, ob die Wirkung über das Nervensystem oder direkt erfolgt. Es scheint, als ob zumindest einige der Öle über das Nervensystem wirksam werden. Dazu gehören Kampfer, Zimt, Fenchel, Majoran und Rosmarin. Sie können bei Verstopfung, Blähsucht und ungenügendem Tonus des Darmes (Erschlaffung) nützlich sein.

Die gegenteilige Wirkung, nämlich eine Reduzierung des Spannungszustandes der glatten Muskeln, wird bei einer großen Anzahl von Essenzen beobachtet.

Thymianöl hat die seltene Eigenschaft, Störungen der Adrenalin-Ausscheidung auszugleichen. Melisse, Salbei, Thymian gehören zu den Ölen, welche den Acetylcholin-Haushalt regulieren. Man weiß, daß die Wirkung von Melisse und Salbei über das Nervensystem erfolgt, während man Muskatellersalbei (Salvia sclarea), Gewürznelken, Fenchel, Pfefferminz, Rose und Thymian eine direkte Wirkung zuschreibt. Nelkenöl wirkt der Übersäuerung des Magens entgegen, indem es den pH-Wert des Magensaftes erhöht. Da diese Wirkung auf dem Engenol-Gehalt des Öls beruht, können ähnliche Wirkungen auch mit dem Öl des schwarzen Pfeffers und mit Zimtöl erzielt werden.

Die Medikamente zur Behandlung von Verdauungsstörungen werden oral verabreicht, aber auch als Einlauf, durch eine Wirbelsäulenmassage mit aromatischen Essenzen, ganz besonders im Bereich des Rücken- und Lendenwirbels, sowie mit Hilfe von Kompressen auf Magen und Bauch.

Das Herz-Kreislauf-System

Zu diesem System gehören Herz, Blutgefäße und Milz. Man glaubt, daß die Milz die verbrauchten roten Blutkörperchen abbaut. Sie bildet auch die Lymphozyten und wirkt als eine Art Blutreservoir. Unter normalen Umständen zieht sich die Milz im Abstand von etwa zwanzig bis dreißig Sekunden rhythmisch zusammen. Es gibt eine ganze Reihe von Faktoren, die den Blutdruck beeinflussen, einer davon ist die Kontraktion der Milz-Blutgefäße und der Milz ganz allgemein. Einige Öle, etwa Kalmus, verursachen eine Erweiterung der Milzgefäße und führen auf diese Weise zur Herabsetzung des Blutdrucks. Die Wirkung des Kalmus ist besonders interessant, denn es hat nicht den Anschein, daß sie nervösen Mechanismen zuzuschreiben ist. Ebenso wie den Blutdruck reduziert Kalmus auch die Körpertemperatur und wurde im Tierversuch bei Hunden erfolgreich gegen Vorhofflimmern eingesetzt. Es scheint eine antispastische Wirkung auf das Herz zu haben, ebenso wie Melissenöl und Neroliöl. Diese Öle können bei Herzklopfen, Herzkrämpfen, Schockzuständen usw. eingesetzt werden. Einige andere Öle erzeugen Unter- oder Überdruck, indem sie eine Erweiterung oder Kontraktion der Blutgefäße bewirken. Diese Wirkung erfolgt im allgemeinen über das vegetative Nervensystem. Kampferöl zeigt eine dem Kalmus genau entgegengesetzte Wirkung. Man setzt es als herzstimulierendes Mittel ein, zur Vasokonstriktion (Gefäßverengung), wenn der Blutdruck erhöht werden soll. Der Versuch der Wiederbelebung von Fröschen nach Herzstillstand mittels verschiedener Stoffe gelang besser bei einer Gruppe von Tieren, die mit Kampfer behandelt wurde, als in den Kontrollgruppen; die wiederhergestellte Aktivität hielt länger an. Ysopöl hat eine tonisierende Wirkung und verursacht zuerst ein Ansteigen, danach einen Abfall des Blutdrucks.
Einige Öle der Yang-Gruppe regen die Zirkulation an, erzeugen Wärme und bewirken die Erhöhung zu niedriger Körpertemperatur. Dazu gehören Benzoe, Kampfer, Zimt, Wacholder, Salbei und Thymian. Die Öle des Lavendels und der Rosenpelargonie erzeugen schon in kleinsten Mengen arterielle Hypotonie (Unterdruck) und vermindern die Oberflächenspannung des Blutes.
Die Behandlung erfolgt oral, mit Kompressen in der Herzgegend, durch Massage der Wirbelsäule, besonders im Bereich des Dorsalwirbels, sowie durch aromatische Bäder.

Das lymphatische System

Ebenso wie die Milz Lymphozyten erzeugt, bildet sie auch Antikörper und Antitoxine gegen Infektionen. Das lymphatische System ist sozusagen das Abfallbeseitigungssystem des Gewebes. Der Kampf gegen Infektionen findet vor allem in den Lymphknoten statt. Nach einer amerikanischen Studie aus dem Jahr 1958 kam man im Laborversuch über die antibakterielle Wirksamkeit von 35 ätherischen Ölen, 5 durch die Infusionsmethode gewonnenen Ölen und 95 Kombinationen dieser Öle zu interessanten Ergebnissen. Die Öle wurden gegen fünf Bakterien getestet. Keines der Infusionsöle zeigte eine antibakterielle Wirkung, und der Zusatz von fetten Ölen zu den Essenzen ergab, daß dadurch ihre Wirksamkeit beträchtlich herabgesetzt wurde. Die Mischungen bestanden aus jeweils zwei oder drei verschiedenen Ölen. Von den einzeln angewandten Essenzen besaßen Zimt, Eukalyptus und Oreganum (wilder Majoran) die stärkste Wirkung. Ganz allgemein erwiesen sich die Essenzen als wirksamer gegen grampositive Erreger als gegen gramnegative. Von den 47 Kombinationen aus zwei ätherischen Ölen zeigte keine eine gesteigerte antibakterielle Wirkung, dagegen war bei 45 der Kombinationen eine Milderung der Aktivität zu beobachten. Von den 15 Kombinationen aus drei Ölen fand man drei, die eine stärkere antibakterielle Wirksamkeit besaßen als die einzelnen Essenzen.

Nach diesen Ergebnissen hat es den Anschein, als ob man Essenzen, die als antibakterielle Wirkstoffe verwendet werden sollen, nicht mit pflanzlichen Fettölen mischen darf. Wenn wir mehrere Essenzen miteinander kombinieren, dann wird ihre antibakterielle Kraft sogar reduziert, also erscheint es klüger, eine einzelne Essenz einzusetzen, deren Wirkung man kennt.

Andererseits muß bedacht werden, daß die Ergebnisse aus der klinischen Erfahrung überzeugender sind als *in vitro*-Tests im Labor. Ich habe bei der Behandlung einer großen Anzahl von Halsinfektionen (einige davon waren chronisch) ätherische Öle äußerlich angewandt, die entweder in Wasser oder in Öl gelöst waren. In den meisten Fällen erzielte ich schnell ein positives Ergebnis. Die Öle, die ich verwendete, hatten vielleicht eine nur schwach antibakterielle Wirkung, aber sie waren ein ausgezeichnetes Heilmittel für den Zustand gerade dieses Patienten. Ich führte die Behandlung auf diese Weise durch, ob dies nun in Einklang stand mit den *in vitro*-Tests oder nicht. Ich vermute, daß diese

Heilmittel den natürlichen Abwehrmechanismus des Körpers auf irgendeine Art stärken.

Man ist allgemein der Ansicht, daß ätherische Öle die Leukozytose (Vermehrung der weißen Blutkörperchen) anregen. Rovesti spricht (1971) von »kürzlich durchgeführten Experimenten von großer Bedeutung in bezug auf die anregende Wirkung und die Vermehrung der weißen Blutkörperchen, die durch Essenzen im allgemeinen bewirkt wird. Dabei hat sich Lavendel als eine der wirksamsten gezeigt. Bei Bergamott- und Zitronenöl *erfolgt dies durch Inhalation oder kutane Absorption besser als oral*«. Er erwähnt, daß dieser Mechanismus zur Anregung der organischen Abwehrkräfte bereits Kobert um die Jahrhundertwende bekannt war, ebenso Benedicenti, einem der unmittelbaren Vorgänger Rovestis: »Benedicenti sah voraus, daß Medikamente mit den Wirkstoffen der ätherischen Öle von Bergamott, Lavendel und Zitrone die ›heilende Leukozytose‹ bei Infektionen verschiedener Art anzuregen vermögen.«

Ein Artikel von Y. Ruckebusch und H.M. Gattefossé (1964) spricht über die »phagozytische« Wirkung von ätherischen Ölen. Damit ist ihre Kraft zur Anregung der Phagozytose (Fähigkeit der Phagozyte oder Freßzellen, Bakterien, abgestorbene Gewebeteile etc. in sich aufzunehmen und zu vernichten) gemeint: »Diese phagozytische Eigenschaft findet man in allen Essenzen. Wenn man sie bei eiternder, verletzter oder gesunder Haut anwendet, bewirken sie ein schnelles Verschwinden der entsprechenden (mikrobiellen) Phänomene und eine völlige Vernarbung«. Die Autoren erwähnen, daß alle ätherischen Öle diese Eigenschaft in unterschiedlicher Stärke besitzen, ganz besonders wirksam sei aber das Öl der Terebinthe (Terpentinbaum, Pistacia terebinthus).

Dr. Valnet erwähnt drei ätherische Öle (Kamille, Zitrone, Thymian), die besonders stark die Leukozytose anregen. Okanishi verweist (1928) auf das Öl von Kiefernnadeln, Sandelholz und Kuskusgras (Vetivera zizanioides, indisches Sumpfgras).

Es ist selbstverständlich, daß ätherische Öle neben ihrer deutlich antiseptischen Wirkung auch die Fähigkeit besitzen, die natürliche Abwehr des Körpers gegen Infektionen zu stärken. In dieser Hinsicht sind sie von Nutzen in der Prophylaxe und können im Falle einer Epidemie helfen, deren Ausbreitung einzudämmen. Besonders wertvoll wären sie für die Luftreinigung in Kliniken und Krankenhäusern. Zu diesem Zweck setzte man sie auch in französischen Spitälern und Schulen zu Beginn dieses Jahrhunderts ein.

Essenzen regen ganz allgemein sowohl die Leukozytose als auch die Phagozytose an. Obgleich einige Öle eine mehr allgemeine Wirksamkeit besitzen (Bergamott, Lavendel etc.) könnte es sein, daß bestimmte Öle bei bestimmten Personen besser wirken, je nach ihrem körperlichen und geistigen Befinden.

Die Atmung

In diesem Zusammenhang interessiert die antiseptische, krampf- und schleimlösende Wirkung der ätherischen Öle. Als Antiseptika können sie bei allen Arten von infektiösen Erkrankungen der Atemwege angewandt werden. Für den allgemeinen Gebrauch sind Bergamott-, Zimt- und Eukalyptusöl am wertvollsten. Bergamottöl ist wirksam gegen den Diphteriebazillus, ebenso wie Knoblauchöl. Kampferöl hat sich als wirkungsvoll bei durch Pneumokokken hervorgerufenen Erkrankungen erwiesen, wie etwa Lungenentzündung. Wir kennen verschiedene Grippeerreger. Russische Forschungsergebnisse aus dem Jahr 1973 zeigen, daß bestimmte Eukalyptusöle in $vitro$ gegen die Grippeviren A_2 und A wirksam sind. Für die allgemeine Anwendung bei Grippe haben sich Zimt, Eukalyptus und schwarzer Pfeffer als nützlich erwiesen.

Eine wissenschaftliche Untersuchung der krampflösenden Wirkung ätherischer Öle, darunter Muskatellersalbei, Fenchel, Pfefferminze, Rose und Thymian, wurde 1968 in Bulgarien durchgeführt. Alle Öle zeigten eine krampflösende Wirkung auf die glatte Muskulatur bei einer Konzentration von 50 bis 100 γ/ml (Mikrogramm pro Milliliter). Konzentrationen von weniger als 10 γ/ml blieben wirkungslos. Es zeigte sich, daß eine 5%ige Lösung der ätherischen Öle von Muskatellersalbei und Thymian das Atemvolumen vergrößert und den Blutdruck senkt. Man glaubt, daß die antispastische Wirkung hauptsächlich auf direktem Weg einsetzt.

Des weiteren entdeckte man, daß Kampferöl ganz allgemein die Atmung anregt und die Atemkapazität steigert.

Im Jahre 1946 wurde von den beiden Kanadiern E.M. Boyd und G.L.Pearson eine wissenschaftliche Untersuchung über die schleimlösende und auswurffördernde Wirkung verschiedener ätherischer Öle durchgeführt. Dazu gehörten Eukalyptus und Zitrone, die man Meerschweinchen durch eine Magensonde gab. Man fand, daß Menge der aus den Luftwegen abgegebenen Flüssigkeit sich erhöhte. Die stärkste Wirkung zeigte eine Dosis von 50 mg pro kg

Körpergewicht, das entspricht etwa 3 bis 4 g einer Essenz für einen Erwachsenen Menschen von etwa 150 Pfund Körpergewicht, also eine ausgesprochen hohe Dosis. Die Wirkung des Expektorans erfolgte eher direkt als nervös.

Boyd veröffentlichte 1968 die Ergebnisse einer ähnlichen Forschungsarbeit, die er diesmal mit E. P. Sheppard unternommen hatte. Sie kamen zu dem Schluß, daß durch Eukalyptusöl eine von der Dosis abhängige Steigerung der aus dem Respirationstrakt abgegebenen Flüssigkeitsmenge hervorgerufen wird. Es waren jedoch so hohe Dosen nötig, um eine befriedigende Sekretion zu erreichen, daß es zur lokalen Entzündung der Schleimhaut kam.

1970 unternahmen Boyd und Sheppard einen Versuch, bei dem sie Kaninchen Inhalationen mit Zitronenöl verabreichten. Man fand, daß durch das Zitronenöl die Abgabe von Flüssigkeit aus dem Atemtrakt gesteigert wurde, ebenfalls die Schleimkonzentration. Die Wirkung schien durch eine lokale Sekretion der sekretorischen Zellen hervorgerufen zu werden und war daher eine direkte. Die bei diesem Versuch angewandte Dosis ist besonders interessant und unterscheidet sich grundsätzlich von den Mengen, die in den zuvor beschriebenen Experimenten eingesetzt wurden. Die verabreichte Menge lag gerade unterhalb der Dosis, die einen wahrnehmbaren Zitronenduft der Atemluft bewirkt und betrug 0,00068 g für einen Erwachsenen von etwa 150 Pfund Körpergewicht. Das entspricht etwa dem dreißigsten Teil eines Tropfens Zitronenöl. Wurde die Dosis soweit erhöht, daß der Duft wahrnehmbar wurde, dann nahm die schleimlösende Wirkung ab.

Das Experiment von 1946, bei dem auch Zitronenöl verwendet wurde, führte zu dem Schluß, daß eine sehr hohe Dosis nötig ist und geringere Mengen weniger Wirkung zeigen. Die Untersuchung von 1970 kam zu dem Resultat, daß eine extrem geringe Menge Zitronenöl ebenfalls wirkungsvoll ist und daß größere Mengen ohne Wirkung bleiben. Der einzige und wichtige Unterschied besteht darin, daß in dem früheren Versuch das Öl durch einen Schlauch in den Magen gelangte und daß man 1970 eine Dampfinhalation anwandte. Im Versuch von 1968 wurden die Öle jedoch ebenfalls durch Einatmen von Dampf verabreicht und die Ergebnisse bei größeren Dosen waren ähnlich wie bei der Studie aus dem Jahr 1946. Man kann nur annehmen, daß hier so etwas wie ein homöopathisches Phänomen vorliegt, wobei sehr geringe Mengen genauso wirksam sind wie große Mengen.

Die Anwendung ätherischer Öle gegen Erkrankungen der Luftwege erfolgt oral, durch Inhalation, durch Massage entlang der Wirbelsäule, besonders in der Gegend des Hals- und Rückenwirbels, und durch lokale Kompressen.

Der Harntrakt

Die Öle von Wacholder, Salbei, Sandelholz und Thymian sind wirksam bei einer Infektion des Harntraktes mit dem Erreger Staphylococcus aureus. Die gleichen Öle, dazu noch Kampferöl, sind gute Diuretika (harntreibende Mittel). Wacholderöl fördert die Filterwirkung der Glomeruli und steigert auch die mit dem Harn ausgeschiedenen Mengen an Kalium-, Natrium- und Chlorverbindungen. Bei Versuchskaninchen mit experimenteller Glomerulonephritis wurden die hohen Blutharnstoffwerte reduziert, indem man eine wässerige Lösung von Kamillenöl durch einen Magenschlauch einführte. Gatti und Cajola berichten, daß Sandelholz wirksam ist bei Hämaturie (Auftreten von Blut im Urin), deren Ursache eine Fehlfunktion der Nieren ist. Es gibt Essenzen, besonders Kamille und Geranie, die imstande sind, Harnsteine aufzulösen.
Die Anwendung der Essenzen erfolgt oral, als Sitzbad, durch Massage der Lumbal-Sakral-Gegend (Bereich des Lendenwirbels und des Kreuzbeins) und durch örtlich aufgelegte Kompressen.

Die Fortpflanzungsorgane

Im Jahre 1974 gab es in den USA 750000 bekannte Fälle von Gonorrhöe (Tripper). Bereits 1930 hatten Collier und Nitta entdeckt, daß Bergamottöl in einer Verdünnung von 1:600 gegen den Gonokokkus wirksam ist. Obgleich Sandelholzöl keinen Einfluß auf diesen Erreger hat, ist es doch sehr nützlich bei der Behandlung von Gonorrhöe. Man braucht nicht unbedingt einen antibakteriellen Wirkstoff, um eine Infektion zu heilen.
Es ist noch nicht klar, auf welche Weise menstruationsfördernde Essenzen den Körper beeinflussen. Das Öl vom Sadebaum (Sabinaöl), das eine stärkere Wirkung besitzt als Poleiminze, aber zugleich stark giftig ist, zeigte keine anregende Wirkung auf den exzidierten

Uterus. Man beobachtete dagegen, daß sie Kontraktionen hemmen. Es wird angenommen, daß ihre Wirkung auf einer konstitutionellen Vergiftung oder einer Reizung des Magen-Darm-Traktes beruht. Dies würde jedoch noch nicht erklären, warum sie bereits wirksam werden, wenn man sie äußerlich oder in relativ geringen Dosen anwendet. Es scheint wahrscheinlicher, daß die Wirkung über das Nervensystem einsetzt oder vielleicht einem indirekten Einfluß auf den Hormonhaushalt zuzuschreiben ist.

Verbunden mit der menstruationsfördernden Wirkung ist der wehenanregende Effekt bestimmter Öle. Sie unterstützen die Auslösung der Wehentätigkeit und die Einleitung der Geburt, indem sie die Uteruskontraktionen anregen, und tragen so dazu bei, eine schnelle und relativ schmerzlose Geburt zu ermöglichen. Es ist in vielen Fällen besser, gerade bei diesem Anlaß den natürlichen Wirkstoffen den Vorzug zu geben vor chemischen Medikamenten oder Hormonen, denn sie sind wesentlich sicherer und unterstützen den natürlichen Verlauf der Geburt, anstatt ihn zu einer erzwungenen, oft überstürzten Angelegenheit zu machen. Synthetisches Oxytocin (uteruswirksames Hormon), das sehr häufig angewandt wird, um die Wehen herbeizuführen, kann derart heftige Kontraktionen hervorrufen, daß die Mutter unter starken Schmerzen zu leiden hat. In diesem Fall wird dann wiederum ein schmerzstillendes Mittel gegeben. Das Baby leidet unter der unnatürlich starken Wehentätigkeit und wird meist sehr viel schneller geboren, als es unter normalen Umständen der Fall wäre. Diese beiden Faktoren tragen dazu bei, die ohnehin traumatische Erfahrung des Geburtsvorganges für das Baby noch zu verschlimmern. Die starken Schmerzmittel haben zur Folge, daß das Baby bereits benommen und betäubt auf die Welt kommt. Es hat sich gezeigt, daß viele Kinder in den ersten Lebensjahren weniger munter und lebhaft sind. Außerdem kommt es häufiger zu Stillschwierigkeiten, wodurch die Mutter-Kind-Beziehung dauerhaft gestört werden kann.

Während der Einleitung des Geburtsvorganges werden die Auswirkungen auf das Baby ständig überwacht. Zeigt es ungünstige Reaktionen, dann wird üblicherweise sofort ein Kaiserschnitt durchgeführt. Nach der Geburt wird dann wiederum ein chemisches Medikament verabreicht, damit die Nachgeburt abgeht. Ich staune nur über die Tatsache, daß heute die meisten Entbindungen im Krankenhaus erfolgen und man sich einfach daran gewöhnt hat, daß dort die Wehen so eingeleitet werden, daß die Geburt zu einer Tageszeit stattfindet, die besonders den Bedürfnissen des Krankenhauspersonals entgegenkommt. Ist es möglich, sich noch weiter von der Natur zu entfernen?

Öle mit wehenfördernder Wirkung können als Kompressen auf den Unterleib angewandt, durch Massage am unteren Teil des Rückens eingerieben oder auch oral gegeben werden.

Viele aromatische Substanzen, besonders die stark anregend wirkenden, gelten als Aphrodisiaka, obgleich ich keinerlei klinische Untersuchungen auf diesem Gebiet kenne. Nach der üblichen Definition ist ein Aphrodisiakum ein Mittel, das den Geschlechtstrieb anregt, manchmal in Verbindung mit einer Steigerung der Potenz. Diese beiden Wirkungen stehen zwar in einem gewissen Zusammenhang, es kann aber durchaus der eine Faktor fehlen, ohne daß der andere beeinträchtigt ist. Bekannte Aphrodisiaka sind Jasmin, Sandelholz und Ylang-Ylang (Canangium odoratum). Offensichtlich spielt dabei der Duft eine wichtige Rolle. In den meisten Fällen von Impotenz oder Frigidität findet man einen Zusammenhang mit psychischen Problemen.

Bei Störungen im Bereich der Fortpflanzungsorgane können ätherische Öle oral, als Massage, Sitzbäder oder Vaginalspülungen verabreicht werden.

Das endokrine System

Es gibt grundsätzlich zwei Möglichkeiten, durch ätherische Öle die endokrine Funktion (Funktion der Drüsen mit innerer Sekretion) zu beeinflussen. Einmal können sie bestimmte Drüsen anregen und dadurch deren Hormonabsonderung normalisieren. Zum zweiten können sie gewissermaßen selbst hormonähnlich wirken. Dr. Valnet erwähnt die Öle von Basilikum, Geranie, Kiefer, Rosmarin und Salbei, die anregend auf die Nebennierenrinde wirken. Gattefossé sagt darüber: »Es ist heute bekannt, daß Minze die Sekretion der Hypophyse anregt.« Jasmin könnte einen ähnlichen Einfluß haben. Es war mir nicht möglich, irgendeinen weiteren Beweis für die anregende Wirkung von Essenzen auf die Drüsen ausfindig zu machen, obgleich ich sicher bin, daß alle Drüsen mit innerer Sekretion von einem oder mehreren ätherischen Ölen zu beeinflussen sind, ob auf direktem oder indirektem Weg. Der deutlich ausgeprägte Einfluß aromatischer Öle auf die Emotionen, ihr aphrodisi-

100

scher Effekt und ihre Wirkung auf das Nervensystem scheinen auch einen Einfluß auf das endokrine System anzuzeigen.

Erst in letzter Zeit wurde das Interesse der Hersteller natürlicher Kosmetika für pflanzliche Hormone oder Phytohormone geweckt, da diese günstig auf die Haut wirken. Man hat jahrelang der verjüngenden Wirkung wegen tierische Hormone in Hormoncremes verarbeitet. Leider haben diese gelegentlich unerwünschte Nebenwirkungen. Man berichtete, daß ein übermäßiger Gebrauch dieser Cremes ein unschönes, aufgedunsenes Aussehen der Haut verursachen kann. Die pflanzlichen Hormone scheinen eine vielseitig verwendbare und sichere Alternative zu bieten. Sie haben außerdem den Vorteil, daß sie nicht von allen gemieden werden, denen der Gedanke zuwider ist, sich eine Substanz ins Gesicht zu streichen, die von toten Tieren gewonnen wurde.

Als Phytohormone betrachtet man heute im allgemeinen Substanzen, die in den Pflanzen vorkommen und chemisch den tierischen Hormonen ähnlich sind. Ihre mögliche Anwendung als Heilmittel wurde noch nicht ernsthaft in Erwägung gezogen. Man weiß auch wenig über ihre physiologische Wirkung im Vergleich mit tierischen Hormonen. Manchmal sind die Phytohormone im ätherischen Öl der Pflanze enthalten. Man findet sie in Pollenauszügen, Eukalyptus, Fenchel, Hopfen, Löwenzahn, Knoblauch, Süßholzwurzeln, Sarsaparilla, Ginseng und vielen anderen Pflanzen. Sarsaparilla enthält Testosteron, *Vitex agnus castus* (Abrahamsstrauch) hat eine ähnliche Wirkung wie Progesteron, und Hopfen ist reich an Östrogen. Bei Weidetieren kommt es manchmal zu Schwierigkeiten bei der Befruchtung, wenn sie größere Mengen einer bestimmten Pflanze fressen. Man hat auch beobachtet, daß bei Hopfenpflückerinnen Störungen des Menstruationszyklus auftraten.

Viele Pflanzen enthalten Östrogene. Oestriol oder Oestron hat man auch in Weidenkätzchen gefunden, und Follikelhormone sind in Knoblauch, Ginseng, Hopfen, Süßholzwurzeln und im Hafer vorhanden. Eine östrogenartige Wirkung wurde nachgewiesen im ätherischen Öl von Anissamen, Fenchel, und in geringerem Ausmaß auch im Eukalyptus. Anis und Fenchel werden schon seit uralter Zeit als milchtreibende Mittel verwendet. Bei den meisten phytohormonhaltigen Pflanzen handelt es sich um aromatische Kräuter. Obgleich die Phytohormone nicht immer im ätherischen Öl der Pflanze enthalten sind, besteht die Möglichkeit, daß die Essenzen doch einen gewissen Einfluß auf den Hormonhaushalt haben. Jasminöl ist noch nicht untersucht worden. Es scheint jedoch eine starke hormonelle Wirkung zu besitzen.

Gattefossé sieht die pflanzlichen Hormone in einem etwas anderen Licht und möchte sie nicht mit den tierischen Hormonen vergleichen. Er schreibt die Entdeckung und Identifizierung der Phytohormone einem gewissen Gavrilovitch zu, der eine Einteilung in drei Kategorien vornahm:

1. männliche und weibliche Blüten-(Geschlechts-)Hormone
2. Embryonale (germinative = keimentwicklungsfähige) Hormone
3. Wachstumshormone

Man ist der Meinung, daß diese Hormone besonders in solchen Pflanzen vorkommen, die sehr auffallende Fortpflanzungsorgane besitzen. Gattefossé zeigte die gegenseitige Abhängigkeit und das enge Ineinandergreifen dieser Hormone, die mit dem Zusammenspiel der tierischen Hormone verglichen werden könnten. Wenn zum Beispiel das Geschlechtshormon seine größte Kraft besitzt, ist die Wirksamkeit der anderen Hormone beträchtlich herabgesetzt und umgekehrt. So wird der gesamte Hormonspiegel stets konstant gehalten. Pflanzenhormone stehen noch aus anderen Gründen in enger gegenseitiger Beziehung. Die Keimhormone verursachen die Bildung der Wachstumshormone, diese rufen die Bildung der Sexualhormone hervor, welche wiederum die Keimhormone anregen. So findet ein ständiger Zyklus der Hormone statt, der selbst wieder durch ein noch unbekanntes Hormon geregelt werden könnte. Wäre es nicht möglich, daß dieses »unbekannte Hormon« das ätherische Öl sein könnte?

Über ihren Einfluß auf die Haut sagt Gattefossé:

»Ob direkt auf der Haut oder über die Schleimhäute, zeigen sie eine starke Wirkung, es kommt zu einer bemerkenswerten Straffung der Haut, sie regen den Metabolismus der Hautzellen an und entfalten eine verjüngende Kraft. Blütenhormone regulieren talgige Ausscheidungen und erweisen sich bei so unterschiedlichen Problemen wie trockener und fetter Haut als wirksam.«

Das Gebiet der Phytohormone ist ein faszinierendes Thema und verdient es, noch wesentlich gründlicher erforscht zu werden, als dies bisher geschehen ist. Endokrine Störungen zeigen sich buchstäblich bei jeder Art von Erkrankung. Die Möglichkeit, direkt mit Pflanzenextrakten oder ätherischen Ölen etwas dagegen tun zu

102

können, wäre mehr als interessant. Obgleich Essenzen nicht immer Hormone enthalten, hat es den Anschein, als ob viele eine regulierende Wirkung auf den Hormonspiegel ausüben. Dieser Einfluß ist in manchen Fällen von größerem Nutzen als die direkte Anwendung von Phytohormonen selbst.

Abschließend möchte ich eine wissenschaftliche Untersuchung über die Milchabsonderung bei Ziegen erwähnen, die in Deutschland durchgeführt wurde. (Die Milchabsonderung ist nur auf direktem Weg durch Hormone zu beeinflussen, obgleich andere Faktoren eine indirekte Wirkung haben könnten.) Man untersuchte die Wirkung von Fenchelöl, Kochsalz, Arsen und des Aussehens des Grases. Man fand, daß Salz und Fenchelöl einen günstigen Einfluß haben, sowohl was die Gesamtmenge der Milch betrifft als auch in bezug auf deren Fettgehalt. Arsen und die optische Wirkung des Grases hatten praktisch keinen Einfluß. Der Autor des Berichtes, G.Fingerling, glaubt, daß entweder der Geruchs- oder der Geschmackssinn für eine Beeinflussung der Milchproduktion verantwortlich ist.

Das Nervensystem

Es ist sehr schwierig, die ätherischen Öle nach ihrer unterschiedlichen Wirkung auf das Nervensystem einzuteilen, denn es gibt nur wenig detaillierte Informationen über dieses Thema. Bisher scheint sich noch niemand eingehend mit diesem Gebiet befaßt zu haben. Außerdem besitzen viele ätherische Öle sowohl anregende als auch beruhigende Eigenschaften. Wenn man also eine Essenz einfach als »stimulierend« oder »sedierend« einstufen würde, dann könnte es irreführend und verwirrend sein. Leider ist aber der Gebrauch solcher Bezeichnungen bei der Erörterung dieses Themas unvermeidlich.

Die alten Pflanzenkundigen zählten die meisten aromatischen Substanzen zur heißen, trockenen Kategorie, und man hielt sie seit jeher für anregend. Sie wurden oft bei nervlich bedingten Erkrankungen verordnet, wie etwa bei der »Fallsucht«, Melancholie und Lähmungen. In früherer Zeit wurden aromatische Substanzen auch dazu verwendet, bei solchen Menschen »böse Geister« auszutreiben, die tatsächlich an einem Nerven- oder Gemütsleiden erkrankt waren.

Gatti und Cajola teilten die Öle im wesentlichen in anregende und beruhigende ein. Zur ersten Gruppe rechneten sie die Öle von Zeder, Kardamom, Fenchel, Zimt, Zitrone und Ylang-Ylang; zur zweiten die Öle vom Kajeputbaum (Melaleuca laucadendron), Kamille, Melisse und Pfefferminze. Spätere Untersuchungen haben ergeben, daß Pfefferminzöl in großen Dosen betäubend wirkt, kleine Mengen dagegen besitzen eine eher anregende Wirkung.

Anregende aromatische Substanzen wurden traditionsgemäß bei Depressionszuständen verwendet, bei Schwäche und Erschöpfung sowie bei Beschwerden, die mit mangelhafter Funktion der Nerven zusammenhängen (Lähmungen, Verlust der Stimme usw.). Sie wurden auch angewandt für alle Erkrankungen, die auf Erkältung zurückzuführen sind. Obgleich man dies immer auf eine physische Erkältung bezieht, könnte es ebensogut für die Kälte im emotionalen Bereich gelten. Vielen aromatischen Stoffen, besonders Rosmarin, schrieb man einen günstigen Einfluß bei Gedächtnisverlust und geistiger Schwäche und Erschöpfung zu. Daniel McKenzie weist darauf hin, daß dies der Wirkung bestimmter Düfte zu verdanken ist, die uns an vergangene Ereignisse erinnern. Dies gilt jedoch eher dann, wenn das Erinnerungsvermögen wieder geweckt werden soll und eine allgemeine geistige Schwäche (Unfähigkeit zur Konzentration usw.) vorliegt, die durch direkte Anregung der Gehirntätigkeit überwunden werden kann. Genau diese Wirkung ist mit dem Wort »cephalisch« (wörtlich »den Kopf betreffend«) gemeint, obgleich diese Bezeichnung auch für physische Erkrankungen im Kopfbereich gebraucht wird.

Daß beruhigende Essenzen gegen Hysterie, Schlaflosigkeit und Nervosität eingesetzt werden können, wurde durch verschiedene neuere Untersuchungen bestätigt. »Kamillenöl... verringert die spontane Aktivität von Mäusen« (Kudrzycka-Bieloszabska, 1966). »Es wurden Experimente mit 126 Mäusen zur Untersuchung der motorischen Aktivität durchgeführt, über die Stellung der Augenlider und den allgemeinen Zustand nach der i.p.-Injektion (Einspritzung durch das Bauchfell) einer 5%igen Emulsion von ätherischen Ölen... beobachtet wurde eine allgemeine Depression ohne Ataraxie« (Shipochliev, 1968). Zu den bei dieser Untersuchung verwendeten Ölen gehörten Basilikum, Scharlachsalbei, Fenchel, Geranie, Majoran und Rose. Eine Studie über die Wirkung von Majoran auf das autonome Nervensystem (Caujolle und Franck, 1945) führte zu folgenden Ergebnissen:

»Parasympathische Wirkungen: Das Öl, intravenös injiziert, steigert die beruhigende Wirkung auf das Herz bei Druck auf die Augäpfel und die gefäßerweiternde Wirkung der elektrischen Stimulation des Heringschen Nervs (Heringscher Reflex). Sympathische Wirkungen: Verringerung der hypertensiven Wirkung einer zeitweiligen Okklusion der wichtigen Arteria carotis nach Sektion des Nervus depressor, Verringerung der gefäßverengenden Wirkung des Adrenalins und Steigerung der gefäßerweiternden, herzberuhigenden Wirkung des Azetylcholin.«

Die Untersuchung hat gezeigt, daß Lavendel- und Melissenöl eine ausgesprochen sedative Wirkung haben. Die Wirkung der Melisse wird als narkotisch beschrieben. Nach Cadéac und Meunier sind Melisse und Pfefferminze in hohen Dosen betäubend und abstumpfend.

Lesieur teilt die Essenzen in drei große Hauptgruppen ein: konvulsive (krampfauslösende), erregend-betäubende und dämpfende. Zur ersten Gruppe rechnet er die Öle von Ysop und Rosmarin, zur dritten Gruppe Melisse und Thymian. Die zweite Gruppe unterteilt er in Öle mit vor allem stimulierender Wirkung (Pfefferminz) und jene, die vor allem sedativ wirken (Basilikum, Majoran). Die konvulsiv wirkende Gruppe kann epileptische Anfälle auslösen, allerdings nur dann, wenn bereits eine Veranlagung zu Epilepsie vorhanden ist. Nach Dr. Valnet gehören zu dieser Gruppe die ätherischen Öle von Rosmarin, Fenchel, Ysop, Salbei (nicht jedoch Muskatellersalbei) und Wermut. Einige Essenzen wirken antikonvulsiv (den Krämpfen entgegen), wenn auch die therapeutische Bedeutung dieser Öle noch zu beweisen ist. Es sind besonders Kalmus, Muskatellersalbei und Lavendel, die sich als wirksam gegen die Zuckungen bei elektrischen Schocks erwiesen haben. Es könnte sein, daß das eine oder andere dieser Öle von Nutzen bei der Behandlung der Epilepsie sein könnte.

In der von mir durchgeführten Untersuchung hatte das Öl des Muskattellersalbeis eine ausgeprägte Wirkung auf das Nervensystem, selbst in kleinen Dosen.

Ähnliche Wirkungen wie mit Muskatellersalbei könnte man auch mit anderen Ölen erreichen, vor allem mit Jasminöl. Das Öl der Muskatnuß enthält Phenylpropene, die in der Struktur dem Meskalin ähnlich sind (Elemizin und Myristizin). In großen Dosen (7–12 g) wirkt es betäubend und erzeugt ähnliche Symptome, wie wir sie von der Alkoholvergiftung kennen (Delirium, Halluzinationen, Stupor, Gedächtnisverlust). In solchen Mengen ist Muskatnußöl hochgiftig und so sollte es auch niemals eingesetzt werden. Ganz besonders gefährlich kann es jedoch Epileptikern werden. Weitere Informationen über die Verwendung der Essenzen bei psychischen Störungen sind im folgenden Kapitel enthalten.

6 Der Geist

»Die Ärzte könnten (meiner Meinung nach) die Düfte mit größerem Nutzen und Vorteil einsetzen, als dies tatsächlich der Fall ist. Ich habe selbst oft wahrgenommen, daß Wohlgerüche je nach ihrer Art und Intensität meinen Geist verändern, bewegen, und einen seltsamen Einfluß auf mich ausüben. Ich stimme daher der allgemeinen Ansicht zu, daß die Verwendung von Räucherwerk und Wohlgeruch in den Kirchen, die bei allen Völkern und Religionen seit jeher so weit verbreitet ist, in Zusammenhang mit ihrer erquickenden und tröstlichen Wirkung zu sehen ist, mit ihrer Eigenschaft, die Sinne zu schärfen, zu erheben und zu reinigen.«   Montaigne

»Krankheit ist im wesentlichen das Ergebnis eines Konflikts zwischen Seele und Geist... Solange Harmonie zwischen Seele und Persönlichkeit besteht, ist alles Freude und Frieden, Glück und Gesundheit. Erst wenn unsere Persönlichkeit verführt wird und den rechten Weg verläßt, der ihr von der Seele vorgeschrieben ist, sei es unserer eigenen weltlichen Wünsche und Begierden wegen oder auf Grund der Überzeugungskraft anderer, dann entsteht ein Konflikt.«

Edward Bach

Schon die Tatsache, daß ich der Behandlung geistiger Erkrankungen ein besonderes Kapitel widme, zeigt den Zwiespalt, in dem ich mich befinde. Natürlich stehe ich nicht allein mit einer solchen Unterteilung in körperliche und geistige Leiden, ganz im Gegenteil. Je genauer wir aber gliedern, abgrenzen und spezialisieren, um so enger und begrenzter wird unser Blickwinkel. Wir kennen das interessante Wort »psychosomatisch«. Es bedeutet, daß zugleich geistige und körperliche Elemente vorhanden sind, also einen Zustand, der seinen Ursprung zwar im Psychischen hat, der sich aber auch im Physischen manifestiert. Man erkennt immer mehr, wie wichtig dieser Aspekt der Medizin für die Therapie ist. Heute weiß man, daß viele physischen Erkrankungen, etwa Asthma und Kolitis (Dickdarmkatarrh), ein starkes psychosomatisches Element enthalten.

Die Tatsache, daß unser psychisches Befinden den Gesundheitszustand beeinflußt, wird nicht überraschen, wenn wir den ganzen Menschen als eine Einheit sehen. Gleichzeitig dürfen wir nicht blind sein der Tatsache gegenüber, daß unser Geist und unser Körper keineswegs das gleiche sind. Unser Körper ist etwas rein Physisches; nach dem Tod bleibt er zurück. Unser Geist ist nicht-physisch, unkörperlich, obgleich er sich durch unseren Körper manifestiert. Er bleibt nach dem Tode nicht zurück. Beide stehen jedoch in einer engen Wechselbeziehung, beide beeinflussen einander. Darüber hinaus gibt es aber noch ein drittes Element: die Seele. Sie ist weder Geist noch Körper. Sie ist dieses Bewußtsein, das bereits da ist, wenn wir geboren werden, ehe unser Geist sich noch entwickeln konnte. Sie ist das »Ich« in uns, die eine Konstante unser ganzes Leben hindurch. Sie ist un-körperlich, sie denkt nicht, aber sie fühlt, macht »Erfahrungen«, empfindet.

Der Geist beeinflußt den Körper in erster Linie über das autonome Nervensystem, deshalb kann es in den Drüsen, die durch diese Nerven gesteuert werden, zur Überreizung kommen. Es kann beispielsweise eine übermäßig starke Absonderung von Magensäften entstehen, wodurch mit der Zeit die Schleimhaut von Magen oder Darm angegriffen wird und sich ein Geschwür bildet. Krämpfe, Durchfall, Verstopfung, Verdauungsstörungen und eine Reihe anderer Erkrankungen können psychosomatischen Ursprungs sein. Vielen Menschen ist der Gedanke unangenehm, daß ihr Körper Einflüssen ihres Geistes unterworfen ist. Sie sind bestürzt, weil wir einerseits unsere eigenen Schwierigkeiten und Schmerzen verursachen und doch andererseits überhaupt nichts dagegen tun können. Es scheint, als ob wir unserem Geist auf Gnade und Ungnade ausgeliefert sind. Wenn wir aber von unserem Geist abhängig sind, von ihm sogar behindert und in Verlegenheit gebracht werden, was sind *wir*, wir selbst? Was bedeutet dieses Gefühl der Verwirrung? Es geht weder vom Geist noch vom Körper aus, sondern von der Seele. Gefühle entstammen ebenso unserer Seele wie unserem Geist, sie entstehen sehr oft durch geistig-seelisches Zusammenwirken.

Unsere Seele ist die Lebenskraft in uns. Sie verleiht dem Körper das Leben. Wenn wir innerlich ausgeglichen sind, den »Frieden im Geiste« gefunden haben, kann die Seele sichtbar werden. Ihre wesentlichen Merkmale sind positiver Art: Großmut, Liebe, Selbstlosigkeit, Wärme. Unglücklicherweise haben wir in uns auch eine negative Seite, die bestrebt ist, die Vorherrschaft zu gewinnen. Diesen negativen Aspekt können wir in diesem Zusammenhang als »Geist« bezeichnen. Es ist dieser Aspekt, der die selbstsüchtigen Wünsche und Begierden, die Angst und den Haß entstehen läßt.

Weil die meisten Menschen glauben, daß wir viel mehr unser Geist sind (das, was wir denken), als unsere Seele (das, was das Leben selbst in uns ist und dem Geist erst die Kraft zum Denken verleiht), geraten sie in Verwirrung und entwickeln manchmal eine tiefe Niedergeschlagenheit. Unser Geist scheint über ein ungeheures Maß an Energie zu verfügen. Er denkt auch noch, wenn das von ihm überhaupt nicht gefordert wird, und läßt dann Ängste aller Art aufkommen. Wenn wir uns mit unserer Seele verbinden, also mit positiven Eigenschaften, mit Liebe und Selbstlosigkeit, können wir die negativen Aspekte des Geistes in Grenzen halten, durch die physische und psychische Erkrankungen verursacht werden. Dr. Edward Bach, ein Arzt von tiefer spiritueller Einsicht, schrieb über dieses Problem:

»Stolz, der eine Überheblichkeit und Unbeweglichkeit des Geistes ist, läßt solche Krankheiten entstehen, die eine Unbeweglichkeit und Steifheit im Körper verursachen. Schmerz ist die Folge von Grausamkeit. Durch den Schmerz lernt der Patient in persönlicher leidvoller Erfahrung, keinem anderen Schmerz zuzufügen, weder im physischen noch im psychischen Bereich. Die Buße für den Haß sind Einsamkeit, ein heftiges, unbeherrschtes Naturell, Nervenzusammenbrüche und hysterische Zustände. Die krankhafte Selbstbeobachtung (Neurosen, Neurasthenie und ähnliche Zustände), die alle Freude am Leben nehmen kann, wird durch zu große Eigenliebe und Selbstsucht verursacht. Dummheit und Mangel an Einsicht führen zu besonderen Schwierigkeiten im alltäglichen Leben. Besteht zusätzlich die Neigung, daß sich jemand hartnäckig weigert, die Wahrheit zu sehen, obwohl Gelegenheit dazu besteht, dann sind Kurzsichtigkeit und Beeinträchtigung des Seh- und Hörvermögens die natürliche Folge. Labilität auf geistiger Ebene muß zu gleichartigen Zuständen im Körper führen, zu den vielfältigen Störungen in den Bewegungsabläufen und der Koordination der Bewegungen. Die Folge von Gier, Geiz und Unterdrückung anderer sind solche Leiden, die den Patienten zum Sklaven seines eigenen Körpers machen, mit Sehnsüchten und Ambitionen, deren Verwirklichung die Krankheit verhindert.

Es ist auch durchaus kein Zufall, welcher Teil des Körpers betroffen ist. Auch hier wird das Gesetz von Ursache und Wirkung sichtbar und kann uns zugleich eine Hilfe werden, die uns auf die richtige Spur führt. Nehmen wir als Beispiel das Herz, die Quelle des Lebens und daher auch der Liebe: Es leidet besonders, wenn in uns die Liebe zur Menschheit nicht entwickelt oder falsch eingesetzt wird. Ist eine Hand verletzt, versagt sie in der Bewegung, es kommt zu Fehlleistungen. Falls das Gehirn, unser Kontrollzentrum, betroffen ist, zeigt sich ein Mangel an Kontrolle über die Persönlichkeit. Das sind ganz gesetzmäßige, unvermeidliche Folgen. Wir sind alle sofort bereit, die vielen Konsequenzen zuzugeben, die ein heftiger Zornesausbruch oder der Schock einer unvorbereitet erhaltenen schlimmen Nachricht nach sich ziehen kann. Aber wenn schon derart triviale Dinge den Körper so stark beeinflussen können, wie viel ernsthafter und tiefer muß sich ein anhaltender Konflikt zwischen Seele und Körper auswirken. Ist es ein Wunder, daß als Folge diese schrecklichen Leiden entstehen, die Krankheiten, mit denen wir es heute zu tun haben?«

Edward Bach betrachtet es als erste Pflicht des Arztes, Inspiration zu vermitteln und geistige Führung zu bieten und dem Patienten Hilfe zur Selbstheilung zu geben, indem er erkennen lernt, wo ein falscher Weg eingeschlagen wurde. Er schreibt weiter:

»Die zweite Pflicht des Arztes wird es sein, solche Arzneien zu verabreichen, die dem physischen Körper helfen, Kraft zu gewin-

110

nen und den Geist zu unterstützen, damit er ruhig und gelassen wird, seinen Blick erweitern und nach Vollkommenheit streben kann, um auf diese Weise die ganze Persönlichkeit zu Frieden und Harmonie zu führen. Solche Heilmittel gibt es in der Natur, dort stehen sie durch die Gnade des göttlichen Schöpfers zur Heilung und zum Troste der Menschheit bereit.«

Essenzen können in der Therapie ähnlich wie die üblichen Beruhigungsmittel verwendet werden, obgleich ihre Wirkung organisch und deshalb wesentlich subtiler ist. Aromatische Substanzen wurden schon bei Zuständen emotionaler Störung eingesetzt, seit sie überhaupt als Räucherwerk verwendet werden. Zum Teil beruht die weltweite Anwendung von Räucherwerk bei religiösen Zeremonien auf seinem Einfluß auf den Geist. Ganz allgemein haben ätherische Öle eine gleichzeitig erhebende und beruhigende Wirkung, wie schon alte Pflanzenbücher bezeugen:

»Artemisia (Beifuß). Damit ein Kind fröhlich wird, hänge man ein Büschel Beifuß auf oder mache Rauch davon unter dem Bette des Kindes, denn es nimmt alle Verdrießlichkeit von ihm.«
»Auch halte getrocknete Rosen an die Nase. Der Geruch erquikket Kopf und Herz.«

Führende Ärzte des Altertums wie Galen und Celsus empfahlen die Anwendung aromatischer Kräuter als vorzügliches Mittel gegen hysterische Zuckungen und berichten, daß sie manchmal derartige Anfälle sofort zum Stillstand brachten. Anders als die modernen Schlaftabletten sind ätherische Öle nicht nur beruhigend. Sie haben meist auch einen angenehmen Geruch und dadurch eine erhebende, stimmungsaufhellende Wirkung, also eine wesentlich positivere Eigenschaft als die bloß sedative. Madame Maury schrieb:

»Aber von größtem Interesse ist die Wirkung des Wohlgeruchs auf den psychischen und geistigen Zustand des Patienten. Die Wahrnehmungsfähigkeit wird klarer und schärfer und es entsteht das Gefühl, daß man bis zu einem gewissen Grad die Ereignisse hinter sich läßt. Man sieht sie objektiver und deshalb eher in ihrer wahren Perspektive. Man könnte sogar sagen, daß die emotionalen Probleme, die im allgemeinen unsere Wahrnehmung trüben, praktisch aufgehoben sind.«

Sie spricht hier über die Wirkung, die ich »erhebend« genannt habe, wobei uns die ätherische Substanz über unsere Probleme erhebt, so daß wir uns leichter und gelöster fühlen. Depression, Verzweiflung und andere negative Gefühle bewirken immer, daß wir uns schwer, schwerfällig, fühlen. Sie stammen von den Wünschen, Begierden und Befürchtungen des Geistes. Freude ist ein leichtes Gefühl und kommt direkt aus der Seele. Obgleich die ätherischen Öle ihre Wirkung über den Geruchssinn entfalten, geht ihr Einfluß bis in wesentlich tiefere Schichten als die durch die Sinne erreichbaren. Sie wirken auf unseren Geist, erhellen ihn, machen ihn weniger schwerfällig, weniger dunkel. Obgleich es nicht Sache der Essenzen sein kann, unsere Seele freizumachen, erhellen sie doch den Geist soweit, daß das Licht der Seele heller durchzuscheinen vermag. In diesem Sinne sind ätherische Öle Arznei für die Seele.

Indem Essenzen unseren Geist erheben, üben sie gleichzeitig eine beruhigende Wirkung auf das Nervensystem aus. Der nervöse Patient mit seinen Verdauungsstörungen oder Magengeschwüren kann sich leichter entspannen, und da die Öle relativ milde Sedativa sind, besteht nicht die Gefahr unerwünschter Nebenwirkungen.

Solange wir uns der Grenzen bewußt sind, die allen solchen therapeutischen Wirkstoffen gesetzt sind, können wir den bestmöglichen Gebrauch davon machen. Aber auch Essenzen sind letzten Endes nur Krücken. Wenn nicht mehr nötig wäre, um alle unsere emotionalen Probleme loszuwerden, als einfach etwas »Erhebendes« einzunehmen oder etwas Beruhigendes oder beides zugleich, dann könnten wir das genausogut mit Haschisch, LSD, Heroin oder dergleichen erreichen. Aber die ätherischen Öle sind eben die sichereren Krücken. Sie sind wirksam, aber nicht gefährlich; sie wirken zwar fast unmerklich, aber wiederum nicht so subtil, daß überhaupt kein Einfluß spürbar wird.

Professor Rovesti hat die Wirkung von Essenzen auf die Psyche untersucht. Er bemerkt dazu:

»Wenn wir den Soziologen und Neurologen glauben, dann sind die hervorstechendsten Merkmale unserer Zeit Angst und Depression, und als Beweis dafür können die hohen Zahlen über den Verbrauch von Beruhigungs- und Aufputschmitteln gelten. Es ist durchaus bekannt, daß diese Präparate Störungen und Vergiftungen verursachen können, wenn sie regelmäßig eingenommen werden.

112

Beide Arten der Neurose führen oft zu einer Aversion gegen jede Art von Freude und Vergnügen, indem sie eine Stimmung aus Überdruß und Mißmut schaffen, die zu überwinden vielen Menschen unmöglich ist.

Die Möglichkeit zur Anwendung neuer Heilverfahren bei diesen weitverbreiteten Psycho-Neurosen ist deshalb von großer Bedeutung.

Das Interesse richtet sich deshalb auf die Verwendung ätherischer Öle bei dieser Art von Erkrankungen, sei es als zusätzliche Hilfe oder alleiniges Mittel der Psychotherapie.

Dieses Thema ist außerdem von Interesse, da die ätherischen Öle bei der Aromatherapie in für den Organismus unschädlichen Dosen angewandt werden und keine anderweitigen Probleme verursachen, wie die üblichen Psychopharmaka. Überzeugende Experimente in dieser Richtung sind an verschiedenen Nervenkliniken unternommen worden, und zwar an Patienten, die unter Hysterie oder psychischen Depressionen litten.«

Rovesti ist nicht der Meinung, daß Essenzen die Psychotherapie in ihren vielen verschiedenen Formen ersetzen können, aber sie stellen eine nützliche und sicherere Ergänzung solcher Therapien dar, als es die chemischen Tranquilizer sind. Ich möchte hier besonders betonen, daß man im Falle einer ernsten geistigen Störung nicht erwarten kann, daß die ätherischen Öle allein eine Heilung bewirken. Es sind keine Wunderarzneien. In solchen Fällen ist eine Beratung nötig, Psychotherapie oder geistige Inspiration, kombiniert mit Aromatherapie. In gleicher Weise wird der Erfolg einer rein physischen Behandlung mit Essenzen gesteigert, wenn man dazu auch Massage, Diät oder eine andere Form der Naturheilkunde anwendet.

Dr. Gatti und Dr. Cajola haben einige Untersuchungen über die Wirkungen ätherischer Öle auf das Nervensystem durchgeführt. Sie unterscheiden die beiden Grundformen emotionaler Störungen: einmal die Übererregtheit mit angespannten, gesprächigen, ängstlichen Patienten, zum anderen die Melancholie, verbunden mit stummer Apathie. Sie bemerkten, daß eine Anzahl von Essenzen entweder stimulierend oder sedativ auf die Nerven wirken und daß es sich bei diesen »cephalisch« oder »nervös« wirksamen Kräutern gewöhnlich um aromatische Substanzen handelte. Sie fanden, daß Kamille und Melisse antispastisch und nervenberuhigend wirken und daß

Ylang-Ylang ein mildes Nervenstimulans mit einem aphrodisischen Effekt ist. Sie entdeckten, daß Geranie und Patschuli bei Spannungs- und Angstzuständen eingesetzt werden können. Sie versprühten diese Essenzen in der Luft oder gaben den Patienten Tücher zu riechen, die mit den Ölen imprägniert waren.
Rovesti fand die letzte Methode als besonders erfolgreich und beobachtete auch folgendes: Wenn man auf ein Stück Zucker ein bis drei Tropfen des betreffenden ätherischen Öls gab und dieses auf der Zunge behielt ohne es zu schlucken, so daß es sich langsam auflöste, kam es zur Inhalation der ätherischen Öle über die Luftwege, und das Ausmaß der Angst und nervösen Erregung wurde beträchtlich verringert. Die Anwendung erfolgte mindestens dreimal täglich. Zu den so erprobten Ölen gehören Bergamott, Kampfer, Zypresse, Lavendel, Majoran, Neroli und Rose. An dieser Stelle wäre darauf hinzuweisen, daß Bäder und Massagen im Grunde die gleiche Wirkung haben und daß bei all diesen Anwendungen zwei wichtige Faktoren zu berücksichtigen sind. Erstens haben die Essenzen eine Doppelwirkung, sie verströmen einen angenehmen Duft (sie wirken also wie jede Blüte schon allein durch die Tatsache, daß der Wohlgeruch dem Geist schmeichelt und ihn beruhigt) und sie sind außerdem ein Nervensedativum oder Stimulans, das unabhängig vom Geruchssinn tätig wird. Der zweite Punkt: Wenn Essenzen ihre volle Wirkung im geistigen Bereich entfalten sollen, dann muß die Wahrnehmung durch den Geruchssinn erfolgen. Über den Geruchssinn haben die Essenzen nämlich einen direkten und rasch wirksam werdenden Einfluß auf den Geist. Außerdem sind sie so stark aromatisch, daß es ohnehin schwierig wäre, sie ohne Beteiligung des Geruchssinnes anzuwenden.
Wenn ein Teil des psychologischen Effekts der Öle auf ihren Duft zurückzuführen ist, wie er vom einzelnen wahrgenommen wird, dann ist keine positive Wirkung zu erwarten, wenn man den Geruch als unangenehm empfindet. Es ist deshalb verständlich, daß besonders angenehm duftende Öle wie Rose und Jasmin sich bei dieser Therapie für den breitesten Anwendungsbereich eignen. Rovesti erwähnt, daß Mischungen aus verschiedenen Essenzen, die einen angenehmeren Duft als die einzelnen Öle besitzen, dem Patienten meist angenehmer und willkommener sind. In Mischungen können Öle enthalten sein, die für sich allein wenig anziehend wären, aber in Verbindung mit anderen lassen sich noch befriedigende Ergebnisse erzielen.

Zur Behandlung depressiver Zustände empfiehlt Rovesti das Öl von Zitrusfrüchten, Ylang-Ylang und eine Mischung auf der Basis von Sandelholz, Patschuli, Jasmin und Nelken. Bei dieser Gelegenheit wären auch Basilikum und Pfefferminze zu erwähnen, die eine ähnliche erfrischende und erhebende Wirkung wie die Zitrusöle besitzen. Einige Öle, besonders Bergamott, Lavendel und Geranie, haben sich als wirksam bei Angstzuständen (nervöser Spannung) und Depressionen erwiesen. Dies ist ein Beweis für die Vielseitigkeit der ätherischen Öle in der Therapie, aber auch für ihre Eigenschaft, sich den Bedürfnissen des einzelnen Patienten anzupassen. Nicht jeder Fall kann fein säuberlich entweder in die Schublade »Ängste« oder ins Fach »Depressionen« abgelegt werden. Manchmal sind Merkmale beider Zustände vorhanden, oder Zeiten fieberhafter Aktivität wechseln mit Depressionen. Wir können das gleiche »menschliche Element« in den ätherischen Ölen wahrnehmen, die man auch nicht einfach in stimulierende oder sedative einteilen kann. Ihre Wirkung ist komplexer und subtiler. Rovesti schreibt:

»Es ist offensichtlich nicht möglich, genau die Grenze zu ziehen zwischen den aroma-therapeutischen Wirkungen von Nervenstimulantia und Nervensedativa, nicht nur auf Grund der komplexen Zusammensetzung der ätherischen Öle... mehr noch wegen der besonderen Art einer allgemein physiologischen Wirkung, die Kobert als gleichzeitig anregend und beruhigend definierte. Während in der Tat bei einigen Substanzen Faktoren beteiligt sind, die vor allem anregend oder beruhigend wirken, sie bei anderen (und diese sind in der Überzahl) die beiden pharmakologischen Wirkungen vermischt, so daß sie in bestimmten Dosen als Stimulantia, in anderen jedoch als Sedativa wirken.«

Man wird an die organische Natur der Essenzen erinnert und an ihre Eigenschaft, sich anzupassen, eher zu normalisieren oder auszugleichen, als einfach stimulierend oder sedativ zu wirken. Ihr Einfluß ist, wie bereits erwähnt, komplexer und subtiler, denn jede Essenz hat eine Affinität zu bestimmten Teilen des Körpers, zu bestimmten Bereichen des Geistes und zu bestimmten Arten von Emotionen. Genau wie es beim Hartherzigen zu einem Herzleiden kommen kann, zu einer Verhärtung der Arterien, so können auch die Essenzen, welche für den physischen Zustand Erleichterung schaffen, auf den geistigen Bereich einwirken.

Zusammenfassung

Angst, nervöse Spannung: Benzoe, Bergamott, Kamille, Kampfer, Zypresse, Geranie, Jasmin, Lavendel, Majoran, Melisse, Neroli, Rose, Sandelholz, Ylang-Ylang

Depression, Melancholie: Basilikum, Bergamott, Kamille, Weihrauch (Olibaum), Geranie, Jasmin, Lavendel, Neroli, Patschuli, Pfefferminz, Rose, Sandelholz, Ylang-Ylang

Die vorstehende Zusammenfassung ist als nützlicher Hinweis für die Behandlung von Angstzuständen und Depressionen gedacht, allerdings ist auch bei den meisten physischen Erkrankungen ein psychischer Faktor beteiligt. Dieser Faktor kann, muß aber nicht die Ursache der Erkrankung sein. Es wäre aber unklug, ihn völlig außer acht zu lassen. Um eine gezielte, individuelle Behandlung durchzuführen, ist es notwendig, über den psychischen Zustand des Patienten im Bilde zu sein, der natürlich auch aus anderen Gründen deprimiert sein kann, etwa auf Grund von Schuldgefühlen. Damit wir die unterschiedlichen geistigen Zustände behandeln können, müssen wir mehr über den Einfluß der Essenzen auf den Geist wissen. Ich habe als Hilfsmittel folgende Liste zusammengestellt, die auf eigener Erkenntnis, Erfahrung und Intuition beruht.

Zorn, Wutausbrüche: Kamille, Melisse, Rose, Ylang-Ylang

Apathie: Jasmin, Wacholder, Patschuli, Rosmarin

Bewußtseinsstörungen, Unentschlossenheit: Basilikum, Zypresse, Weihrauch, Pfefferminz, Patschuli

Grübeln über unangenehme Ereignisse der Vergangenheit: Benzoe, Weihrauch

Angst, Paranoia: Basilikum, Muskatellersalbei, Jasmin, Wacholder

Kummer und Leid: Ysop, Majoran, Rose

Überempfindlichkeit: Kamille, Jasmin, Melisse

Hypochondrie: Jasmin, Melisse

Ungeduld, Reizbarkeit: Kamille, Kampfer, Zypresse, Lavendel, Majoran, Weihrauch

Eifersucht: Rose

Panik (Angstpsychose), Hysterie: Kamille, Muskatellersalbei, Jasmin, Lavendel, Majoran, Melisse, Neroli, Ylang-Ylang

Schockzustände: Kampfer, Melisse, Neroli

Mißtrauen, krankhafter Argwohn: Lavendel

Der Sinn dieser Aufstellung ist es, den Einfluß aromatischer Öle auf den Geist zu zeigen, so daß es möglich wird, eine bessere Auswahl für die individuelle Behandlung zu treffen. Die Wirkung der Essenzen wird offensichtlich stärker, wenn die physischen Symptome und das geistige Syndrom gleichermaßen berücksichtigt werden. Wenn man einen Patienten behandelt, dessen Schwierigkeiten ihren Ursprung vor allem im Psychischen haben, dann wird es überaus wichtig sein, solche Essenzen zu wählen, die zum geistigen Erscheinungsbild passen. Ich bin mir wohl bewußt, daß in der vorstehenden Liste viele Zustände nicht aufgeführt sind. Ich empfehle, sich in solchen Fällen an dem Symptom zu orientieren, das dem gesuchten am nächsten kommt. Im Fall von Haß beispielsweise verwendet man die Öle, die bei Zorn angegeben sind, bei Mißgunst sieht man bei Eifersucht nach. Ich habe diese Aufstellung absichtlich kurz und knapp gehalten, denn die angegebenen Wirkungsweisen sind noch nicht gründlich genug überprüft und getestet worden. Aus dem gleichen Grund habe ich diese Angaben nicht in das »Register nach Indikationen« aufgenommen.

Je häufiger man die Essenzen anwendet und je gründlicher man sie kennenlernt, um so besser wird man ihre Wirkung im geistigen Bereich und ihre individuellen Eigenschaften unterscheiden. Jede Essenz hat ihren eigenen Charakter, ihre eigenen Eigenschaften. Diesen Umstand können wir uns zunutze machen, um bestimmte Eigenschaften in uns zu unterstützen und hervorzuheben. Mit Hilfe der ätherischen Öle können wir uns selbst deutlicher erkennen; wir lernen, unsere Fehler zu verstehen. Schönheit und Freude unserer Seele werden wie ein frischer Sommerduft unseren Geist durchströmen.

7 Aromatische Bäder

»Jetzt entwusch sie zuerst mit Ambrosia jede
Befleckung Ihrem reizenden Wuchs und salbt' ihn
mit lauterem Öle, fein und ambrosischer Kraft,
von würzigem Dufte durchbalsamt;
Welches auch, kaum nur bewegt im ehernen
Hause Kronions, Erde sogleich und Himmel mit
Wohlgerüchen umhauchte...«

Homer

Das Baden ist seit jeher beliebt, sei es nun zum Vergnügen oder der Gesundheit und Hygiene wegen. Wenn wir das Baden als einen Prozeß zur Reinigung des Körpers betrachten, so scheint man es in früherer Zeit viel stärker in Zusammenhang mit aromatischen Stoffen gesehen zu haben, als mit dem Wasser. Immer wenn ein Bad mit Wasser als nicht vornehm galt oder unpraktisch war, verwendete man aromatische Stoffe, um die Haut zu reinigen oder zu parfümieren. Badete man in Wasser, dann waren stets die aromatischen Zusätze in der Nähe. Man gebrauchte sie entweder als duftendes Badeöl oder zur Massage nach dem Baden. In jedem Fall wirkten sie antiseptisch, steigerten den hygienischen Wert des Bades und halfen, Körpergeruch zu unterbinden.
Im alten Ägypten zeigte sich der hohe Stand der Zivilisation im ganz besonders raffinierten Gebrauch der Bäder. Vor allem die Frauen (zumindest diejenigen, die es sich leisten konnten) nahmen täglich eine ganze Folge von Bädern: Zuerst kalt, dann lauwarm und schließlich heiß. Nach dem heißen Bad mit wohlriechendem Öl folgte eine aromatische Massage, wahrscheinlich mit Zedernholz- oder Zypressenöl. Die Massage und die komplizierten Rituale der Toilette (Frisieren, Gesichtsmassage, das Schminken von Gesicht und Brust) wurde von Sklavinnen besorgt.
Auch die alten Syrer badeten mit großem Genuß und kannten

bereits öffentliche Bäder. Zu den größten Verehrern köstlicher Düfte gehörte der syrische König Antiochus. Man erzählte sich, daß er einmal mit all seinen Sklaven die öffentlichen Bäder besuchte, als sich ihm ein Mann näherte: »Ihr seid ein glücklicher Mensch, o König, denn Ihr duftet ganz außerordentlich köstlich.« Darüber war der König sehr erfreut, und so antwortete er: »Ich will dir soviel von diesem Parfüm geben, wie du dir nur wünschen kannst.« Dann befahl er, einen großen Krug des dicken, aromatischen Salböls über den Kopf des Mannes zu gießen. Darauf strömten sofort die anderen Badegäste in den Raum und drängten sich um den Mann, um auch etwas von diesem teuren Duft zu bekommen. Das bereitete dem König unendliches Vergnügen. Als er sich aber zum Gehen wandte, glitt er auf dem kostbaren Salböl aus und fiel auf den Rücken.

Obwohl Griechenland die Badekultur teilweise von den Ägyptern übernahm, blieb ihr dort der Aufschwung versagt, den sie später in Rom erreichte. Die griechischen Männer begnügten sich meist mit Teilwaschungen, die in einem Marmorbecken vorgenommen wurden. Solche Marmorbecken standen an öffentlich zugänglichen Stellen. Die Frauen besorgten ihre Toilette selbstverständlich in der privaten Atmosphäre des eigenen Hauses.

Die Römer müssen die größten Badefreunde aller Zeiten gewesen sein. Wie in Ägypten gab es auch in Rom öffentliche Bäder, die von den Männern mit wahrer Begeisterung besucht wurden, während die Frauen gewöhnlich das Bad daheim vorzogen. Die Bäder oder *thermae* spielten eine wichtige Rolle im gesellschaftlichen Leben Roms. Die vornehmsten Bäder waren prächtige Gebäude, die von verschiedenen Kaisern errichtet wurden. Das vielleicht schönste wurde von Kaiser Caracalla im 3. Jahrhundert v. Chr. gebaut. Es gab gleichzeitig insgesamt fast eintausend öffentliche Bäder in Rom. Beim Betreten eines römischen Bades legte man zuerst die Kleider ab und ging dann in einen Raum, der *unctuarium* genannt wurde. Darin gab es Regale oder Wandbretter mit Terrakottakrügen, die Parfüms und duftende Salböle enthielten. Nachdem man eine erste Salbung empfangen hatte, ging man weiter ins *frigidarium* oder Kaltbad und bekam dort eine rasche, anregende Abreibung. Als nächstes kam man ins *tepidarium* oder lauwarme Bad und danach ins *caldarium* oder heiße Bad, unter dem sich eine Feuerung befand, durch die das Wasser erhitzt wurde. Dieser Raum war das *hypocaustum*, ein Vorläufer unseres modernen Dampfbades. Im heißen

120

Bad rieb man sich selbst von Kopf bis Fuß mit einer Art Striegel aus Bronze ab, der schon damals als »strigil« bezeichnet wurde. Gleichzeitig goß man sich wohlriechendes Öl aus einer kleinen Flasche, einer *ampulla*, über den Körper. Nach dem heißen Bad folgte zur Entspannung eine Massage mit duftenden Ölen. Wer es sich leisten konnte, ließ die nötigen Handreichungen entweder von Badedienern oder von den eigenen Sklaven ausführen.

Die römischen Frauen nahmen ihr Bad im Hause. Bei den Reichen gab es besondere Sklavinnen für diese Aufgabe, ganz im Stil der Ägypter. Man nannte sie *cosmetae*, und sie wurden wiederum von der *ornatrix*, einer Art erster Kammerfrau und Gebieterin über die Badezimmer, beaufsichtigt. Nach dem Bad wurde das Haar gerichtet und gefärbt und mit duftenden Ölen behandelt. Danach erfolgte eine Gesichtsmassage, die Wangen wurden mit *fucus*, das unserm Rouge entspricht, geschminkt und die Augenpartie getönt. Zum Abschluß massierte man die Schultern mit wohlriechendem Öl. Der übrige Körper wurde mit ein wenig Rosenwasser abgerieben.

Wir wenden uns nun nach dem Luxus und der Eleganz des alten Ägyptens und Roms den uns näherliegenden Zeiten und primitiveren Verhältnissen zu. In bestimmten Teilen der Welt, besonders auf dem afrikanischen Kontinent, ist Wasser knapp, und es wäre nicht ratsam, darin zu baden. Ich zitiere Eugene Rimmel:

»Es gibt eine ganz merkwürdige Art des Badens, die in Nubia angewandt wird. Sie verdient, besonders beschrieben zu werden. Konsul Petherick berichtet, er wäre sehr überrascht gewesen, als er einmal in Berbera, einer der nubischen Städte, die er besuchte, ein Bad bestellt hatte. Es erschien nämlich ein Negermädchen mit einer Schüssel und einer Teetasse, und dies war offensichtlich alles an Gerät, was man zu diesem Zweck für erforderlich hielt. In der Schüssel war eine teigartige Masse, in der Tasse ein wenig süßes Öl, das angenehm nach aromatischen Wurzeln duftete. Die Paste wurde nun gut auf der bloßen Haut verrieben und danach das parfümierte Öl aufgetragen, das den Gliedern Elastizität verleihen sollte. Die Prozedur, die man als »dilka« bezeichnet, wird von den Eingeborenen sehr geschätzt. Auch Mr. Petherick berichtet, daß er sich außerordentlich erfrischt fühlte. Die Tatsache, daß Hautkrankheiten bei diesen Menschen völlig unbekannt sind, führt er auf diese Anwendung zurück. Er meint auch, daß es ihnen nur dadurch möglich ist, die schneidend kalten Winter-

121

stürme zu ertragen, gegen die sie keinen anderen Schutz als ihre dünne Kleidung besitzen.

Im Sudan wird sogar diese schon sehr unvollkommene Art des Badens durch die aromatische Fumigation ersetzt. Dabei gräbt man ein Loch in den Boden neben dem Bett, stellt dahinein einen irdenen Topf, in dem wohlriechende Hölzer verbrannt werden. Die Eingeborenen lassen sich darüber nieder, ziehen eine dicke Wolldecke eng um sich und setzen sich etwa 10 Minuten der Wolke aus duftendem Rauch aus. Dadurch kommt es zu einem intensiven Schweißausbruch. Man ist der Meinung, daß dies eine tonisierende Wirkung auf die Haut hat.«

Auch hier besteht wieder eine auffallende Ähnlichkeit mit unserem modernen Dampfbad.

In Europa war das Baden von den Römern eingeführt worden. Nach dem Zusammenbruch ihres Reiches erfreute es sich nur geringer Popularität, bis im 13. Jahrhundert das öffentliche Baden wieder eine Zeitlang in Mode kam. Die Sitte wurde von den zurückkehrenden Kreuzfahrern aus dem Orient mitgebracht. Aber erst im 17. Jahrhundert wurde das Baden wieder zur ständigen Einrichtung. Selbst danach dauerte es noch über zweihundert Jahre, bis die Europäer davon überzeugt werden konnten, daß dies auch wirklich eine gesunde, notwendige Prozedur ist und es wünschenswert wäre, sie regelmäßig vorzunehmen.

Im 17. Jahrhundert wurden die »Schwitzhäuser« eingerichtet. Das waren öffentliche »türkische Bäder«, direkte Nachfahren des römischen *caldarium*, das die Türken übernommen und abgewandelt hatten. Sie waren im 15. Jahrhundert in Konstantinopel sehr beliebt. Ebenso wie die türkischen Bäder wurden in dieser Zeit auch Bäder mit wohlriechenden Zusätzen modern. Bei vielen war noch die Zeit der großen Pest in frischer Erinnerung. Die Menschen begannen zu begreifen, wie wichtig Hygiene ist. Zur gleichen Zeit wurde der Gebrauch von Parfüms immer populärer. Ihre antiseptische Wirkung wurde damals weit höher eingeschätzt als heute. Außerdem ist ein Duftbad ja nicht nur hygienischer, sondern auch angenehmer als eines ohne aromatischen Zusatz.

Trotz allem waren die Europäer nur langsam von den Vorzügen des Badens zu überzeugen. Zweifellos waren die Bewohner wärmerer Zonen eher in der Lage, die Badefreuden zu schätzen. Schließlich war für sie die Gefahr wesentlich geringer, daß sie sich dabei eine

122

Erkältung holten. Genau davor hatten die Europäer die größte Angst. Es gab Zeiten, da betrachtete man das Baden als ein höchst gefährliches Gesundheitsrisiko, das nur Ausländer oder tollkühne Draufgänger auf sich nahmen. Diese Einstellung verschwand nur ganz langsam. Sicher gab es immer wieder einmal einen Unglücklichen, der sich den Tod holte, indem er sich unerschrocken den Wassertiefen ausgesetzt hatte; vielleicht war sein Körper nicht daran gewöhnt oder das Wasser zu kalt gewesen. Daniel McKenzie schreibt darüber:

»Unsere Großväter riskierten nur ein Bad, wenn es (anderen) unbedingt erforderlich schien. Unsere Großmütter in ihrer sauberen weißen Baumwoll- oder Leinenleibwäsche hatten es noch weniger nötig (dachten sie zumindest). Außerdem bedeutete in ihren Augen, prüde und verschämt, wie sie nun einmal waren, die nötige Entblößung und das anschließende völlige Untertauchen eine grobe Unschicklichkeit. Dabei spielte es keine Rolle, daß sie dabei allein und unbeobachtet waren. Vor ihrer Zeit aber, im 18. Jahrhundert, stand es noch schlimmer um die Sache, denn die Damen der Gesellschaft schminkten in jenen Tagen ihr Gesicht, *anstatt* es zu waschen, und milderten die Wirkung der selten gewechselten Unterwäsche, indem sie sich ausgiebig mit Moschus oder anderen starken Parfüms übergossen.«

Es gibt noch immer weibliche Gesichter, die niemals mit Wasser in Berührung kommen, aber zumindest werden sie heute nicht nur geschminkt, sondern auch gereinigt!
Es dauerte bis ins 19. Jahrhundert, ehe das Baden in Europa zur allgemeinen Gewohnheit wurde. Und selbst dann geschah es in erster Linie aus Notwendigkeit, aus Gründen der Hygiene, und nicht etwa, weil das Baden selbst Spaß macht. Daniel McKenzie bemerkt:

»Ich kann mich noch selbst an meine Jugend in Schottland erinnern, als ein alter Arzt sein erstes Bad in der luxuriösen Umgebung eines modernen Badezimmers wagte. Unnötig zu sagen, daß dies nicht in seinem eigenen Haus geschah! Nach einer ausgiebigen und gründlichen Inspektion all der blitzenden Hähne und Armaturen befahl er seinen Geist den Höheren Mächten (oder, wie ich fürchte, seiner Gewohnheit nach eher den Abgründen der Unterwelt, denn er gehörte nicht zu den Frommen im Lande). Dann ging er vorsichtig daran, zuerst seine Zehen ins Wasser zu tauchen, danach die Füße, darauf die Knöchel, und so Stück für Stück, bis er überaus wagemutig seinen ganzen Körper der Tiefe anvertraut hatte – nur um so schnell wie möglich wieder aufzutauchen!... Sein erstes Bad! Aber auch sein letztes. Es hätte ihn fast umgebracht, so behauptete er jedenfalls.«

Es erscheint uns merkwürdig, daß die alten Ägypter, Griechen und Römer schon vor einigen tausend Jahren den Luxus herrlicher Bäder genossen, während wir im Westen, ganz besonders auch in England, erst vor nicht sehr langer Zeit den »Sprung ins Wasser« wagten. Die Entwicklung der Parfümerieindustrie im 19. und 20. Jahrhundert hat gewiß geholfen, das Baden zu einem sehr angenehmen Zeitvertreib zu machen. Allerdings sind unsere modernen Parfüms und Toilettenartikel kaum mehr mit den schweren, würzigen, harzigen Duftstoffen früherer Zeiten zu vergleichen.
Aromatische Bäder können uns auf verschiedene Weise beeinflussen. Zuerst einmal durch den Duft der verwendeten Essenzen. Wenn er angenehm für die Nase ist, dann wirkt er auch wohltätig auf den Geist. Dazu kommt die physiologische Wirkung der Essenzen auf das Nervensystem und den übrigen Körper, die schon eintritt, wenn nur eine ganz geringe Menge des Öls von der Haut absorbiert wird.
Ein lauwarmes Bad (28 bis 35°C) wirkt entspannend und beruhigend. Ein kurzes heißes Bad (35 bis 39°C) ist belebend, ein heißes Bad von längerer Dauer wirkt dagegen ausgesprochen schwächend und entkräftend. Ein Lavendelbad in nicht zu heißem Wasser dient also der Entspannung, aber sehr heißes Wasser hätte die Neigung, den Eigenschaften des Lavendelöls entgegenzuwirken. Daran sollte man stets denken, wenn man ein aromatisches Bad bereitet, denn viele Öle können sowohl anregend als auch entspannend wirken. Die meisten Menschen nehmen am Morgen lieber ein anregendes, am Abend dagegen ein entspannendes Bad. Bei der Wahl der Essenz sollte man sich auf das eigene Gefühl verlassen. Wir wissen intuitiv, was gut für uns ist.
Es gibt verschiedene Möglichkeiten, Essenzen im Bad zu verwenden, und es ist leichter, selbst solche Badeöle zusammenzustellen. Grundsätzlich kennen wir zwei Arten von Badeölen: Wasserlösliche und solche, die sich nicht im Wasser lösen. Wenden wir uns zuerst

der letzten Gruppe zu. Die einfachste Methode besteht darin, ein paar Tropfen des reinen ätherischen Öls über der gefüllten Badewanne zu versprengen, unmittelbar bevor man hineinsteigt. Es ist nicht gut, das Badeöl in die Wanne zu geben, bevor man das Wasser einläßt. Dabei verdunstet nämlich ein Teil des ätherischen Öls durch die Einwirkung der Wasserwärme, bevor man überhaupt zum Baden kommt. Man kann jedes ätherische Öl auf diese Weise verwenden, muß aber vorsichtig sein und darf nicht zuviel davon nehmen. Einige Essenzen sind kräftiger als andere, bei manchen kann es sogar zu einer leichten Reizung der Haut kommen, wenn man nicht sehr sparsam damit umgeht (z.B. Basilikum, Pfeffer, Pfefferminz, Rosmarin). Das gilt aber anscheinend nur für Menschen mit besonders empfindlicher Haut. Wenn man nicht sicher ist, sollte man vorsichtig mit nur zwei oder drei Tropfen beginnen. Schadet diese Menge nicht, kann man sie beim nächsten Mal steigern. Im Durchschnitt reichen meist fünf bis sechs Tropfen einer Essenz, manchmal muß man auch bis zu zehn oder zwölf Tropfen nehmen. Man entdeckt durch Ausprobieren schnell, was für einen selbst das beste ist.

Wenn man das Öl im Bad verteilt hat, schlägt man das Wasser vorsichtig durch, so daß sich an der Oberfläche ein Film bildet. Dieser Film umhüllt den Körper, wenn man hineinsteigt und bleibt unmittelbar auf der Haut. Dann kann man sich zurücklegen und genießen. Man sollte keine unmittelbare Wirkung des Öls erwarten. Ätherische Öle sind sehr subtil, ihre Wirkung wird erst später spürbar.

Eine andere Form der Anwendung von nichtwasserlöslichen Badeölen ist die Mischung von ätherischem und pflanzlichem Öl. Dies ist besonders angenehm, wenn die Haut zur Trockenheit neigt. Man kann jedes pflanzliche Öl verwenden. Besonders hautnährend wirken auf Grund des relativ hohen Vitamingehalts Avocadoöl, das Öl süßer Mandeln und Weizenkeimöl. Die Menge des ätherischen Öls bleibt die gleiche wie beim oben beschriebenen Bad, dazu nimmt man zwischen einem halben bis zu drei Teelöffel Pflanzenöl. Dann vermischt man beide Öle und gibt sie ins Wasser, wie bei der Verwendung der reinen Essenz beschrieben. Es lohnt sich, das Öl für mehrere Bäder auf einmal zu bereiten. Besonders Unternehmungslustige können auch verschiedene Essenzen miteinander vermischen. Anfangs ist es allerdings besser, sich auf ein oder zwei Sorten zu beschränken, bis man weiß, welche Öle sich gut verbinden und welches Verhältnis das günstigste ist. Die Herstellung von Düften und Parfüms ist zwar eine eigene Kunst, es ist aber überraschend, was man schon mit einigen wenigen Essenzen und etwas Geduld erreichen kann.

Für die zweite Art des Badeöls, das wasserlösliche, braucht man entweder ein Haarshampoo, flüssige Seife oder ein Spülmittel. Es ist fast unmöglich, flüssige Seife zu bekommen, und ein Shampoo ist natürlich besser für die Haut als ein Geschirrspül- oder Waschmittel. Wenn man ein Schaumbad herstellen möchte, sollte man trotzdem am besten ein Waschmittel verwenden, und zwar bis zu einem Eßlöffel (je nachdem, wieviel Schaum man haben möchte). Auch hier kann man wieder Pflanzenöl zusetzen. Wer besonders reichen Schaum liebt, sollte das Pflanzenöl lieber weglassen. Bei Verwendung von Öl hat sich das Verhältnis von einem Teil Öl auf drei Teile Seife allgemein bewährt. Diese Angabe ist aber keine unveränderliche Größe. Auch hier zeigt ein Versuch, was sich für jeden persönlich am besten eignet. Für die Menge der Essenz gilt das gleiche wie für die zuerst beschriebenen Bäder.

Sobald man im Bad ist, durchdringen die Essenzen die Haut in ähnlicher Weise wie bei einer Aromatherapie-Massage. Die Absorption wird wahrscheinlich durch die den Körper umgebende Wärme des Wassers gefördert. Zur Erreichung der bestmöglichen Heilwirkung empfehle ich, ein nicht wasserlösliches Badeöl zu verwenden, so daß das Öl den Körper umhüllt, wenn man in die Wanne steigt und während der ganzen Dauer des Bades dicht auf der Haut bleibt. Eine mit wasserlöslichen Stoffen vermischte Essenz kann die Haut nicht so leicht durchdringen, da diese ja kein Wasser absorbiert. Erhebt man sich aus der Wanne, bleibt der dünne Ölfilm auf der Haut. Auch wenn noch ein Rest Öl auf dem Badewasser schwimmt, setzt er sich an der Haut fest. Selbst beim Abtrocknen wird der dadurch entstehende feine Duft nicht völlig entfernt.

Besonders wer unter trockener Haut leidet, sollte die Wirkung des aromatischen Bades verstärken, indem er sich nach dem Abfrottieren mit einem wohlriechenden Öl einreibt. Das schützt die Haut, hält sie gesund und geschmeidig und verleiht der gesamten Hautoberfläche einen schwachen Duft. Eine solche Behandlung wirkt der austrocknenden Eigenschaft von Seife und Wasser entgegen. Man braucht dazu nur eine ganz geringe Menge Öl. Am besten bedeckt man beide Handflächen damit und streicht leicht über den Körper.

126

Eine andere Möglichkeit ist die Massage nach dem Bad. Dieser Zeitpunkt eignet sich besonders gut dafür, denn der Körper ist bereits entspannt. Dr. William Martin schrieb schon 1812: »Nach einem warmen Bad ist die Anwendung eines wohlriechenden Öls auf der Haut wunderbar heilsam und wohltuend.« Die Kombination von Bad, Massage und aromatischen Stoffen gehört zum Herrlichsten, was man sich gönnen kann und ist dabei ein Luxus, der unserer Entspannung und Gesundheit dient.

Öffentliches Baden ist heute (ganz im Gegensatz zum Schwimmen) so gut wie völlig durch das Bad in der Abgeschiedenheit der eigenen Wohnung ersetzt. Natürlich haben auch die Schwimmbäder ihren eigenen Duft, ja sie sind in gewissem Sinn sogar »aromatisch«. Allerdings läßt der Geruch nach Chlor doch viel zu wünschen übrig! Die einzige heute gebräuchliche Form des öffentlichen gemeinsamen Badens, die auch reinigend wirkt, ist das Dampfbad oder die Sauna. Die Sauna, die in Finnland bekanntlich zum täglichen Leben gehört, erfreut sich in den letzten Jahren zunehmender Beliebtheit.

Es ist aber nicht ratsam, aromatische Substanzen zusammen mit einem Dampf- oder Saunabad anzuwenden. Der Hauptzweck solcher Bäder ist es ja, die Ausscheidung durch die Poren der Haut zu fördern. Das Eindringen aromatischer Öle wird dadurch unmöglich oder doch zumindest äußerst schwierig. Nach Beendigung des Dampfbades, wenn man trocken und abgekühlt ist, kann eine Massage durchgeführt werden. Man sollte aber mindestens eine halbe Stunde warten, denn die Haut transpiriert nach solchen Bädern noch einige Zeit. Die Verbindung von Bad und Massage erweist sich auch hier wieder als sehr entspannend, ja sogar als »heilsam«.

Nachfolgend einige Rezepte für Badeöle, die man selbst ausprobieren kann. Sie sollen dazu anregen, auch eigene Rezepte zusammenzustellen. Bei jeder Essenz ist die ungefähre Tropfenzahl angegeben, die man verwenden muß.

Winterbad (zur Abwehr von Erkältungskrankheiten und zur Anregung des Kreislaufs)

Wacholder	3 Tropfen
Pfefferöl	2 Tropfen
Lavendelöl	5 Tropfen

Sommerbad (kühlend, erfrischend, belebend)

Pfefferminzöl	3 Tropfen
Bergamottöl	4 Tropfen
Basilikumöl	2 Tropfen

Morgenbad (tonisierend, belebend)

Rosmarinöl	5 Tropfen
Wacholderöl	5 Tropfen
Pfefferminzöl	2 Tropfen

Abendbad (beruhigend; für alle, die Einschlafschwierigkeiten haben)

Kamillenöl	2 Tropfen
Lavendelöl	5 Tropfen
Orangenblüte	2 Tropfen

Aphrodisisches Bad

Ylang-Ylang-Öl	2 Tropfen
Sandelholzöl	8 Tropfen
Jasminöl	2 Tropfen

Zitronenbad (erfrischend, entspannend, gründlich reinigend)

Saft einer halben Zitrone	
Zitronenöl	5 Tropfen
Geranienöl	2 Tropfen

Die folgenden Rezepte können entweder genau wie angegeben verwendet werden oder aber unter Zusatz einer angemessenen Menge eines Pflanzenöls oder/und Seife. Die angegebenen Tropfenzahlen gelten für ein Bad, aber man kann auch größere Mengen des Badezusatzes auf einmal zubereiten.

Essenzen für Bäder

Kamille	2	Tonisierend/anregend	
Zypresse	5		
Majoran	4	Basilikum	3
Rose	2	Kardamom	4
Lavendel	6	Pfefferminz	4
Orangenblüte	2	Wacholder	5
Sandelholz	8	Ysop	3
Muskatellersalbei	4	Rosmarin	5

Erfrischend		Aphrodisisch	
Zypresse	5	Jasmin	2
Zitrone	4	Orangenblüte	2
Pfefferminz	4	Rose	2
Basilikum	3	Sandelholz	8
Bergamott	3	Ylang-Ylang	3
Geranie	4	Kardamom	4
Lavendel	6		
Wacholder	5		

Therapeutische Bäder

Die Geschichte der Wasseranwendung zu Heilzwecken, sei es in Form von Bädern oder anderweitig, kann bis ins alte Ägypten zurückverfolgt werden. Auf Grund dieser Tatsache können wir mit Sicherheit annehmen, daß die therapeutische Verwendung des Wassers bereits wesentlicher Bestandteil des Lebens ist, seit dem Menschen überhaupt bewußt wurde, daß man etwas tun kann gegen Krankheiten, daß man Erkrankungen verhindern kann. Wir können sogar die Vermutung wagen, daß die Ägypter, die so intensiv von aromatischen Substanzen und Bädern Gebrauch machten, diese beiden Anwendungen auch gemeinsam für therapeutische Zwecke einsetzten.
Wir wissen, daß Hypokrates, ein griechischer Arzt, der um 500 v. Chr. lebte, das Wasser als ein ernst zu nehmendes Heilmittel

betrachtete. Arabische Ärzte setzten zur Behandlung von verschiedenen Leiden schon vor über tausend Jahren Bäder ein. Im 16. Jahrhundert übernahmen zuerst die Türken und dann die Franzosen, im 17. Jahrhundert auch die Engländer, die Dampfbäder. Sie wurden zur Entspannung und als Therapie angewandt. In anderen Teilen der Welt, etwa in Amerika und Afrika, gebrauchten die Eingeborenen verschiedene Formen der Fumigation, Heißluftbäder, Dampf- und Wasserbäder zur Behandlung von Krankheiten. Im 19. Jahrhundert folgte die Entdeckung verschiedener Wasserkuren, die besonders in Europa Anklang fanden. Sie hatten oft Erfolg bei der Heilung von Leiden, ohne daß noch eine zusätzliche Behandlung nötig war. Sebastian Kneipp, dessen Wasserbehandlungen heute noch sehr verbreitet sind, heilte im Jahre 1892 den Erzherzog Joseph von Österreich, der an der Brightschen Krankheit (Nierenschrumpfung) litt.

In der Schulmedizin gilt die therapeutische Wasseranwendung (Hydrotherapie) als im Grunde überholt. Das ist sehr schade, denn eine Kaltwasserbehandlung beispielsweise ist äußerst wirksam bei Fieber jeder Art. Das Wasser beseitigt in solchen Fällen nicht die Infektion, aber richtig angewandt senkt es die Temperatur ganz beträchtlich und verschafft dem Patienten Erleichterung. Einige Tropfen Eukalyptus- oder Pfefferminzöl im Wasser verstärken die Wirkung einer solchen Behandlung. Man legt kalte Kompressen auf die Füße und die Stirn, bedeckt die Füße mit einem Handtuch und läßt den Patienten solange liegen, bis der Umschlag fast trocken ist. Man kann aber auch die Hände in eine Schüssel mit kaltem Wasser halten. In extremen Fällen wird der ganze Körper in ein kaltes, nasses Laken gehüllt. Das Laken taucht man in kaltes Wasser, dem man 8 Tropfen Eukalyptusöl zugesetzt hat und wringt es fest aus, bevor man den Körper darin einwickelt. Danach deckt man den Patienten gut zu. Wenn ihm kalt ist, packt man ein oder zwei heiße Wärmeflaschen mit ins Bett. Diese Behandlung ist wesentlich wirksamer und in der Anwendung weniger anstrengend als das Abwaschen mit lauwarmen Wasser, wie es in den Krankenhäusern meist üblich ist. Die Temperatur muß ständig beobachtet werden.

Die Wasseranwendung kann auf sehr verschiedene Weise erfolgen. Außer Vollbädern, Dampfbädern, Kompressen und Umschlägen kennt man Sitzbäder, Handbäder, Fußbäder, Vaginalspülungen, Einläufe und Güsse. Auch gibt es eine Reihe von Bädern, zu denen andere Naturheilmittel verwendet werden, etwa Schlammbäder,

130

Solebäder usw. Bei all diesen unterschiedlichen Anwendungen können auch ätherische Öle zugesetzt werden. Dadurch wird die Wirksamkeit der Behandlung auf ganz natürliche Weise wesentlich gesteigert. In den meisten Fällen reicht die Wirkung des Wassers allein nicht aus, um eine Heilung zu erzielen. Dies ist auch gar nicht beabsichtigt. Aber die Wasserbehandlung mit einem aromatischen Zusatz ist wirksamer als die Hydrotherapie allein und trägt oft wesentlich zur Heilung bei. In manchen Fällen kann sie ebenso wirkungsvoll oder noch wirksamer sein als eine Aromatherapie-Massage oder die innerliche Anwendung von Essenzen. Sie ist daher ein sehr wichtiger Bestandteil der Aromatherapie.

Für das Sitzbad nimmt man am besten zwei Wannen, eine große, in der man sitzen kann und eine kleinere für die Füße. Das Wasser sollte bis zur Taille reichen und den Unterleib bedecken. Wenn wir zwei getrennte Wannen benutzen, kann die Wassertemperatur unterschiedlich gehalten werden. Sitzbäder wendet man im allgemeinen bei Erkrankungen im Bereich des Unterbauches an, also bei Beschwerden des Harn- und Darmtraktes und der Geschlechtsorgane. Sie sind besonders nützlich bei Erkrankungen der Gebärmutter und der anderen weiblichen Geschlechtsorgane. Abgestimmt auf die zu behandelnden Leiden fügt man dem Sitzbad entsprechende Essenzen zu. Auf diese Weise und/oder mit Vaginalspülungen können Leukorrhöe (Weißfluß), Amenorrhöe (Ausbleiben der Regel), Dismenorrhöe (schmerzhafte Menstruation) und gelegentlich sogar Impotenz (in erster Linie ein psychisches Problem) behandelt werden. Vaginalspülungen sind angezeigt bei Leukorrhöe. Die Anwendung erfolgt in diesem Fall täglich. Wenn man kein besonderes Sitzbad zur Verfügung hat, läßt man soviel warmes Wasser in die Wanne laufen, daß es bis zur Taille reicht.

Für Einläufe, die man während einer Fastenkur oder bei Verstopfung, Durchfall, Kolitis (Dickdarmkatarrh) und anderen Leiden dieser Art gibt, nimmt man als Zusatz Essenzen, die den unteren Darmtrakt entspannen, kräftigen, entgiften oder beruhigen. Ätherische Öle wie Wacholder oder Rosmarin können auch dem Wasserguß zugesetzt werden, wenn man dessen anregende Wirkung verstärken möchte. Diese Güsse werden mit einem starken Wasserstrahl aus einem Schlauch verabreicht, der meist die Wirbelsäule auf- und abwärts gerichtet wird. Sie haben eine allgemein anregende Wirkung auf den Organismus und sind von besonderem Nutzen bei Wirbelsäulenbeschwerden. Durch den kräftigen Wasserstrahl

131

kommt es zu einer tiefen Vibration der Wirbel, und zwar ohne jedes unangenehme Gefühl. Bei chronischen Wirbelsäulenschäden bringen Güsse beträchtliche Erleichterung.

Heiße, warme oder kalte Kompressen helfen bei vielerlei Beschwerden. Man setzt sie häufig ein bei Verstauchungen, Quetschungen und Prellungen, aber auch bei inneren Leiden. Man löst dazu das ätherische Öl in Wasser. Für eine solche Kompresse mischt man etwa 0,5% eines ätherischen Öls mit 99,5% warmem Wasser. Im gleichen Verhältnis oder etwas schwächer bereitet man Hand-, Fuß- und Sitzbäder, ebenso Spülungen und Einläufe. Damit Öl und Wasser sich gut verbinden, schüttelt man beides zusammen in einer Flasche gut durch und tränkt dann ein Stück Stoff mit der Mischung. Dafür eignet sich alles, was saugfähig und nicht zu grob ist, zum Beispiel ein altes Leintuch, das man viermal zusammenfaltet. Man drückt den Umschlag leicht aus, legt ihn direkt auf die Haut und bedeckt mit trockenen Tüchern. Wenn der Patient sich unbedingt bewegen möchte, kann man die Kompresse auch festbinden. Sie sollte zwischen zwei und vier Stunden liegenbleiben, bei Fieber solange, bis sie fast trocken ist. Falls erforderlich, legt man danach eine neue Kompresse auf. Anstatt Wasser kann man auch einen geeigneten Pflanzenaufguß verwenden.

Kompressen sollten immer auf der betroffenen Stelle aufgelegt werden. Wenn die Nieren zu behandeln sind, erfolgt die Anwendung am unteren Rücken. Handelt es sich um das Herz, legt man den Umschlag auf Brust und Herzgegend, bei Darmstörungen auf den Unterleib usw. Man muß einmal die Wirkung einer Kompresse selbst erlebt haben, um daran zu glauben. Mességué behandelte einst einen Mann, der kein Wasser lassen konnte. Seine Ärzte gaben ihm nur noch wenige Stunden zu leben. Mességué legte eine Pflanzenkompresse auf den Rücken des Mannes, über der Nierengegend. Nach ungefähr zwanzig Minuten begann er zu urinieren und war zweifellos gerettet. Umschläge mit aromatischen Substanzen eignen sich sehr gut zur häuslichen Behandlung und können vom Patienten täglich angewandt werden, zwischen den Besuchen beim Therapeuten. Man kann diese auch die ganze Nacht über liegenlassen.

Mességué verwendet zur Behandlung in den meisten Fällen Fuß- und Handbäder. Man kann sie zu Hause anstatt der oder auch zusätzlich zu den Umschlägen machen. Dabei sollte das Wasser heiß, aber noch erträglich sein. Die Essenzen gibt man unmittelbar vor dem Eintauchen der Hände oder Füße dazu. Für ein Fußbad nimmt man etwa zehn Tropfen ätherisches Öl. Diese Bäder sollte man morgens und abends durchführen, nicht länger als jeweils zehn Minuten. Die Hand- und Fußgelenke müssen stets vom Wasser bedeckt sein.

Heiße Fußbäder pflegte man früher bei Erkältungen einzusetzen. Heute erinnert sich höchstens noch ab und zu ein Karikaturist an diese Gewohnheit. Man setzte diesen Fußbädern manchmal Senfmehl zu (dies ist die »heißeste« aller aromatischen Substanzen), um die natürliche Wärme des Körpers wiederherzustellen. Fußbäder haben einen günstigen Einfluß bei Kopfschmerzen, Migräne, Erkältungen und Gesichtsneuralgie. Sie sind auch von Nutzen bei Bauch- und Beinbeschwerden, etwa Verstopfung, Menstruationsstörungen und Krampfadern. Ganz besonders wohltuend wirken sie bei Erschöpfungen, Übermüdung und Stauungserscheinungen. Nach dem Fußbad sollte man darauf achten, daß man sich gut warmhält. Wasser mit aromatischem Zusatz ist auch nützlich zum Gurgeln bei Halsentzündung, Mundgeschwüren usw. Man nimmt 0,5% eines ätherischen Öls in Wasser. Bei rauhem Hals oder Halsentzündung kann man auch einen Halsumschlag machen. Für Bäder, Spülungen, Umschläge usw. verwendet man stets warmes bis heißes Wasser, nur bei Fieber ist kühles bis lauwarmes Wasser vorzuziehen.

8 Massage

Manche Menschen geben mit Freude,
Und diese Freude ist ihr Lohn.
Manche geben unter Schmerzen,
Und dieser Schmerz dient ihrer Läuterung.
Die aber geben und nicht um ihre Tugend wissen,
Weder Schmerz empfinden noch Freude suchen,
Sie geben, wie in jenem Tal dort
die Myrte ihren Duft in den Raum verströmt:
Durch die Hände spricht Gott,
Durch ihre Augen schenkt er der Erde sein
Lächeln.

The Prophet, Kahlil Gibran

Zwischen Aromatherapie und Massage besteht eine enge Beziehung. Die Verwendung eines aromatischen Öls steigert den Wert der Massage selbst, ganz abgesehen von der Tatsache, daß die Essenz die Haut durchdringt und ihr Duft einen gewissen psychischen Effekt hervorruft. Es macht Freude, eine Massage auszuführen, und sie bringt dem Entspannung, der massiert wird. Die Massage gehört zu den wirksamsten Methoden, Streß und Spannung abzubauen, unter denen heute fast jeder zu leiden hat.
Massage ist eine uralte Form der Therapie. Es ist eine Weiterentwicklung des instinktiven Bedürfnisses, eine schmerzende Stelle des Körpers zu berühren, wie wir es unwillkürlich tun, wenn wir etwa eine Quetschung oder Prellung drücken und reiben. Die Bezeichnung »Salbe« ist beinahe gleichbedeutend mit Massage. Auch die historische Verwendung des »Salböls« zeigt, wie alt die Massage bereits ist. Die alten Griechen und Römer benutzten immer solche Salböle zur Massage. Dabei handelte es sich fast immer um stark parfümierte Öle. Die früheste Form der Aromatherapie ist die Massage.

135

Bei der Massage entsteht ein enger Kontakt zwischen dem Patienten und dem Heilenden. Dies ist ein wichtiger Faktor im Heilungsprozeß. Es entsteht mühelos eine direkte Kommunikation. Unsere Hände sind äußerst sensibel. Sie sind aber nicht nur wunderbare Werkzeuge des Fühlens, sondern auch ein Instrument zur Kommunikation. Bei der Heilung durch das sogenannte Handauflegen, wobei der Körper meist überhaupt nicht berührt wird, wirkt die heilende Kraft ebenfalls durch die Hände. Wir alle besitzen bis zu einem gewissen Grad die Fähigkeit, mit unseren Händen zu heilen. Massage und Meditation sind zwei Möglichkeiten, diese Gabe zu entwickeln. Wenn wir jemanden massieren, dann übertragen wir das, was wir fühlen, auf die Person, die wir massieren. Es ist also am besten, wenn wir uns dabei in einem ausgeglichenen, zuversichtlichen Gemütszustand befinden. Man sollte nie eine Massage durchführen, wenn man zornig, müde oder nervös ist. Es spielt dagegen keine Rolle, ob sich der Patient wohlfühlt, unsere Massage wird ihm trotzdem helfen. Voraussetzung ist nur, daß der Masseur selbst zuversichtlich und entspannt ist.

Wenn der Heilende den Patienten zum ersten Mal berührt, dann sollten seine Hände zugleich aufnahmebereit und beruhigend sein. Bevor wir dem Patienten helfen können, müssen wir soviel wie möglich über ihn zu erfahren suchen. Während er mit uns spricht, hat sein Körper Gelegenheit, zu unseren Händen zu sprechen. Die Hände teilen uns mit, wie groß die physische Spannung ist und in welchen Bereichen des Körpers sie sich befindet. Unsere Hände erkennen, wie empfänglich oder nervös der Patient ist, welche Beschaffenheit seine Haut hat, wo die Muskulatur verspannt ist und vielleicht sogar den Grund dafür. Die Hände entdecken schmerzende Stellen und helfen, die Ursache zu verstehen; sie entdecken Stauungen, Schwellungen, alte Zerrungen oder Verrenkungen. Sie finden empfindliche Punkte, die an anderer Stelle des Körpers Schmerz auslösen. Sie können uns auch eine Menge über den Patienten selbst sagen.

Sobald die Hände ihre eigene Diagnose gestellt haben, können sie mit der »Übertragung« beginnen. Dabei bleiben sie jedoch, falls nötig, auch weiterhin auf »Empfang«. Unsere Hände heilen auf zwei Ebenen, einmal auf der rein physischen oder sinnlichen, zum anderen auf der, die man »psychisch« oder »übersinnlich« nennen könnte. Für die Heilung durch die Hände gibt es verschiedene Bezeichnungen: Handauflegen, Geistheilung, Magnetismus,

Gesundbeten usw. Allen diesen Heilweisen ist gemeinsam, daß dabei Energie in irgendeiner Form durch die Hände des Heilenden auf den Patienten übertragen wird. Diese Methode ist seit Tausenden von Jahren bekannt und in Gebrauch. Der erste wissenschaftliche Beweis dafür kam aus Rußland. Es ist die Kirlian-Fotografie. Semjon Kirlian und seine Frau Walentina haben eine Methode entdeckt, die Aura lebender Pflanzen und Tiere zu fotografieren, indem sie das Objekt in ein elektrisches Hochfrequenzfeld stellten. Die Fotos zeigen, daß Energie [man hat noch nicht entschieden, um welche Art der Energie es sich handelt] als eine Art Lumineszenz, als leuchtende Energiepunkte, Lichtkrater und Sternhaufen, sichtbar wird. Diese Flammenmuster haben verschiedene Farben, blau, orange, gelb, violett, und sind ständig in Bewegung, manche schnell, andere langsam. Die Kirlian-Experimente haben gezeigt, daß die von den Fingerspitzen ausgehende Energie stärker als normal wird, wenn ein Heiler sich auf die Heilkraft konzentriert. Diese von den Fingerspitzen ausgehende Energie ist schon an sich eine faszinierende Entdeckung. Die Tatsache, daß es uns möglich ist, sie auf irgendeine Weise zu beeinflussen und tatsächlich die Wirkung der Einflüsse als eine Veränderung in Farbe oder Intensität der Lichtausstrahlung zu sehen, ist fast unglaublich. Nur ein unverbesserlicher Skeptiker wird sich der Erkenntnis verschließen, daß Energie durch die Hände von einer Person auf eine andere übertragen werden kann. Die Möglichkeit einer wissenschaftlichen Untersuchung solcher Phänomene wurde erst in jüngster Zeit ernsthaft in Betracht gezogen.

Um zu heilen, muß man fähig sein zu fühlen: Sympathie, Mitleid, Anteilnahme und Zuneigung für einen anderen Menschen. Je mehr Konzentration und Energie wir für die Massage aufwenden, um so leichter kann diese heilende Energie uns durchströmen. Der Erfolg hängt nicht so sehr davon ab, welche Art der Massage man anwendet oder wie perfekt die Technik ist, sondern vielmehr von unserem inneren Zustand. Ist der Geist unbelastet und fühlt man sich entspannt, dann werden die Bewegungen ganz von selbst natürlich und fließend.

Die Aromatherapie-Massage ist eine Kombination aus der Schwedischen Massage, der Shiatsu-Massage (einer Art Akupressur-Massage) und einer neuromuskulären Massage (Nerven- oder Nervenpunktmassage). Obgleich Shiatsu- und Neuromuskulär-Massage technisch im Grunde identisch sind, gehen sie doch von verschiede-

137

nen Prinzipien aus. Um den Unterschied deutlich zu machen, betrachten wir am besten jede der drei Arten der Massage für sich und sehen dann, wie wir aus ihren Elementen eine Massagetechnik entwickeln, die wir Aromatherapie-Massage nennen.

Die Schwedische Massage

Die Schwedische Massage ist eine Massage der Weichteile des Körpers. Ihren Namen verdankt sie dem schwedischen Professor Pehr Henrik Ling, der im 19. Jahrhundert eine grundlegende wissenschaftliche Untersuchung über die Massage vornahm. Damit erarbeitete er die Grundlagen für die Massagetechnik, wie sie heute im allgemeinen gelehrt und praktiziert wird.

Die Schwedische Massage besteht aus verschiedenen Handgriffen, z.B. dem Streichen [Effleurage], dem Kneten oder Walken [Pétrissage], dem Klopfen und dem Reiben. Die Knetmassage oder Pétrissage ist eine sehr tiefgehende Massage, die mit den Daumen ausgeführt wird. Mit allen übrigen Techniken bleibt man mehr an der Oberfläche und beeinflußt lediglich Gefäße und Muskeln. Eine Ausnahme macht das Streichen, das auch eine Reflexwirkung auf das Nervensystem hat. Gerade an dieser Massagebewegung sind wir vor allem interessiert. Aber auch das Kneten kann gelegentlich von Nutzen sein.

Die Effleurage

Das Streichen oder die Effleurage ist eine langsame, sanfte, rhythmische Bewegung der ganzen Hand. Sie wird in Aufwärtsrichtung (d.h. stets in Richtung des Blutstromes zum Herzen hin) ausgeführt. Je mehr Druck man anwendet, um so tiefer ist die Wirkung auf Kreislauf und Muskelgewebe. Je leichter (natürlich innerhalb gewisser Grenzen) die Massage, um so größer die reflektorische Wirkung auf das Nervensystem. Das wirkt besonders angenehm und entspannend.

In der Praxis wird fast jede Massagebehandlung mit einer Effleurage begonnen. Am Rücken (dies ist der Bereich, mit dem wir uns hauptsächlich beschäftigen) streicht man von unten nach oben. Man legt die Hände nebeneinander, die Daumen fahren die Wirbelsäule

138

entlang, dann trennen sich die Hände, gehen nach außen, über die Schultern, und streichen ganz leicht seitlich am Rücken herunter. Es gibt verschiedene Variationen dieser Methode, es hat sich aber erwiesen, daß dies im allgemeinen die zweckmäßigste Art ist. Eine gelegentlich angewandte Variante besteht darin, daß man am Kopf des Patienten steht und die gleiche Bewegung umgekehrt ausführt, also zuerst die Wirbelsäule hinunter- und dann zu beiden Seiten des Rückens heraufmassiert. Das Streichen wird in ähnlicher Weise auch am übrigen Körper ausgeführt. Die Beine behandelt man beispielsweise, während der Patient auf dem Bauch, Gesicht nach unten, liegt, und zwar von der Ferse das Bein hinauf. Die Hände liegen parallel und berühren sich beim Aufwärtsstreichen, trennen sich, und streichen dann zu beiden Seiten des Beines abwärts.

Beim Streichen legen wir einen leichten Druck auf die Aufwärtsbewegung, in umgekehrter Richtung wird keinerlei Druck ausgeübt. Der Druck beim Aufwärtsstreichen kann nach Bedarf verändert werden. Im allgemeinen ist es am besten, wenn man mit leichtem Druck beginnt und allmählich stärker wird. Bei Menschen mit schwerem Körperbau wird mehr Druck nötig sein, bei Patienten mit zarter Konstitution weniger. Bei sehr nervösen Menschen sollte man nicht zu viel Druck anwenden. Bei der Durchführung der Effleurage dürfen die Hände weder verkrampft noch schlaff sein, sie müssen sich fest und flexibel den Konturen des Körpers anpassen, sozusagen nachmodellierend über die Haut gleiten. Normalerweise bleiben die Finger während der Massage beisammen, man kann sie aber auch spreizen, besonders wenn man die Effleurage nur mit einer Hand ausführt. Das ist manchmal notwendig, etwa bei der Massage der Arme, wo einfach für zwei Hände nebeneinander nicht genügend Platz ist. Die Effleurage kann an jedem Teil des Körpers ausgeführt werden, an eher knochigen ebenso wie an muskulösen Partien.

Das Kneten

Diese Bewegung wird in der Aromatherapie nicht so häufig angewandt wie bei der Schwedischen Massage. Dort bildet sie einen wesentlichen Bestandteil. Das Kneten erfolgt mit der ganzen Hand oder mit beiden Händen. Es ist im Grunde eine zusammenpressende, rollende Druckbewegung. Um zu »drücken« oder zu »rollen«, muß man zuerst überhaupt etwas zu fassen bekommen, daher ist das Kneten am leichtesten an den fleischigeren Teilen des Körpers auszuführen. An knochigen Gliedmaßen, an den Händen, Handgelenken, Ellenbogen usw. kann man es nicht anwenden. Man faßt den Teil, der massiert werden soll, mit den beiden Daumen, denen die anderen vier Finger sozusagen Widerstand leisten. Man hebt das Gewebe etwas an und drückt es dabei gerade soviel zusammen, daß man den Muskel im Griff behält und rollen kann, indem die Hand über die Hautoberfläche gleitet. Danach werden die Hände entweder in ihre ursprüngliche Position zurückgeführt, indem sie leicht über das ganze Gebiet streichen (wie in der Rückbewegung bei der Effleurage) oder sie können auf dem Rückweg wieder »kneten« und die gleiche Bewegung in umgekehrter Richtung ausführen. Eine andere Variante besteht darin, daß man mit einer Hand auf sich zu »knetet«, während man die andere Hand von sich weg arbeiten läßt. Das ist etwas schwieriger, aber es ist von großem Nutzen, wenn man diese Technik beherrscht. Allerdings kann sie nur an besonders fleischigen Körperteilen ausgeführt werden. Das Kneten mit einer Hand ist besser für die weniger fleischigen geeignet. Man muß beim Kneten darauf achten, daß man nicht zu stark drückt oder gar kneift, es soll ebensosehr eine rollende wie eine zusammenpressende Bewegung sein.

Das Kneten bringt Erleichterung bei Muskelschmerzen, etwa wenn die Waden nach einer langen Wanderung oder der Rücken nach der Gartenarbeit weh tun, auch bei verkrampften Muskeln, besonders bei Verspannung des Trapezmuskels zwischen Nacken und Schultern. Die Muskeln beginnen zu schmerzen, sobald es zu einer Ansammlung von Stoffwechselschlacken (hauptsächlich Milchsäure) im Muskelgewebe kommt. Dies geschieht, wenn die Muskeln über ihre normale Leistungsfähigkeit hinaus belastet werden und Blut und Lymphflüssigkeit die Milchsäure nicht schnell genug abbauen bzw. abtransportieren können. Durch Massage, besonders durch das Kneten, wird der Kreislauf angeregt, und es kommt zum rascheren Abbau der Milchsäureablagerungen.

Die Schwedische Massage ist relativ leicht auszuführen. Selbst wenn man ziemlich kräftig massiert, kann es kaum zu Verletzungen kommen. Am besten ist jedoch eine sanfte, fließende, einfühlsame Bewegung. Wenn man einmal die Grundtechniken beherrscht, kann man zur Improvisation eigener Formen übergehen. Das ergibt sich meist ganz von selbst. Da die Schwedische Massage die am leichtesten zu lernende und potentiell am wenigsten schädliche Technik ist, sollte man sich zuerst damit vertraut machen, bevor man versucht, eine tiefergehende Massage zu erlernen. Es ist auch unbedingt notwendig, daß man sich einigermaßen in der Anatomie auskennt und weiß, was man massiert. Das gleiche gilt für die Physiologie, sie fördert das Verständnis dafür, warum eine Massage ausgeführt wird.

Die Neuromuskulär-Massage

Neuromuskulär-Massage bedeutet Nerven-Muskel-Massage (auch Bezeichnungen wie Neuraltherapie, Bindegewebsmassage, Nervenmassage und Nervenpunktmassage gehören hierher). Dies ist eine Art der Therapie, die von Osteopathen und Masseuren des Westens entwickelt wurde, vor allem in den USA. Im Grunde ist es eine Art Tiefenmassage, die darauf abzielt, Nerven, Bänder, Sehnen und anderes Bindegewebe zu erreichen, das normalerweise durch die Weichteilmassage nicht beeinflußt wird. Die Neuromuskulär-Massage gehört normalerweise nicht in das Gebiet der Aromatherapie-Massage. Ich füge ihre Beschreibung hier ein, da sie in manchen Fällen doch sehr nützlich sein kann, auch wenn sie weniger bekannt ist.
Wie die meisten Techniken der Tiefenmassage wird auch die Neuromuskulär-Massage mit den Daumenballen und/oder den Fingern ausgeführt. Ein gewisser Druck ist erforderlich. Als allgemeine Regel gilt: nicht mehr als 10 Pfund. Allerdings wird von erfahrenen Masseuren gelegentlich auch 30 Pfund Druck oder mehr angewandt. (Den ausgeübten Druck kann man messen, indem man mit den Daumen oder Fingern auf die Badezimmerwaage drückt.) Am häufigsten wird eine kreisende Bewegung ausgeführt. Man legt Daumen oder Finger auf die Haut, beschreibt damit kleine Kreise und bewegt sich über das darunterliegende Gewebe, bleibt aber stets in Kontakt mit der gleichen Hautstelle. Dies ist eine sehr gute Technik für eine mitteltiefe Massage und auch brauchbar, wenn eine allgemeine Massage verlangt wird oder eine sehr tiefe Massage nicht ratsam erscheint. Für eine tiefergehende Wirkung gebraucht man eine Art sägende Bewegung. Während der Druck aufrechterhalten wird, bewegt man Daumen oder Finger auf der gleichen Linie hin und her, verliert aber auch hier nie den Kontakt mit der

gleichen Stelle der Haut. Das »Sägen« ist eine sehr tiefgehende Bewegung und kann je nach ausgeübtem Druck sogar schmerzhaft sein. Man wendet es nicht länger als zwanzig Sekunden an der gleichen Stelle an und nicht länger als insgesamt zehn Minuten während einer gesamten Massagebehandlung. Es kann dabei sogar zu leichten Druckstellen kommen. Das ist manchmal unvermeidlich, besonders bei Menschen, die besonders leicht blaue Flecken bekommen. Man sollte sich aber bemühen, das nach Möglichkeit zu vermeiden.

Die dritte Massagetechnik ist im Grunde gar keine Bewegung, sondern lediglich ein Druck nach unten. Dieser Druck geht fast so tief wie das Sägen, ist aber nicht so schmerzhaft und kann mit weniger Vorbehalt angewandt werden. Auch hierbei sollte sich die Stärke des Druckes nach der Schmerzreaktion richten: ein bestimmtes Maß an Unannehmlichkeit ist auszuhalten, niemals aber intensiver Schmerz. Wenn man eine Druckmassage durchführt, ist es meist leichter, dazu die Daumen zu gebrauchen, denn sie besitzen mehr Kraft als die Finger und können über eine längere Zeit hin starken Druck ausüben. Manchmal ist es weniger anstrengend, zwischen Daumen und Fingern abzuwechseln. Außerdem geht es viel leichter, wenn man das Gewicht des eigenen Körpers mit einsetzt, indem man den Arm gestreckt hält und sich über den Patienten beugt, als wenn man den Druck nur durch die Hand- und Armmuskeln erzeugt. Dies erscheint anfangs ein wenig merkwürdig, aber man wird bald bemerken, daß es Kräfte spart.

Indem man unmittelbar zu beiden Seiten der Wirbelsäule massiert, erreichen wir gleichzeitig eine Anregung und Entspannung. Danach fühlt sich der Patient völlig locker und entspannt, während gleichzeitig sein ganzer Körper einschließlich der inneren Organe an Spannkraft gewonnen hat. Das ist der Fall, weil die Nerven, die massiert wurden, den gesamten Körper versorgen (außer den Kopf, für den die Hirnnerven zuständig sind). Es bedeutet aber nicht, daß die Massage entlang der Wirbelsäule jede weitere Massage überflüssig macht. Allerdings ist für eine Tiefenmassage die Wirbelsäule tatsächlich die wichtigste Stelle des Körpers.

Es gibt zwei Möglichkeiten, das Diagramm der Spinalnervenwurzeln zu nutzen. Die erste: Wenn man weiß, daß ein bestimmtes Gebiet oder Organ einer Behandlung bedarf, kann man mehr Zeit auf die Massage der entsprechenden Nervenwurzeln aufwenden. Dadurch regt man die Nervenimpulse für diesen Bereich an, er

142

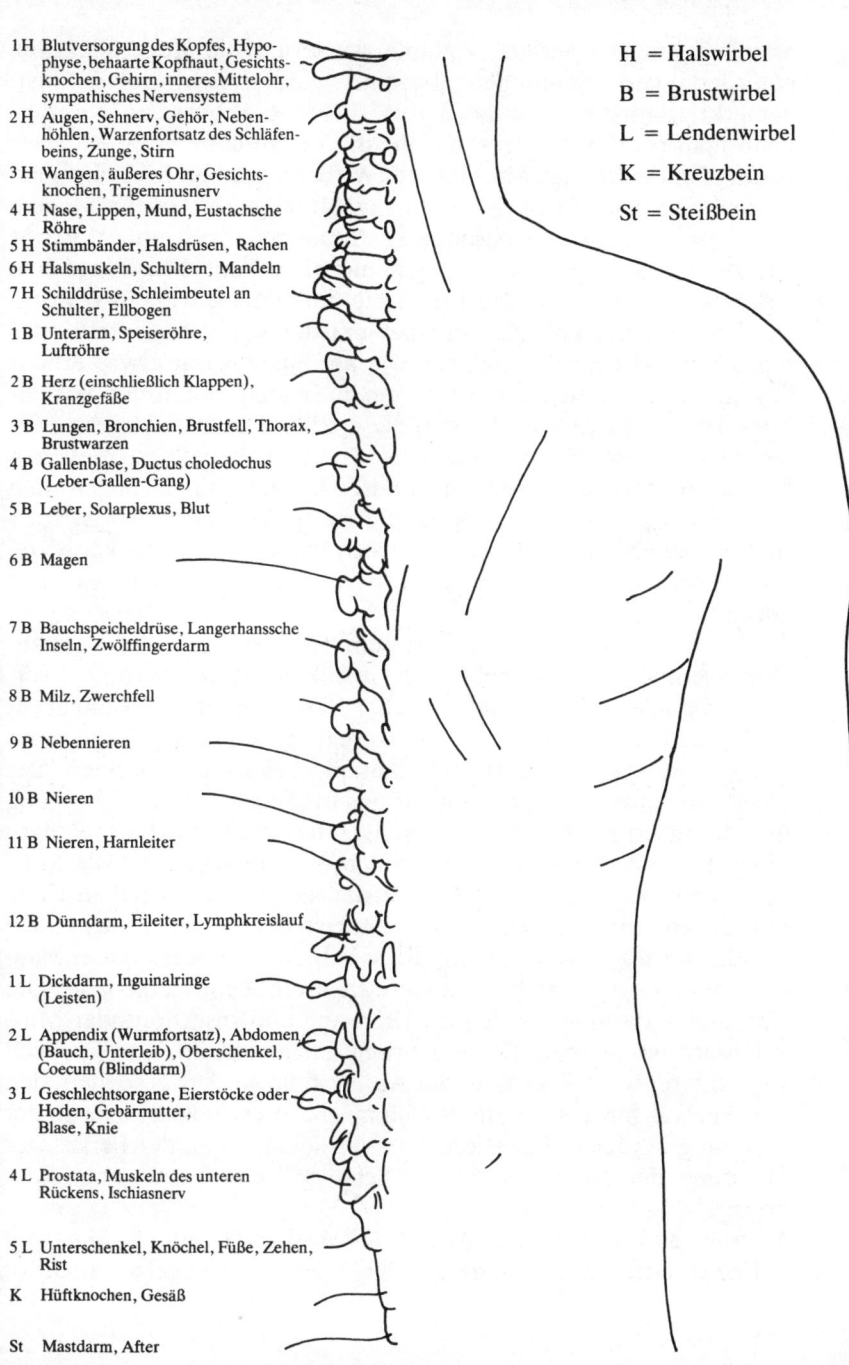

1 H Blutversorgung des Kopfes, Hypophyse, behaarte Kopfhaut, Gesichtsknochen, Gehirn, inneres Mittelohr, sympathisches Nervensystem

2 H Augen, Sehnerv, Gehör, Nebenhöhlen, Warzenfortsatz des Schläfenbeins, Zunge, Stirn

3 H Wangen, äußeres Ohr, Gesichtsknochen, Trigeminusnerv

4 H Nase, Lippen, Mund, Eustachsche Röhre

5 H Stimmbänder, Halsdrüsen, Rachen

6 H Halsmuskeln, Schultern, Mandeln

7 H Schilddrüse, Schleimbeutel an Schulter, Ellbogen

1 B Unterarm, Speiseröhre, Luftröhre

2 B Herz (einschließlich Klappen), Kranzgefäße

3 B Lungen, Bronchien, Brustfell, Thorax, Brustwarzen

4 B Gallenblase, Ductus choledochus (Leber-Gallen-Gang)

5 B Leber, Solarplexus, Blut

6 B Magen

7 B Bauchspeicheldrüse, Langerhanssche Inseln, Zwölffingerdarm

8 B Milz, Zwerchfell

9 B Nebennieren

10 B Nieren

11 B Nieren, Harnleiter

12 B Dünndarm, Eileiter, Lymphkreislauf

1 L Dickdarm, Inguinalringe (Leisten)

2 L Appendix (Wurmfortsatz), Abdomen (Bauch, Unterleib), Oberschenkel, Coecum (Blinddarm)

3 L Geschlechtsorgane, Eierstöcke oder Hoden, Gebärmutter, Blase, Knie

4 L Prostata, Muskeln des unteren Rückens, Ischiasnerv

5 L Unterschenkel, Knöchel, Füße, Zehen, Rist

K Hüftknochen, Gesäß

St Mastdarm, After

H = Halswirbel

B = Brustwirbel

L = Lendenwirbel

K = Kreuzbein

St = Steißbein

empfängt mehr Energie, wodurch wiederum die Zellerneuerung gefördert wird, Stauungen abgebaut werden usw. Sobald man bemerkt, daß die Massage der Wirbelsäule Schmerzen bereitet, kann man ganz sicher sein, daß sie die Behandlung nötig hat. Der zweite Punkt: Bei der Massage des Wirbelsäulenbereichs wird man bestimmte Stellen finden, die schmerzhaft reagieren. Hier muß man die Tiefenmassage mit besonderer Aufmerksamkeit und Vorsicht ausführen. Es kann (muß aber nicht unbedingt) ein Hinweis auf eine Erkrankung in den Organen sein, die durch diese Nerven versorgt werden. Wir beschäftigen uns hier mit der schmalen Furche zwischen der Wirbelsäule und den wie auf einem Grat etwas erhöht liegenden Muskeln, die etwa 2½ cm zu beiden Seiten der Wirbelsäule liegen. Es ist günstig, daß diese Rille gerade breit genug für den Daumen ist. Man kann jede der drei vorstehend beschriebenen Massagetechniken anwenden, kreisende Bewegung, Sägen und Drücken, und entweder gleichzeitig zu beiden Seiten der Wirbelsäule arbeiten oder jede Seite für sich vornehmen, man kann von oben nach unten oder umgekehrt massieren, wie man es eben vorzieht.

Die Neuromuskulär-Massage ist sehr zu empfehlen bei Verstauchungen und Verrenkungen von Gelenken, Muskelzerrung, -verspannung oder -krampf und ähnlichen Beschwerden. Sie kann auch, wie vorstehend beschrieben, zur Anregung der Nerven angewandt werden und gilt damit als Hilfstherapie bei vielerlei Leiden. Bei dieser Massage konzentrieren wir uns besonders auf den Ursprung und die Insertion der Muskeln. Es ist interessant, daß diese Punkte oft genau mit den Akupunkturstellen übereinstimmen. Alle Muskeln, ausgenommen einige Gesichtsmuskeln, sind an jedem Ende mit Knochen verbunden. Diese Ansatzstellen bestehen aus einem Bündel weißer Gewebefasern, die wir als Sehnen bezeichnen. Manche Sehnen sind sehr kurz, andere mehrere Zentimeter lang. Die Befestigungspunkte werden als Ursprung und Insertion oder Muskelansatz bezeichnet. Der Ursprung ist fester mit dem Knochen verbunden als die Insertion, die Ansatzstelle an dem Knochen, den der Muskel bewegt. Beim Wadenmuskel beispielsweise liegt der Ursprung am Knie, Insertion oder Muskelansatz an der Ferse. Der Ursprung des Bizeps ist an der Schulter, sein Ansatz am Ellenbogen.

Massage an Ursprung und Ansatz des Muskels (U- und A-Massage) hat einen anregenden (Yang-)Effekt. Wenn ein Muskel atonisch (zu schlaff, zu sehr »Yin«) geworden ist, dann hat die U- und A-Massage eine tonisierende Wirkung und hilft, wieder den Normal-zustand herbeizuführen. Diese Art von Massage beugt auch Abnut-zungserscheinungen der Muskeln vor. Sie regt die Zellerneuerung an und fördert die Blutzufuhr und die Verbindung zwischen Nerven und Muskeln. Man bekommt einen Eindruck vom Gefühl, das die Neuromuskulär-Massage vermittelt, wenn man die Stelle massiert, an der Hals und Schädel im Nacken aufeinandertreffen. Man legt dazu die Daumen unter den etwas erhöhten Knochen, der dort zu spüren ist. Diese Stelle ist bei den meisten Menschen schmerzemp-findlich, besonders nach außen zu. Man wendet soviel Druck an, daß man den Schmerz spürt, er soll natürlich nicht unerträglich stark sein. An dieser Stelle massiert man nicht nur die Ansätze von zwölf Muskeln, sondern auch sieben chinesische Behandlungspunkte. Die Massage dieser Stelle bringt Entspannung für Kopf und Nacken und ist wirksam bei Kopfweh, das oft mit Stauungen und Spannungszu-ständen im Nackenbereich zusammenhängt.

Wenn ein Muskel zu sehr angespannt ist (zu sehr »Yang«), dann erhöht die U- und A-Massage nicht die Muskelspannung, sondern kann sogar zur Normalisierung des Zustandes beitragen. Weiter gibt es eine Methode zur Behandlung von Muskelkrämpfen, die darin besteht, daß man auf das Zentrum oder den Bauch des Muskels drückt. Das Ergebnis ist eine ausgeprägt entspannende Yin-Wir-kung. Der Druck muß etwa eine Minute lang ausgehalten werden, ohne jede Bewegung. Dabei ist es wichtig, daß man genau das Zentrum des Muskels trifft. Die Wirbelsäule der meisten Menschen hat neuromuskuläre Massage nötig. Wir tragen Schuhe, laufen auf Beton, sitzen ungünstig usw. Dadurch leidet unser Rücken im Laufe der Zeit. Es kann sogar eine Manipulation der Knochen nötig werden, aber in den meisten Fällen handelt es sich nicht um eine ernsthaftere Erkrankung, und es genügen einige Behandlungen mit Neuromuskulär-Massage, um alle Beschwerden zu beheben. Ande-rerseits bleibt einer Manipulation oft der Erfolg versagt, wenn nicht gleichzeitig eine Tiefenmassage erfolgt, welche die Bänder und Muskeln ebenso wie die Knochen in die Behandlung mit einbezieht. Die Folge ist dann eine endlose Reihe von Manipulationen, die nur wenig Besserung bringen. Bei den meisten Menschen findet man am Rücken kleine, durch Verspannung entstandene Knoten nahe der Wirbelsäule. Manchmal sind sie so ausgeprägt, daß man sie ganz deutlich sehen kann. Dies sind die Punkte, die den Druck brauchen.

Sie sind immer schmerzempfindlich. Sehr oft hört man ein schwaches Knacken. Es zeigt an, daß der Knochen sich selbst wieder reguliert hat, ohne daß eine Manipulation mit äußerem Kraftaufwand erfolgte.
Es sollte niemand die Neuromuskulär-Massage versuchen, bevor er etwas Übung im Massieren hat. Sie erfordert einen ziemlich starken Druck und bei Mangel an praktischer Erfahrung könnte es zu Verletzungen kommen.

Die Shiatsu-Massage

Das Wort Shiatsu stammt aus dem Japanischen: *shi* bedeutet Finger und *atsu* heißt Druck. Wie die Akupunktur und die Moxibustion ist es eine Heilweise, die aus dem Osten zu uns kam. Allen diesen Methoden liegen die Prinzipien von *Ch'i* und Yin/Yang zugrunde. Die Behandlung erfolgt durch Beeinflussung des Energiestroms der Meridiane. Die Punkte, die man dazu benutzt, sind von Patient zu Patient verschieden, denn man geht immer individuell vor und keineswegs symptomatisch. Auch die Anzahl der Punkte schwankt, gewöhnlich sind es zwischen fünf und zehn. Die exakten Punkte spielen bei Shiatsu ohnehin keine große Rolle, sonst wären nur ausgebildete Akupunkteure in der Lage, eine solche Spezialbehandlung durchzuführen.
Die Shiatsu-Massage erfordert einen ziemlichen Kraftaufwand und kann (wie die Neuromuskulär-Massage) schmerzhaft sein, ja sogar blaue Flecken verursachen. Obgleich es manchmal notwendig sein mag, schmerzempfindliche Punkte ziemlich tief zu massieren, ist es wichtig, daß man dem Patienten keine zu starken Schmerzen bereitet. Die Massage darf für ihn nicht unangenehm werden. Die Druckbehandlung der schmerzenden Stellen sollte weniger als 10% der gesamten Massagezeit in Anspruch nehmen. Gewöhnlich hat eine Stelle oder ein Punkt, der bei Berührung schmerzt, die Massage auch nötig. Solche Stellen tun meist erst dann weh, wenn man Druck ausübt. Nach der Massage ist der Schmerz gelindert oder völlig verschwunden. Dies gilt sowohl für die Shiatsu- als auch für die Neuromuskulär-Massage.
Im allgemeinen massiert man bei Shiatsu an den Meridianen entlang. Bei einer Ganzkörpermassage beginnt man am Kopf und arbeitet dann den Rücken abwärts, danach von den Händen hinauf

146

zu den Schultern und von den Füßen nach oben bis zum Becken. Dabei folgt man immer dem Verlauf der Meridiane. Wenn man sich beispielsweise die Arme vornimmt, muß man mehrere Bahnen verfolgen, um alle Meridiane im Arm zu erreichen. Der angewandte Druck soll ähnlich wie bei der Neuromuskulär-Massage sein. Die Druckstärke ist auch weniger wichtig, er muß aber an den richtigen Stellen erfolgen. Man verwendet zwei verschiedene Arten des Druckes: einmal den einfachen Druck, zum anderen Druck mit einer kleinen kreisenden Bewegung. Oft werden dazu die Daumen eingesetzt. Der Druck wird auf jeden Zentimeter entlang des Meridians ausgeübt. Bei Shiatsu ist es nicht wichtig, sehr tief zu drücken, denn es sollen ja nicht Nerven oder Bänder massiert werden, die tief im Gewebe liegen. Shiatsu ist eher eine Energie-Massage, die Anwendung von *Ch'i* oder der Lebenskraft, und weniger der Einsatz physischer Kraft.

Um bei der Massage Ch'i oder Energie übertragen zu können, ist es notwendig, daß man einige grundlegende Voraussetzungen erfüllt. Der Masseur muß selbst in einem einigermaßen guten Gesundheitszustand sein, andernfalls würde er seine bereits erschöpfte Lebenskraft weiter schwächen. Er sollte in dieser Beziehung zumindest stärker sein als die Person, die er massiert. Manche Menschen haben das Gefühl, daß sie bei der Massage oder beim Heilen nicht ihre eigene Energie opfern, sondern daß sie ein Kanal sind, durch den Energie, vielleicht göttliche Energie, strömt. Sie sind deshalb nicht der Meinung, daß sich ihre eigene Energie erschöpfen kann. In diesem Punkt ist die persönliche Einstellung das wichtigste. Wer spürt, daß seine Kraftquelle der Göttliche Wille oder die Kosmische Energie ist, der wird in der Lage sein, mit diesen Mitteln zu heilen. Wer dagegen meint, daß die Massage ihn seiner eigenen Energie beraubt, bei dem wird dies wahrscheinlich auch der Fall sein. Während der Massage (und auch bereits davor) sollte man sich in einem ruhigen, ausgeglichenen Gemütszustand befinden, in einem Zustand des Nicht-Denkens. Das ist nur durch Meditation zu erreichen. Wer die Meditation nicht beherrscht, muß seine ganze Aufmerksamkeit auf die Massage selbst konzentrieren. Man atmet langsam und tief ein und hält Bauch und den übrigen Körper so entspannt wie möglich. Auch der Patient muß veranlaßt werden, ein paarmal tief durchzuatmen, wenn das nicht von selbst geschieht (normalerweise ist das der Fall, wenn der Masseur selbst entspannt und locker ist). Die Entspannung gelingt leichter, wenn man sich auf einen Punkt konzentriert. Dadurch vermittelt die Massage dem Patienten ebenfalls das Gefühl größerer Entspannung und wird für den Masseur weniger anstrengend. Wenn er sich einmal ängstlich oder unbehaglich fühlt, dann wird diese einfache Form der Meditation zusammen mit dem Duft der Essenzen ihm helfen, daß nicht nur er, sondern auch sein Patient sich bald besser fühlt. Wenn man sich auf die Hände konzentriert und auf die Massage, die sie ausführen, wird außerdem ein subtiler Energiestrom angeregt, uns zu durchströmen. Man sollte nie die Massage automatisch ausführen und sich dabei im Geiste mit etwas anderem beschäftigen. Man muß sozusagen das Wesentliche fühlen, was hier geschieht. Konzentrieren Sie sich auf das, was Sie tun!

Shiatsu verfolgt zwei verschiedene Ziele. Das eine ist, den Patienten ganz allgemein mit Ch'i aufzuladen; das andere dagegen, bestimmte Meridiane und spezielle Punkte zu massieren. Auch bei dieser Massage spielt wieder der Rücken die wichtigste Rolle. Der Blasenmeridian verläuft in zwei Bahnen zu beiden Seiten der Wirbelsäule. Jede dieser Bahnen besitzt eine Anzahl von Punkten, die sich auf die übrigen Meridiane (und die dazugehörigen Organe) beziehen. Eine Bahn, wir können sie Bahn A nennen, verläuft im Abstand von knapp 2 cm neben der Wirbelsäule. Die andere (Bahn B) liegt etwa 2½ cm weiter außerhalb neben Bahn A und geht von der inneren Ecke des Schulterblattes in einer Linie abwärts.

Es gibt außerdem den sogenannten »Gouverneur-Meridian«, der genau in der Mitte von Rücken und Kopf hinauf verläuft. Der Energiestrom des Blasenmeridians dagegen geht vom Kopf abwärts zum Fuß. Man massiert mit diesem Strom in Abwärtsrichtung. Eine Massage mit dem Strom, in Abwärtsrichtung also, hat eine allgemein anregende Wirkung. Die Massage nach oben, gegen den Strom, hat eine eher entspannende Wirkung. Die Massage dieser beiden Meridiane bildet einen wichtigen Bestandteil der Aromatherapie-Massage.

Die Aromatherapie-Massage

»Die unterbrochene Aufmerksamkeit ist nicht nur in der Fechtkunst das wichtigste Element, sondern auch im Zen. Wenn es bei den Aktionen nur einen Zwischenraum von Haaresbreite gibt, dann ist dies schon eine Unterbrechung. Klatscht man in die

Hände, dann kommt das Geräusch ohne jede Verzögerung. Ebenso muß eine Bewegung der anderen folgen, ohne daß sie durch das Bewußtsein unterbrochen wird.«

So schreibt Glen Barclay in seinem Buch *Mind over Matter*. Die »ununterbrochene Aufmerksamkeit« ist seine Bezeichnung für die Meditation, für einen geistigen Zustand, der auch bei der Massage eine große Rolle spielt, bei der ein kontinuierlicher Bewegungsablauf angestrebt wird. Obgleich die Aromatherapie-Massage ebenso den tiefen Druck mit den Daumen aus der Shiatsu- und der Neuromuskulär-Massage verwendet wie die beruhigende Effleurage aus der Schwedischen Massage, sollte die Gesamtwirkung harmonisch und nicht in sich widersprüchlich sein. Die Tiefenmassage muß eher sanft als kraftvoll ausgeführt werden. Auf diese Weise kann Druck angewandt werden, der zugleich wirkungsvoll ist und ein Minimum an Unbehagen hervorruft. Ich rate daher nicht zur Anwendung von Hacken, Schröpfen oder den kraftvolleren, unvermittelten Bewegungen, die auch zum Shiatsu gehören. Auch die tiefen, sägenden Bewegungen, wie sie bei der Neuromuskulär-Massage üblich sind, empfehle ich weniger. Sie können zwar sehr wirksam bei der Massage von Bändern und Nerven sein, sind aber doch ziemlich schmerzhaft und in der Aromatherapie nicht unbedingt notwendig. Es bleiben uns nun zwei Methoden: die Effleurage der Schwedischen Massage und der tiefe Daumendruck der Shiatsu- und Neuromuskulär-Massage. Daumendruck kann man auf drei verschiedene Arten anwenden: entweder Druck ohne Bewegung, Druck mit kleinen, kreisenden Bewegungen und Druck mit einer Bewegung, mit der wir uns bisher noch nicht beschäftigt haben. Es ist die Ausübung von Druck, während man gleichzeitig die Daumen eine bestimmte Bahn entlanggleiten läßt, das kann ein Meridian, eine Nervenbahn oder ein Muskel sein. Die zuletzt geschilderte Technik ist besonders nützlich, denn sie geht ziemlich in die Tiefe, die Bewegung ist fließend, und jeder Zentimeter des Meridians oder der Nervenbahn wird erfaßt. Es ist eine gleitende Bewegung, die nur ausgeführt werden kann, wenn man ein Massageöl verwendet. Es gibt noch andere Bewegungstechniken, die gelegentlich angewandt werden. Dabei entwickelt jeder Masseur seine eigene Vorliebe für die eine oder andere Methode und improvisiert seine speziellen Bewegungen. Die von mir empfohlenen scheinen mir im allgemeinen den größten Nutzen für unseren Zweck zu bieten und stellen gewiß eine gute Grundlage für jede Aromatherapie-Massage dar. Bevor wir uns weiter mit der Massage selbst beschäftigen, wollen wir einmal untersuchen, welche Ziele die Aromatherapie-Massage überhaupt hat. Sie soll

das Eindringen des Öls fördern,
allgemein anregen und/oder entspannen,
örtlich wirksam sein,
über die Nervenbahnen, die Reflexe oder Meridiane wirken.

Wir können noch hinzufügen, daß durch die Massage die Essenzen zu jenen Stellen gebracht werden sollen, wo sie am nötigsten sind. Damit die Öle wirksam werden können, muß die Haut bereit sein, sie aufzunehmen. Sie sollte weder von innen durch Toxine noch von außen durch Schmutz verstopft sein. Der Zustand der Haut wird zum Teil durch die Beschaffenheit des Blutes beeinflußt, das selbst »sauber« sein muß, um die Öle durch den Körper transportieren zu können. Für die Lymphflüssigkeit gilt das in noch stärkerem Maße. Auch sie kann die Öle nicht weiterbefördern, wenn ihr Fluß beeinträchtigt ist. Da es für die Lymphe keine »Pumpe« wie das Herz gibt, ist sie auf die Muskelbewegung und das Gesetz der Schwerkraft angewiesen, wenn sie normal fließen soll. Kommt es zu Stauungen, beginnt sie zu stocken. Eine Lymphstagnation hat Ödeme, Muskelschmerzen, Fettleibigkeit, Cellulitis, geschwollene Drüsen usw. zur Folge. Die Ursache einer Toxizität des Blutes oder einer Lymphstagnation und der sich daraus ergebenden Beeinträchtigung der Hautfunktion ist gewöhnlich Mangel an Bewegung, Überernährung, Fehlernährung (z.B. zu viele unnatürliche Nahrungsmittel), besonders häufig auch Stuhlverstopfung. In manchen Fällen ist diese Kongestion auch Anzeichen für funktionelle Störungen.
Da eine verstopfte Haut ein beträchtliches Hindernis für die Aromatherapie-Massage darstellt, muß man die Ursache dafür beheben, ehe man eine erfolgreiche Behandlung durchführen kann. Alle im Zusammenhang mit der Lymphstagnation erwähnten Beschwerden, dazu Müdigkeit, fahler Teint, Furunkel, Akne und oft auch fettige Haut, weisen auf eine Kongestion hin. In manchen Fällen genügt schon eine Fastenkur mit nachfolgender Ernährungsumstellung, um den Zustand zu bessern. In anderen Fällen wird eine intensivere Behandlung notwendig sein. Das bedeutet nicht, daß

Aromatherapie bei Menschen mit verstopfter Haut nicht zur Anwendung kommen darf. Tatsächlich hilft die Aromatherapie oft, die Kongestion zu beseitigen. Aber wenn nötig, müssen andere Mittel eingesetzt werden.

Damit die Poren (Haarfollikel) der Haut die maximale Aufnahmefähigkeit besitzen, müssen sie weit geöffnet und die periphere Blutzirkulation kräftig sein. Diesen Zustand kann man erreichen durch Anwendung von Strahlungswärme auf der Haut und/oder durch eine Friktionsmassage. Bei der Friktion reibt man mit der Hand ziemlich rasch auf der Haut hin und her. Das muß geschehen, bevor ein Öl aufgetragen wird. Es kommt dadurch zu einer geringen Blutüberfüllung, zu einer Rötung, da sich die Kapillargefäße mit Blut füllen. Entsprechende Bestrahlungslampen stehen nicht immer zur Verfügung, daher möchte ich betonen, daß man keineswegs Strahlungswärme anwenden muß, um diesen Effekt zu erzielen. Eine Friktionsmassage ist mindestens genausogut und wirkt gewöhnlich schneller.

Anregend
Eher tiefe, kräftige Bewegungen.
Massage den Blasenmeridian abwärts und den »Gouverneur-Meridian« aufwärts.

Entspannend
Eher sanfte, oberflächliche Bewegungen.
Der Ablauf sollte nicht unterbrochen werden.
Massage den Blasenmeridian aufwärts und den »Gouverneur-Meridian« abwärts.

Diese Aufstellung ist natürlich sehr relativ, denn jede Massage wirkt zugleich anregend und entspannend. Die Bezeichnungen schaffen vielleicht einige Verwirrung, da oft die gleiche Massage oder Essenz sowohl der Anregung als auch der Entspannung dienen kann: anregend für das eine System und entspannend für ein anderes, oder anregend, wenn es an Energie fehlt, und entspannend bei Energieüberschuß. Die kleine Aufstellung soll wie die Massage selbst dazu verhelfen, einen besseren Überblick zu gewinnen, wenn Gleichgewicht und Harmonie zwischen den verschiedenen Teilen und Funktionen des Körpers angestrebt wird.
Sobald ein örtliches Problem vorliegt, eine schmerzende Schulter, Wasseransammlung in den Fußgelenken oder dergleichen, dann wird die Massage darauf abzielen, diese speziellen Beschwerden zu

behandeln. Dazu kann eine sorgfältige Effleurage und die Anregung des Nervenstroms in diesem Bereich dienen, auch die Massage der entsprechenden Meridiane und Behandlungspunkte. Wenn eine organische Fehlfunktion vorliegt (ein schwaches Herz, schlechte Verdauung usw.) wird man ebenfalls sowohl lokal wie oben beschrieben behandeln, manchmal aber auch entfernte Meridiane oder Reflexzonen mit einbeziehen, auf die diese Beschwerden ansprechen. Wenn kein besonderes Problem vorliegt, kann eine Ganzkörpermassage verabreicht werden. Aromatherapie-Massage gibt es in drei verschiedenen Formen: als Rückenmassage, Gesichtsmassage und Ganzkörpermassage. Bei der Ganzkörpermassage beginnt man am besten mit dem Rücken, so daß der Patient bereits entspannt ist, wenn man den übrigen Körper behandelt.

Rückenmassage

Bevor man das Öl aufträgt, erfolgt eine Friktionsmassage des ganzen Bereichs. Dazu benutzt man die inneren Handflächen. Das sollte weniger als eine Minute dauern. Danach trägt man das Öl auf. Man gießt es immer zuerst in die eigene Hand, niemals direkt auf die Haut des Patienten, und verwendet nur gerade soviel wie nötig. Man kann später evtl. noch etwas Öl nehmen. Dann streicht man etwa eine Minute lang sanft über das ganze Gebiet, wie im Abschnitt über die Schwedische Massage (Effleurage) beschrieben. Danach knetet man vorsichtig Nacken und Schultern jeweils etwa 30 Sekunden. Es ist sehr wichtig, bei der Rückenmassage den gesamten Bereich der Wirbelsäule vom Steißbein bis zur Schädelbasis zu bearbeiten. Nun benutzt man beide Daumen, einen hinter dem anderen, und gleitet mit Druck die Wirbelsäule selbst hoch, von einem Ende zum anderen. Sobald man zum Nacken kommt, ist Vorsicht geboten. Nicht zu stark drücken! Einmal wiederholen. Nun führt man die gleiche Bewegung unmittelbar zu beiden Seiten der Wirbelsäule aus (Nervenwurzeln und Blasenmeridian Bahn A). Man kann beide Seiten auf einmal behandeln oder auch eine nach der anderen. Wer schwache Hände hat und nicht genügend Druck erzeugen kann, sollte den äußeren Rand des einen Daumens aufsetzen und mit der anderen Hand den Druck verstärken. Die Finger beider Hände müssen völlig entspannt sein. Nun wiederholt man die Bewegung, diesmal jedoch den Blasenmeridian Bahn B an beiden

Seiten entlang. Diese beiden zuletzt beschriebenen Bewegungen dauern jeweils etwa 30 Sekunden. Nun hat man die Grundbehandlung der Aromatherapie-Rückenmassage beendet. Sie dauert insgesamt etwa drei Minuten. Es ist wichtig, daß man diese Grundbehandlung in der vorgeschriebenen Zeit von drei bis höchstens vier Minuten abgeschlossen hat, weil die ätherischen Öle ja rasch verdunsten.

Jetzt wiederholen wir die Grundbehandlung, nehmen uns diesmal aber mehr Zeit und konzentrieren uns auf besondere Stellen. Wir wiederholen die Friktion, besonders im Bereich der Wirbelsäule, danach die Effleurage über den ganzen Rücken, das Kneten, diesmal über ein größeres Gebiet, und gehen dabei ein wenig tiefer.Man sollte besonders den Nacken gut durcharbeiten, ebenso den gesamten Schulterbereich und das Gebiet von Taille und Hüfte. Man wiederholt den gleitenden Druck über die Wirbelsäule, die Nervenwurzeln und den Blasenmeridian, aber konzentriert sich diesmal mehr auf schmerzende Stellen oder auf Bereiche, die Anregung brauchen. Außerdem massiert man alle anderen Punkte des Rückens, von denen wir wissen, daß sie die Massage nötig haben. Dazu können Akupunktur-Ansatzstellen gehören, Nervenpunkte, Reflexzonen usw. Diesmal nicht den stärksten Druck anwenden und nicht zu lange an einem einzelnen Punkt verweilen!

Nun kommen wir zum dritten und letzten Teil der Massage, im Grunde eine Wiederholung. Diesmal lassen wir die Friktion weg und konzentrieren uns noch stärker auf Punkte und/oder Stellen, die besonderer Aufmerksamkeit bedürfen. Wir widmen ihnen mehr Zeit und wenden stärkeren Druck an. Man schließt ab mit einer Effleurage, zuerst ziemlich tiefgehend, allmählich immer leichter werdend. Nun haben wir die Rückenmassage beendet. Ich habe sie mit Absicht sehr präzise und ausführlich dargestellt, um eine klare Vorstellung davon zu vermitteln. Natürlich gibt es viele Variationen und Alternativen. Sobald man einmal die Grundtechnik beherrscht, kann man diese Struktur variieren. Auch die angegebenen Zeiten sind nur ungefähre Werte und schwanken selbstverständlich je nach Masseur und auch von einem Patienten zum andern.

Kopf
Wir beginnen mit der Massage der Kopfhaut. Dazu wird kein Öl verwendet (natürlich könnte man bei einem kahlen Kopf Öl nehmen). Die Kopfmassage gilt auch oft als Vorbereitung auf eine Rückenmassage. Zuerst streicht man über den ganzen Kopf und läßt nur das Gesicht aus. Man benutzt beide Hände gleichzeitig und bewegt sie von der Stirn nach hinten, dem Rücken zu. Diese geraden Bewegungen können durch kreisende ersetzt werden. Dabei sollten beide Hände die Kreise gleichzeitig beschreiben, nicht abwechselnd. Dann folgt eine Friktion mit den Fingerspitzen, etwa so, als ob man den Kopf waschen wollte, wiederum von vorn nach hinten. Man wird vier oder fünf Bewegungen brauchen, um den ganzen Bereich zu erfassen. Danach massiert man mit einfachem Druck oder kleinen kreisenden Bewegungen den »Gouverneur«-Meridian in der Mitte des Kopfes, und zwar vom Nasenrücken zum Genick, danach den Blasenmeridian und den Gallenblasen-Meridian. Jeder Meridian wird dreimal von vorn nach hinten massiert. Man schließt mit einer leichten Effleurage.

Rücken
Dabei richtet man sich nach der vorstehenden Beschreibung.

Brustkorb
Man benutzt zu Beginn dieser Massage nur drei Finger jeder Hand und fängt unter dem Kinn an, wobei die Fingerspitzen gegeneinander gerichtet sind, Ellbogen nach außen. Zuerst streicht man sanft die Kehle herunter bis zum unteren Ende des Sternums (Brustbein), dabei dreht man die Hände allmählich nach innen, bis sie nach unten zeigen.
In einer kontinuierlichen Bewegung führt man die Hände wieder über die Brust zurück, dreht sie, bis die Fingerspitzen wieder gegeneinander gerichtet sind. Nach einem kurzen Innehalten wölbt man die Hände leicht und drückt vorsichtig über das Gebiet oberhalb der Brüste. Man fährt mit einer nach außen und oben gerichteten Bewegung zu den Schultern hin fort, wobei die Hände sich drehen, bis die Fingerspitzen nach unten zeigen. Mit der Außenkante der Hände (kleine Finger) drückt man fest auf die Stelle zwischen Körper und Oberarm (Achselhöhle). Dann, immer noch

mit der ganzen Hand, macht man kräftige Massagebewegungen rückwärts über die Schultern bis zur Halswurzel.

Ohne anzuhalten geht man jetzt mit nur drei Fingern zu einer leichteren Bewegung über und massiert unter der Wangenlinie bis zum Ausgangspunkt unterm Kinn. Bei dieser Massage wird nur einmal ein leichter Druck angewandt, und zwar über den Lymphdrüsen.

Bauch
Der Bauch reagiert gut auf Massage. Hier können wir einige der inneren Organe beeinflussen. Außerdem ist dieser Bereich häufig der Sitz von Spannung und Angst. Es ist besonders wichtig, daß wir bei der Bauchmassage nicht zu viel Druck anwenden. Durch Erfahrung bekommt man ein Gefühl für die Patienten und weiß, wie stark der Druck jeweils sein darf. Bis es soweit ist, sollte man nicht ängstlich sein, aber sanft vorgehen. Man fängt mit einer leichten Friktion an, trägt dann das Öl auf und beginnt mit der Effleurage. Ich finde, dafür ist es am besten, wenn eine Hand einen Kreis rund um den Nabel beschreibt. Der Bauch braucht sehr viel Effleurage. Man beginnt ganz leicht und steigert den Druck allmählich, aber nie soweit, daß es Unbehagen bereitet. Die nächste Bewegung besteht aus Druck mit kreisenden Bewegungen entlang des Dickdarms. Man beginnt bei Punkt A des Diagramms (Blinddarm), massiert danach den aufsteigenden Dickdarm bis zu Punkt B (Leber-Biegung). Diese Stelle sollte besonders vorsichtig behandelt werden, vor allem wenn sie schmerzempfindlich ist. Dann massiert man entlang des Querdarms bis Punkt C (Milz-Biegung), dem wir ebenfalls besondere Aufmerksamkeit schenken, danach den absteigenden Dickdarm hinunter. Wir enden bei Punkt D. Nun wiederholen wir die ganze Bewegung und konzentrieren uns dabei noch mehr auf die schmerzempfindlichen Stellen. Aber stets ganz sanft vorgehen! Der gesamte Bauchbereich ist sehr empfindlich und muß immer mit äußerster Vorsicht behandelt werden. Als nächstes gehen wir von einem Punkt unmittelbar unter dem Nabel (E) aus, hinauf zum Punkt des Brustbeins (F). Der Ausgangspunkt ist eigentlich das zweite Chakra, Punkt F ist das dritte Chakra oder der Solarplexus. Hier kann die Massage entweder aus kreisenden Bewegungen oder Druck bestehen. Der dritte und letzte Teil der Massage umfaßt den unteren Rand der Leber und die Milz. Man massiert von einem Punkt unmittelbar über Punkt B aus bis zum Solarplexus (F), und

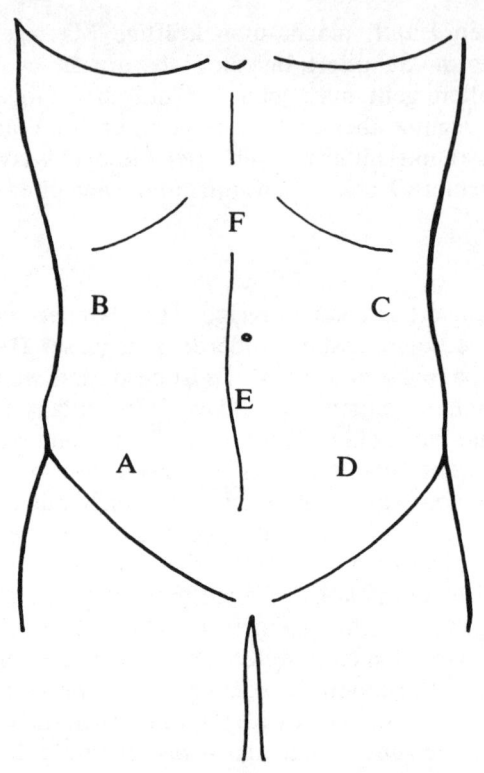

dann bis genau über Punkt C. Wieder kann man entweder Druck oder kreisende Bewegungen anwenden. Man schließt ab mit Effleurage. Bei der Bearbeitung der beschriebenen Gebiete massiert man gleichzeitig mehrere wichtige Akupunkturstellen an verschiedenen Meridianen.

Arme und Beine
Bei einer Ganzkörpermassage können wir die Gliedmaßen nicht auslassen, auch wenn sie in der Aromatherapie für das Eindringen des Öls keine große Bedeutung haben. In der unteren Hälfte eines jeden Gliedes liegen viele wichtige Akupunkturstellen. Eine Akupunkturbehandlung kann nur erfolgen, indem man die in diesem Bereich liegenden Punkte benutzt. Sie sind besonders empfindlich, denn hier ist der Ort, wo sich die Yang-Energie in Yin-Energie

verwandelt und umgekehrt. Für die Massage der Arme und Beine gilt der schon beschriebene Ablauf: Friktion, Effleurage, Kneten (nach Belieben) und tiefer Druck. Man sollte immer die Gliedmaßen aufwärts massieren, ganz besonders wichtig ist das für die Beine. Niemals an der Rückseite der Knie Druck anwenden! Hände und Füße nicht vergessen, sie sind sehr empfindsame Stellen und besonders dankbar für die Massage. Wer den genauen Meridianbahnen folgen möchte, sollte sich ein gutes Buch über Akupunktur besorgen und sich darüber informieren.

Das wichtigste bei der Aromatherapie-Massage ist es, sie stets glatt und fließend zu halten. Manchmal erscheinen rote Linien oder Flecken am Rücken, wenn man zwei oder drei Minuten lang massiert hat. Sie bleiben ein oder zwei Minuten sichtbar und verschwinden danach. Wenn man schnell genug ist, kann man dort massieren, wo diese Linien auftreten. Es sind die Stellen, die den Druck ganz besonders nötig haben. Der Körper teilt uns genau mit, wo man drücken sollte. Sie werden entdecken, daß es stets besonders schmerzempfindliche Stellen sind. Es kann sich dabei um Bezirke handeln, in denen eine Kongestion vorliegt, um Akupunktur-Behandlungsstellen oder Meridiane. Ich bin schon bei vielen Patienten auf dieses Phänomen gestoßen. Es hat den Anschein, daß es deutlicher hervortritt, wenn man Essenzen zur Massage verwendet. Kommt es zu einer solchen Reaktion, dann kann man ganz sicher sein, daß die Massage wirkungsvoll war.

Bestimmte Stellen des Körpers werden durch unsere Sorgen, Ängste, Hemmungen und Behinderungen fast ständig in einem Spannungszustand gehalten. Es sind Punkte in Kiefer, Nacken, an Schultern, Magen und Gesäß. Obgleich die Massage nicht die Ängste (oder was immer die Ursache dieser Spannung ist) beseitigen kann, überrascht es immer wieder, wieviel man in Verbindung mit Verständnis, Einfühlungsvermögen und Sympathie erreichen kann. Es geschieht manchmal, daß man während einer Massage einen solchen Spannungspunkt berührt und der Patient daraufhin beginnt, sich über seine Sorgen und Probleme auszusprechen.

Offensichtlich hängt sehr viel von der Beziehung zwischen Therapeuten und Patienten ab. Es ist wichtig, daß sich der Patient entspannt und wohlfühlt. Sprechen, ja manchmal auch Weinen, ist notwendig, damit er sich von seinen Spannungen befreit. Obgleich die Massage dabei ein wenig helfen kann, wird sie nicht viel ausrichten, wenn der Patient sich dagegen sperrt. Manchmal jedoch fühlt sich der Patient auch ungeheuer entspannt und erleichtert, ohne daß sich das auf eine augenfällige Weise, also etwa durch Tränen, bemerkbar macht. Wir alle besitzen solche Spannungsstellen, und wenn wir sie wegmassieren, dann hilft das, ob es zu einer dramatischen Lösung der Spannung kommt oder nicht.

Der Kiefer kann bei jeder Kopf- oder Gesichtsmassage behandelt werden. Es sind zwei Stellen, auf die wir uns konzentrieren müssen: ein Punkt etwa 2½ cm oberhalb des Kieferwinkels und die Schläfen. Oft muß man auch die Muskeln um den Hüftknochen massieren, um eine Entspannung zu erreichen. Dazu braucht man einen ziemlich starken Druck auf das Gesäß, um die tiefer liegenden Muskeln zu erreichen. Nacken und Schultern kann man entweder während der Kopf- oder bei der Rückenmassage bearbeiten. Die Punkte an der Basis des Hinterkopfes wurden bereits erwähnt. Außerdem kann man zu beiden Seiten der Halswirbelsäule kräftigen Druck anwenden (gleichzeitig nach innen und vorwärts drücken) und vom Nackenansatz nach außen (nach unten drücken). Hier folgt man der Bahn des Dünndarm- und Dickdarm-Meridians.

Denken Sie stets daran, daß jede Massage auch ein wenig von einem Mantram hat. Sie kann Masseur und Patienten zeitweise über sich selbst hinausführen. Das ist das Geheimnis einer wirkungsvollen, entspannenden Massage. Bleiben Sie stets rhythmisch und fließend, bringen Sie den Patienten dazu, tief zu atmen und sich zu entspannen. Falls nötig, sagen sie ihm, er möge die Augen schließen und sich auf ihre Hände, d.h. auf die Massage selbst, konzentrieren. Wenn der Patient daliegt, seine Gedanken im üblichen Gleis laufen und er sich höchstwahrscheinlich über irgend etwas Sorgen macht, dann kann die beste Massage nicht voll zur Wirkung kommen.

Die Reflexzonentherapie

Die Reflexzonentherapie ist nicht nur eine weitere Massagetechnik, sondern eine Methode zur exakten Diagnose und Behandlung von Erkrankungen und gleichzeitig ein wichtiger Bestandteil der Aromatherapie-Massage. Die Reflexzonentherapie brachte Dr. Fitzgerald, ein Amerikaner, aus dem Osten mit. Es gibt zwar einige Parallelen zur Akupunktur, aber es handelt sich dabei doch um eine andere Methode, die auf unterschiedlichen Prinzipien beruht. Fitzgerald benutzte zur Behandlung der Patienten Reflexzonen am ganzen Körper. Der Deutlichkeit und Einfachheit wegen wollen wir uns jedoch nur mit den Reflexzonen der Füße beschäftigen. Es sind im allgemeinen die am leichtesten zugänglichen und wahrscheinlich auch die empfindlichsten Reflexzonen.

Der Reflexzonentherapie liegt der Gedanke zugrunde, daß der Körper in zehn Zonen eingeteilt werden kann, und zwar fünf zu jeder Seite einer vertikalen Mittellinie. Alle Organe, die in der Mitte liegen, etwa Blase, Schilddrüse und Magen, sind in der ersten Zone an beiden Füßen zu finden. Wenn es zu Beschwerden in einem Organ kommt, können andere Organe der gleichen Zone in Mitleidenschaft gezogen werden. Ein Organ in der linken Körperhälfte, etwa die Milz, findet sich nur am linken Fuß, das gleiche gilt für die rechte Körperhälfte. Wie im Diagramm zu erkennen ist, sind alle Organe entsprechend logisch angeordnet, etwa die Augen, Ohren, Nebenhöhlen usw. an den Zehen, die Nieren ungefähr in der Hälfte des Fußes, usw.

Die Massagetechnik der Reflexzonentherapie unterscheidet sich beträchtlich von der Neuromuskulär- und der Shiatsu-Massage. Man nimmt dazu die Seiten beider Daumen, die am weitesten von den Fingern entfernt sind und beschreibt kleine, kreisende Bewegungen. In der Reflexzonentherapie gibt es eine einfache Faustregel: Wo es schmerzt, wird massiert. Es ist jedoch wichtig zu wissen, daß man dabei einen reflektorischen Schmerz hervorruft und nicht einfach massiert, bis der Fuß weh tut. Beim Reflexschmerz hat man das Gefühl, als ob der Fuß mit dem Fingernagel bearbeitet würde (das darf niemals geschehen!) oder als ob sich ein spitzer Gegenstand in den Fuß bohrte. Es kommt sogar vor, daß der Patient aufspringt oder schnell seinen Fuß wegzieht.

Die Reflexzonentherapie ist eine wertvolle Hilfe bei der Diagnose. Wenn jemand einen Schmerz in einem bestimmten Teil des Körpers verspürt, dann kann man durch Fußmassage oft herausfinden, welches Organ dafür verantwortlich ist. Bei der Massage aller Reflexzonen beider Füße erkennt man, welche Bereiche zur Zeit nicht richtig funktionieren. Durch Massage der entsprechenden Reflexzonen kann man die betroffenen Organe behandeln. Es ist eine einfache und unschädliche Methode, mit der man sehr oft gute Erfolge erzielt. Wie bei jeder Massage ist es wichtig, dem Patienten keine unnötigen Schmerzen zu bereiten. Man darf deshalb nicht einzelne Stellen allzu stark bearbeiten.

Solarplexus
Diese Reflexzone schmerzt oft, wenn der Patient unter nervöser
Spannung oder anderen nervösen Beschwerden leidet.

Dickdarm
Mit Reflexzonenmassage erzielt man oft gute Erfolge bei Stuhlverstopfung, einem weitverbreiteten Übel unserer Zeit.

Prostata
Massage dieser Reflexzonen hilft gegen Prostatabeschwerden aller
Art.

Eierstöcke
Durch Massage der Eierstock-Reflexzonen bringt man Erleichte-
rung bei allen Frauenleiden. Man sollte auch überprüfen, ob die
Reflexzonen von Gebärmutter und Eileiter empfindlich sind.
Ebenso ist eine Massage der Reflexzonen der Hypophyse und
Schilddrüse angezeigt, wenn sie sich als schmerzhaft erweisen.

Nebenhöhlen
Eine Massage dieser Reflexzonen hilft bei katarrhalischen Stauungen in diesem Bereich, bei Erkältungen usw.

Cellulitis
Bei Cellulitis, Flüssigkeitsansammlungen und Fettleibigkeit massiert man die Lymph-Reflexzonen.

Klimakterium (Beschwerden der Wechseljahre)
Man bearbeitet die Reflexzonen der Drüsen und des Solarplexus.

Asthma
Man bearbeitet die Reflexzonen der endokrinen Drüsen, besonders
die Nebennieren, aber auch Lunge und Lymphgefäße.

Krampfadern
Man bearbeitet den Dickdarm-Reflex, überprüft Dünndarm,
Leber, Nieren und Lunge.

Kongestion (Stauungserscheinungen)
Bei jedem Zustand, bei dem eine Stauung, Stockung oder Verstop-

fung eine Rolle spielt, überprüft man die Ausscheidungsorgane: Dickdarm, Nieren, Lungen, auch Leber und Lymphgefäße.
Kongestion kann in vielen Formen auftreten, als Katarrh, Stuhlverstopfung, Krampfadern, Cellulitis, Müdigkeit, Depression usw. Sie kann nicht durch Reflexzonenmassage oder Aromatherapie geheilt werden, bevor die zugrunde liegende Ursache gefunden und behoben ist. Diese kann psychischer Art sein (Kongestion als Ausdruck eines geistigen Spannungszustandes, der eine physische Spannung erzeugt) oder rein physischer Natur, wie etwa durch Fehlernährung, Mangel an Bewegung, Überernährung; gewöhnlich ist mehr als ein Faktor beteiligt.

Gesichtsmassage
Eine gute Gesichtsmassage mit ätherischem Öl ist nicht nur sehr angenehm, sondern sie hebt auch die Stimmung. Von dem Moment an, wenn die Hände das Öl auftragen, muß alles in einer rhythmischen Bewegung verlaufen. Die Massage darf keinesfalls zu kräftig sein.
Der Patient lehnt sich am besten völlig entspannt zurück, Hals und Schultern sollen frei von Kleidung sein, zumindest aber der Hals, denn zu jeder Gesichtsmassage gehört auch die Behandlung des Halses.
Wenn das Haar aus dem Gesicht und der Hals freigemacht ist, wird die Haut vorsichtig gereinigt und abgetrocknet. Man wählt ein geeignetes aromatisches Gesichtsöl: ein leichtes Pflanzenöl mit einer reinen Essenz, die zum Hauttyp paßt. Man kann auch ein fertiges Gesichtsöl verwenden, wie es z.B. vom Prana-Haus angeboten wird (siehe Hinweis am Schluß des Buches).
Man nimmt soviel Öl, daß es Gesicht und Hals bedeckt. Gewöhnlich reicht etwa ein halber Teelöffel (ca. 2½ mg). Bei einer Haut mit besonders großem Absorptionsvermögen braucht man mehr.
Man beginnt mit beiden Händen unter dem Kinn, die Fingerspitzen berühren sich, die Finger sind geschlossen. Die Gelenke müssen elastisch, die Hände geschmeidig und locker sein.
Dann arbeitet man außen bis zum Ohr und kehrt mit den Händen wieder zur Mitte zurück. Danach streicht man mit der ganzen Hand über das Gesicht bis zur Schläfe. Man dreht die Gelenke auf sich zu und fährt mit den Fingern sanft unter den Augen entlang, über den Nasenrücken zur Stirn, dann über die Augenbrauen und wieder sanft zurück unter die Augen, aufwärts vom Nasenrücken über die

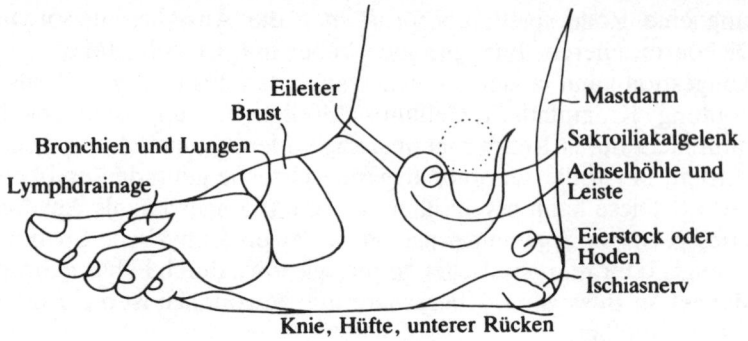

Eileiter
Brust
Bronchien und Lungen
Lymphdrainage
Mastdarm
Sakroiliakalgelenk
Achselhöhle und Leiste
Eierstock oder Hoden
Ischiasnerv
Knie, Hüfte, unterer Rücken

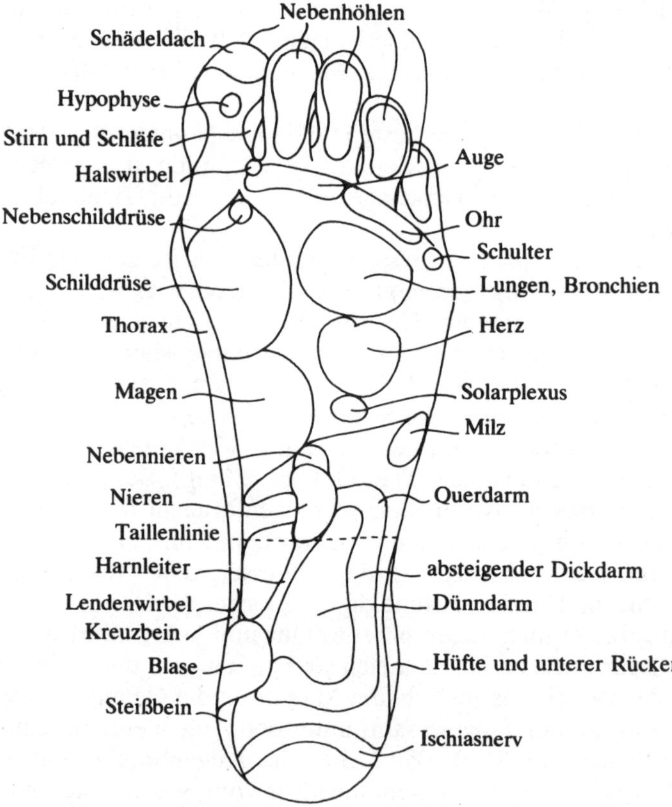

Nebenhöhlen
Schädeldach
Hypophyse
Stirn und Schläfe
Halswirbel
Nebenschilddrüse
Schilddrüse
Thorax
Magen
Nebennieren
Nieren
Taillenlinie
Harnleiter
Lendenwirbel
Kreuzbein
Blase
Steißbein
Auge
Ohr
Schulter
Lungen, Bronchien
Herz
Solarplexus
Milz
Querdarm
absteigender Dickdarm
Dünndarm
Hüfte und unterer Rücken
Ischiasnerv

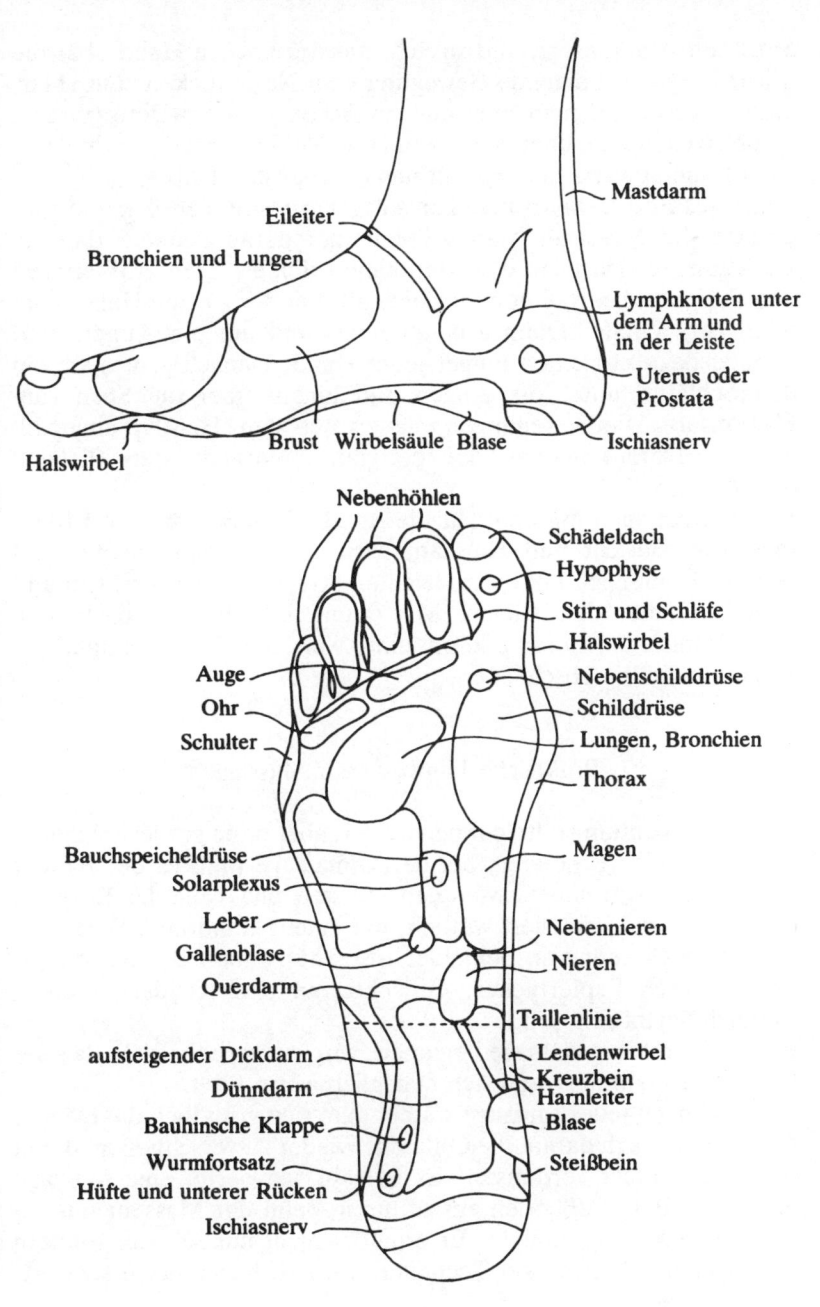

Mastdarm
Eileiter
Bronchien und Lungen
Lymphknoten unter dem Arm und in der Leiste
Uterus oder Prostata
Brust Wirbelsäule Blase
Ischiasnerv
Halswirbel

Nebenhöhlen
Schädeldach
Hypophyse
Stirn und Schläfe
Halswirbel
Auge
Nebenschilddrüse
Ohr
Schilddrüse
Schulter
Lungen, Bronchien
Thorax
Bauchspeicheldrüse
Magen
Solarplexus
Leber
Nebennieren
Gallenblase
Nieren
Querdarm
Taillenlinie
aufsteigender Dickdarm
Lendenwirbel
Dünndarm
Kreuzbein
Harnleiter
Bauhinsche Klappe
Blase
Wurmfortsatz
Steißbein
Hüfte und unterer Rücken
Ischiasnerv

Stirn zum Haaransatz, und streicht mit der flachen Hand über die Stirn. Diese beruhigende Bewegung vom Nasenrücken zum Haaransatz verwendet man mehrmals zwischen anderen Bewegungen. Dann streicht man über Nase, Kinn und Kehle in einer kontinuierlichen Linie abwärts und verteilt das Öl über den Hals.

Ohne abzusetzen kehrt man zur Ausgangsposition zurück und wiederholt die Massage. Man sollte immer daran denken, daß die Bewegungen sich nach den Meridianen richten. Den größten Teil des Gesichtes bearbeitet man gleichfalls mit der ganzen Hand, vom Kinn zur Schläfe. Dann arbeitet man rund um die Augen, und benutzt dazu nur einen Finger jeder Hand. Danach geht man von den Schläfen unter die Augen und hinauf über die Stirn zum Haaransatz. Die Bewegungen müssen stets dem Hauttyp angepaßt werden. Darauf achten, daß der ganze Vorgang stets fließend bleibt!

Sobald man auch mit dem Hals fertig ist, schließt man eine Effleurage von Gesicht und Hals an, wird dabei immer leichter und beendet schließlich mit einem leichten Streichen über der Stirn und Vibration über den Augen. Man kann danach noch bestimmte Druckpunkte massieren und mit einer weiteren Vibration über den Augen endgültig abschließen.

Praktische Hinweise zur Massage

Der Massageraum sollte gut beleuchtet, aber ohne grelles, blendendes Licht sein. Besonders bei der Ölmassage muß es der Patient angenehm warm haben. Man bedeckt stets alle Teile des Körpers, die nicht gerade massiert werden, mit einem Handtuch. Wenn der Patient noch teilweise bekleidet ist, schützt man die Kleidungsstücke durch Papiertücher. Ölflecken an den Kleidern können ziemlich hartnäckig sein.

Bevor sie mit der Massage beginnen, vergewissern Sie sich, daß der Patient bequem liegt und sich behaglich warm fühlt.

Vor und nach jeder Massage wäscht man sich gründlich die Hände. Denken Sie auch daran, die Ölflasche wieder zu verschließen, damit die Essenz nicht verdunstet! Es ist sehr schwierig, eine Massage direkt auf dem Fußboden auszuführen, denn der Masseur muß ja stets in Bewegung bleiben. Er ermüdet nicht nur schnell, sondern die Ausübung bestimmter Techniken wird auch ziemlich erschwert, wenn der Patient dabei zu tief am Boden liegt. Die Liegen, die man für die übliche Massage verwendet, sind etwa 75 cm hoch. Für die Aromatherapie-Massage wäre eine etwas niedrigere Liege geeigneter, sie müßte etwa 60 bis 65 cm hoch sein. Bei einer höheren Liege kann man sich nicht so bequem über den Patienten lehnen; es ist deshalb fast unmöglich, die Bewegungen mit genügend Druck auszuführen.

Wer keine geeignete Liege besitzt, kann auch ein Bett oder eine Matratze benutzen. Es ist allerdings nicht besonders praktisch. Meist sind die üblichen Möbel zu breit, so daß man schlecht darum herumgehen kann, vor allem aber sind sie viel zu elastisch. Jedesmal, wenn man bei der Massage Druck aufwendet, dann drückt man lediglich die Sprungfedern der Matratze zusammen und der Patient hat nicht viel davon. Infolgedessen wird man müde, ohne viel zu erreichen. Besser ist es, einen Tisch oder etwas ähnliches zu suchen, lang genug und nicht zu hoch. Wenn man Schaumgummi oder ein paar Decken darüberlegt, besitzt man eine geeignete Arbeitsfläche.

Als Faustregel gilt, daß man jeden schmerzempfindlichen Punkt massieren soll, den man aufspürt. Dabei aber stets darauf achten, daß dem Patienten nicht über Gebühr Schmerz zugefügt wird! Wenn man sich über etwas nicht ganz im klaren ist, dann sollte man es lieber lassen. Am schlimmsten ist es, wenn ein Masseur zögernd und unschlüssig wirkt. Wenn man sich also zu einer Maßnahme entschließt, dann sollte man sie auch durchführen. Überträgt man die eigene Unschlüssigkeit auf den Patienten, dann fühlt er sich in unseren Händen nicht sicher. Es ist aber unbedingt notwendig, daß wir sein Vertrauen besitzen.

Die Hände sollen flexibel, aber nicht schlaff sein. Der Masseur muß besonders sensible Hände besitzen und damit nicht nur fühlen, sondern auch »hören« und »sehen« können. Halten Sie zwischen den einzelnen Bewegungen mit den Händen Kontakt zur Haut des Patienten, wenn immer das möglich ist. Dies fördert den beständigen Fluß. Sprechen Sie mit dem Patienten nur, wenn er zu erkennen gibt, daß er das Bedürfnis nach Konversation hat. Auch dann sollten Sie ihm die Führung des Gesprächs überlassen. Sprechen Sie mit den Händen zu ihm!

Es ist schwierig, ein bestimmtes Tempo für die Massage anzugeben, aber ganz allgemein ist es besser, eher etwas langsamer als zu schnell vorzugehen, so daß die Hände fühlen lernen, während sie über die Haut gleiten. Durch Erfahrung wird man allmählich auf-

165

nahmebereit für viele Dinge. Aber versuchen Sie nicht krampfhaft, etwas zu fühlen! Massieren Sie langsam und rhythmisch, mit einem klaren, offenen Geist. Gewiß ist es gut, eine Massage mit langsamen Bewegungen zu beginnen, aber jede Massage ist anders, außerdem kann man das Tempo im Verlauf einer Behandlung ändern.

Es ist sehr entspannend, wenn man in Übereinstimmung mit dem Atemrhythmus des Patienten massiert oder auch im Rhythmus des eigenen Atems. Vielleicht gelingt es sogar, beides aufeinander einzustimmen. Aber erzwingen Sie nichts, wenn es sich nicht ganz natürlich ergibt. Andernfalls wirkt es verkrampft, zu gewollt und ist nicht recht am Platz. Bei der Effleurage massiert man den Rücken hinauf, während der Patient ausatmet, und geht wieder den Rücken hinunter, während er einatmet.

Jede einzelne Massage sollte sich von allen anderen unterscheiden, denn jeder einzelne Patient hat unterschiedliche Bedürfnisse. Versuchen Sie nicht, bei jeder Behandlung die gleiche Kombination von Bewegungsabläufen in der gleichen Reihenfolge anzuwenden, auch wenn man natürlich stets von einer Art Grundmodell ausgeht.

Zum Abschluß sei darauf hingewiesen, daß man niemals eine sehr tiefe Massage anwendet, wenn man sich nicht genügend auskennt. Im Idealfall erwirbt man die nötige praktische Erfahrung an einer Massageschule oder einem entsprechenden Institut. Dann kann man sicher sein, das richtige in der rechten Weise und aus gutem Grund zu tun. Einige grundsätzliche Hinweise für Körper- und Gesichtsmassageöle sind im Kapitel »Praktische Hinweise und Rezepte« enthalten.

9 Hautpflege

»Denn mir sind jene Geheimnisse der Natur zu Händen gekommen, durch die sie uns lehrt, wie sie selbst schöner und anmutiger zu machen ist. Ich kann nicht umhin, sie weiterzugeben zum Wohle jener, die ich so hoch schätze und achte.«

Nicholas Culpeper

Es ist vielleicht Luxus, den Körper zu parfümieren und die Haut mit natürlichen Ölen zu pflegen, aber es ist eine wunderschöne Sache und dabei ein harmloses Vergnügen. Wie der Genuß der Früchte der Bäume und Felder ist es ein Teil unserer Kommunikation mit der Natur. Das gilt nur, solange wir natürliche Produkte verwenden. Die ätherischen Öle sind sehr einfache Parfüms und besitzen eine natürliche Selbstverständlichkeit, die niemals von synthetischen Parfüms nachgeahmt werden kann. Sie sind weniger raffiniert und nicht so teuer und werden oft als interessante Abwechslung geschätzt. Versuchen Sie einmal Rose mit Sandelholz, Jasmin- und Bergamottöl, Lavendel und Neroli, Rose und Geranie, auch Muskatellersalbei für sich allein. Wenn man eine Behandlung mit Essenzen durchführt, kann man dem Patienten die gleiche Essenz (oder Mischung verschiedener Essenzen) als Parfüm geben, wenn ihm der Duft gefällt: Parfüm und Medizin in einem!

Die Verwendung aromatischer Substanzen in der Hautpflege hat eine Tradition, die etwa fünftausend Jahre, vielleicht sogar noch weiter zurückreicht. Die alten Ägypter waren wahrscheinlich die ersten, die aromatische Toilettenartikel gebrauchten. Sie bereiteten duftende Öle, Salben und Gesichtsmasken und besaßen vermutlich schon eine gewisse Kenntnis der Destillation. Ihre wohlriechenden Öle wurden jedoch üblicherweise durch die Infusion aromatischer Pflanzen und Harze in fettem Öl hergestellt. Salben wurden in einem ähnlichen Infusionsverfahren mit dickem, tierischem Fett bereitet oder mit einer Mischung aus Öl und Wachs. Ihre Masken enthielten verschiedene Substanzen, etwa zu Pulver zerstoßene Harze, pulverisierte Kräuter, Honig, Wachs, Öl usw. Diese Produkte wären wahrscheinlich nichts für unseren heutigen Geschmack. Wir hielten sie für viel zu schwer, zu klebrig, aromatisch und harzig. Aber abgesehen von ihrem Geruch waren es doch schon Vorläufer unserer modernen Hautpflegemittel und Parfüms, zweifellos hoch geschätzt von allen ägyptischen Frauen, die es sich leisten konnten. Die Produkte der modernen Aromatherapie haben viel Ähnlichkeit mit diesen alten ägyptischen Rezepten, obgleich sie natürlich verfeinert und weiterentwickelt wurden.

Ebenso wie immer mehr Medikamente der Schulmedizin aus der Retorte kommen, gibt es auch in der Kosmetik immer mehr synthetische, unnatürliche Präparate. Eine Rückkehr zu den natürlichen Produkten ist aber bei den Toilettenartikeln ebenso zu erkennen wie in der Medizin. Erzeugnisse, die man direkt auf der Haut anwendet, werden vom Körper absorbiert und beeinflussen ihn dann fast ebenso stark wie eine Medizin, die man schluckt. Am besten ist es, nicht nur uns zuliebe, sondern auch um der Tausende von Tieren willen, die jährlich in den Labors der Kosmetikindustrie getötet werden, die synthetischen Präparate nach Möglichkeit zu meiden. Leider wurde das Wort »natürlich« in der Werbung so strapaziert, daß es heute viel von seiner Bedeutung verloren hat. Zu oft wurde es mißbraucht, um Erzeugnisse anzupreisen, die mit der Natur kaum mehr etwas zu tun haben.

Ätherische Öle sind die ideale Form, um Pflanzen für die Hautpflege nutzbar zu machen. Sie verbinden sich leicht mit Salbengrundlagen aller Art, mit Cremes, Lotionen, Salben, Gels, Toilettenwasser, Parfüms usw., und natürlich besitzen die meisten einen angenehmen Duft. Bei jeder Gesichtsbehandlung aber spielt der Duft eine wichtige Rolle. Verwendet man wohlriechende Essenzen dazu, kann man einen relativ hohen Grad der Entspannung erreichen. Es ist nur natürlich, daß die angenehmsten Wohlgerüche in der Hautpflege am häufigsten Verwendung finden. Die Blütenöle haben sich in dieser Beziehung am besten bewährt: Jasmin, Rose, Ylang-Ylang, Lavendel, Orange und Kamille. Sie entwickeln die schönsten Blüten und dienen der Schönheit in besonderem Maße.

»Auf die Haut aufgetragen, regulieren diese Essenzen die Tätigkeit der Kapillaren und stellen die Vitalität des Gewebes wieder

168

her. Man könnte fast sagen, daß der Körper dadurch an lebendiger Frische gewinnt.«

Das zentrale Thema in Madame Maurys Buch *The Secret of Life and Youth* ist die Verjüngung. Die Autorin weist darauf hin, daß ätherische Öle natürliche verjüngende Wirkstoffe sind und eine brauchbare Alternative zu anderen Methoden darstellen. Unter diesen »anderen Methoden« versteht man im allgemeinen eine Behandlung mit tierischen Extrakten, etwa mit Hormonen, Plazenta, Frischzellen oder ähnliches. Ich finde diese Art der Therapie einfach barbarisch. Wie kann ein Produkt neues Leben spenden, das den Tod eines Wesens voraussetzt! Verjüngung ist ein sehr heikles Thema. Der Mensch sucht seit jeher nach dem »Lebenselixier«. Ist es möglich, verlorene Jugend zurückzuholen, das Leben zu verlängern? Gewiß ist nur, daß man den allgemeinen Gesundheitszustand verbessern kann, und dazu gehört auch die Beschaffenheit der Haut. Das ist vorteilhaft für die äußere Erscheinung und steigert gleichzeitig die Lebenserwartung. Der einzige wirklich sichere und dabei gefahrlose Weg besteht in natürlicher Gesundheitspflege und natürlicher Hautpflege. Das Resultat kommt in manchen Fällen einer Verjüngung ziemlich nahe. Ausschlaggebend ist der individuelle Zustand. Wenn es sich um einen relativ gesunden Menschen handelt, ist der Spielraum für eine augenfällige »Verjüngung« nicht besonders groß. Man sieht manchmal in den Zeitschriften Fotos von Frauen, die es von 125 kg »vorher« auf »nachher« 75 kg gebracht haben. Genau das sind Bilder eines solchen Verjüngungsprozesses. Außer der allgemein gesundheitsfördernden Eigenschaft besitzen ätherische Öle die ausgeprägte Fähigkeit, die Ausscheidung von Abfallstoffen und toten Zellen zu steigern und die Regeneration neuer, gesunder Zellen anzuregen. Dies gilt sowohl für die innere als auch für die äußerliche Anwendung auf der Haut, und darauf beruht auch in erster Linie die verjüngende Kraft. Besonders bekannt ist ihre antiseptische Wirkung. Regelmäßig angewandt, verhüten sie Schwächung, Verfall und Verwesung. In vielen alten Kulturen wurden sie mit Erfolg zur Einbalsamierung verwendet, wenn man den Körper erhalten wollte. In unserer Zeit gebraucht man sie nicht nur als Antiseptika, sondern auch, um das Wachstum von Pilzen zu verhindern und als Konservierungsstoffe, die Lebensmittel und Kosmetika vor dem Verderb schützen. Es ist ohne weiteres zu verstehen, warum man sie auch verwendet, wenn es um die Bewahrung der Jugend geht. Den Körper gesund und den Teint frisch zu erhalten, ist aber mindestens genausogut (wenn nicht gar besser!) wie eine Verjüngung. Der regelmäßige Gebrauch von ätherischen Ölen und aromatischen Hautpflegemitteln ist der sicherste Weg dazu. Für ältere Menschen setzt man meist die schwereren Essenzen, etwa Weihrauch, Sandelholz und Myrrhe, ein.

Der Alterungsprozeß kann natürlich nicht verlangsamt oder rückgängig gemacht werden. Ebenso wertvoll ist eine Verjüngung in dem Sinn, daß die verlorene Gesundheit wiedergewonnen wird. Und wer möchte schon all die vergangenen Jahre wirklich noch einmal erleben? Der Alterungsprozeß der Haut hängt von verschiedenen Faktoren ab. Natürlicher Verschleiß in ungünstiger Umgebung oder chronische Erkrankungen der Haut selbst begünstigen die Degenerationserscheinungen. Sehr trockene oder dehydrierte (wasserarme) Haut neigt eher zu Faltenbildung. Die Haut wird schlaff, weil sie ihre Elastizität und einen Teil des subkutanen Fettes verliert. Chronische Verstopfung der Haut (Fettigkeit, Blässe, Mitesser usw.), gewöhnlich verbunden mit allgemeinen Stauungserscheinungen im Körper, führt zu einer Ansammlung von Toxinen (Abfallstoffen) in den Zellen der tieferen Hautschichten und wird zur Ursache schlechter Hautbeschaffenheit. Außerdem wird dadurch der allgemeine Alterungsprozeß beschleunigt. Die antitoxischen, antiseptischen und tonisierenden Eigenschaften der Essenzen sind von großem Nutzen, wenn eine Kongestion der Haut verhütet oder behoben werden soll.

Die meisten Essenzen, wenn nicht sogar alle, wirken zytophylaktisch; sie regen die Bildung neuer Zellen an und helfen dadurch, die Haut gesund und jung zu erhalten. Diese zytophylaktische Eigenschaft ist besonders ausgeprägt beim Öl des Lavendels und der Orangenblüten. Das ist einer der Gründe, weshalb Lavendelöl die Heilung von Verbrennungen so gut fördert, vor allem, wenn die oberen Hautschichten zerstört sind. Mir wurde dies auf dramatische Weise bewußt, als ich einmal zu einem Patienten mit schweren Verbrennungen gerufen wurde. Es handelte sich um einen Freund, der ganz in meiner Nähe wohnte. Er hatte den Deckel des Kühlers an seinem Auto abgenommen und nicht daran gedacht, daß das Wasser kochte. Sofort schoß ihm ein starker Dampfstrahl entgegen, der den Unterarm an der Innenseite verbrannte. Die Epidermis (Oberhaut) wurde völlig zerstört. Es war eine schwere Verbrennung

170

zweiten Grades. Er kam sofort zu mir herübergelaufen. Nie zuvor in meinem Leben hatte ich eine schwerere Verbrennung behandelt. Am liebsten hätte ich ihn in die Klinik geschickt. Ich arbeitete jedoch mit einer Krankenschwester zusammen, die sehr viel praktische Erfahrung besaß. Sie entfernte vorsichtig die Reste der toten Haut, danach bedeckten wir den Arm mit feiner Gaze, die wir mit reinem Lavendelöl tränkten. Die Wunde war außerordentlich schmerzhaft, aber die Essenz brannte nur anfangs ein wenig, später linderte sie den Schmerz. Der Patient brauchte zuerst fast ständig Pflege, aber innerhalb von sieben Tagen war er völlig geheilt, ohne jede Narbenbildung und Infektion. Meine Assistentin war ziemlich beeindruckt.

Es ist keinesfalls nötig, bei jedem Präparat, das der Verjüngung dient, Lavendel- oder Neroliöl zuzusetzen. Alle Essenzen besitzen diese Eigenschaft bis zu einem gewissen Grad, und daher ist es wahrscheinlich besser, die Essenzen individuell auf Persönlichkeit und Hauttyp abzustimmen.

Hormoncremes stehen im Ruf, der Verjüngung der Haut zu dienen. Fenchelöl, das Östrogene enthält, soll Runzeln und Falten entgegenwirken. Andere ätherische Öle enthalten Phytohormone (pflanzliche Hormone) und wirken deshalb hormonartig, so daß sie zur Verjüngung der Haut beitragen. Gattefossé berichtet, daß man entdeckt hat, daß Phytohormone sowohl bei trockener als auch bei fetter Haut helfen. Sie führen zu einer Straffung der Haut, regen den Stoffwechsel der Hautzellen an und stellen ein verjüngendes Element dar.

Ätherische Öle sind natürliche, organische Substanzen und entfalten ihre Wirkung im Einklang mit den natürlichen Kräften des Körpers. Um den größtmöglichen Erfolg bei der Aromatherapie zu erzielen, ob in der Hautpflege oder Gesundheitsvorsorge, ist es notwendig, stets im Einklang mit den Naturgesetzen zu leben. Das gilt besonders für die Ernährung. Im Zustand der Haut spiegelt sich oft das körperliche Befinden, und dieses wiederum ist ein Spiegel des geistigen Zustandes. Alle natürlichen Kosmetika und aromatischen Essenzen werden jedoch nicht zu einer besseren Haut verhelfen, solange wir nicht für eine natürliche Ernährung sorgen. Wie die Haut gegen die Verschmutzung aus der Atmosphäre (Staub, Ruß, Rauch usw.) geschützt werden muß, braucht sie auch Schutz vor Verschmutzung von innen. Dieser Schutz besteht in einer sorgfältigen Ernährung. Die Gesundheit der Haut hängt in erster Linie vom

Blut ab, das sie ernährt, und die Gesundheit des Blutes wird hauptsächlich von der Nahrung bestimmt, die man zu sich nimmt. Außerdem ist die Beschaffenheit der Haut auch von der Gesundheit und Leistungsfähigkeit des Lymphsystems und der extrazellularen Flüssigkeit abhängig, wie das für jede Zelle des Körpers gilt. Zu viel oder falsches Essen kann zu einer toxischen Kongestion dieser Flüssigkeiten führen und die Ursache dafür sein, daß die Haut (und andere Zellen) träge und unzureichend arbeitet und vielleicht unter Sauerstoffmangel leidet. Es kommt allmählich zur Anhäufung von Abfallprodukten des Stoffwechsels, die zur Kongestion führt. Da die Haut eines der Ausscheidungsorgane ist, versucht der Körper oft, sich der Gifte durch die Haut zu entledigen. Dadurch kommt es zu einem Zustand, wie ihn etwa die Akne darstellt. Wenn der Körper nicht genügend Nährstoffe bekommt, und das geschieht oft, wenn wir uns falsch ernähren, dann ist auch die Haut fast immer unterernährt. Eine Mischhaut, die teilweise fett (meist an Stirn, Nase und Kinn) und an anderen Stellen trocken ist, kann die Folge eines überfütterten und gleichzeitig unterernährten Körpers sein.

Ich habe bereits darauf hingewiesen, daß es schwierig ist, den Körper mit einer Aromatherapie-Massage zu behandeln, wenn die Haut sehr verstopft ist, denn die Absorption der Essenzen wird dadurch stark beeinträchtigt. Dies ist auch ein Problem bei der Behandlung der Haut selbst. Einer der Gründe, weshalb ätherische Öle bei Hauterkrankungen so wirksam sind, ist die Tatsache, daß sie bis zu den tiefsten Schichten der Dermis und darüberhinaus vordringen. Um diese Kongestion zu vermeiden, sollte man auf eine vernünftige, möglichst giftfreie Ernährung ohne chemische Zusätze achten, also wenig Zucker, Salz und »Nahrungsmittel« wie Schokolade, Süßigkeiten, Kekse, Kuchen, Kaffee, Alkohol usw. Dagegen sind Getreide, Gemüse (roh oder gekocht), Früchte, Hülsenfrüchte und pflanzliches Eiweiß erlaubt. Wenn der Körper sich in einem unterernährten Zustand befindet, sollte ein pflanzliches Aufbaupräparat eingenommen werden. Es wird leichter vom Körper absorbiert als Vitamintabletten und enthält die notwendigen Vitamine und Mineralstoffe in natürlicher, organischer Form.

Wenn eine Kongestion vorliegt, kann eine kurze Fastenkur oder Obstdiät mit anschließender Ernährungsumstellung gute Erfolge bringen. Es ist nicht schwer, im voraus zu erkennen, welche Menschen am besten auf eine solche Ernährungsumstellung ansprechen. Bei ihnen sind die Fußreflexzonen für Magen, Darm und Leber schmerzempfindlich. Symptome für eine toxische Kongestion sind Übergewicht, Müdigkeit, zu großes Schlafbedürfnis und unreine Haut. Besonders dringend ist die Änderung der Ernährungsgewohnheiten für alle, die von Cornflakes, Bratwurst, belegten Broten und Kaffee leben. Der Körper braucht Zeit, um sich den veränderten inneren Gegebenheiten anzupassen, ebenso wie das bei neuen äußeren Bedingungen der Fall ist. Eine Änderung der Ernährung sollte allmählich und über einen längeren Zeitraum erfolgen, nicht plötzlich, innerhalb kurzer Zeit.

Es gibt bestimmte Zustände der Haut, die mit dem Mangel an einem oder mehreren Vitaminen zusammenhängen. Ich zitiere aus *Let's Get Well* von Adelle Davis:

»Fette oder trockene Haut. Bekamen Freiwillige eine Diät mit einem leichten Mangel an Vitamin B_2, so traten als erste Symptome Hautgrieß, schnell fettendes Haar und fettige Haut auf. Dieser Zustand änderte sich, sobald man zwischen 5 und 15 Milligramm Vitamin B_2 täglich gab. Soviel ich weiß, wurde diese Erscheinung durch keinen anderen Mangel hervorgerufen.«

»Trockene Haut war die Folge bei freiwilligen Versuchspersonen, denen Vitamin A und C, Linolsäure und eines der B-Vitamine fehlte.

Beim Hautfett handelt es sich um ungesättigtes Fett und dieses setzt sich anscheinend fast ausschließlich aus essentiellen Fettsäuren zusammen. Deshalb wird die Haut unweigerlich trocken, wenn man keine pflanzlichen Öle zu sich nimmt.«

»Schwangerschaftsstreifen. Obgleich gesunde Haut erstaunlich elastisch ist, behalten viele Menschen, die einmal sehr dick gewesen sind, und die meisten Frauen, die Kinder geboren haben, sogenannte ›Schwangerschaftsstreifen‹ zurück. Sie scheinen die Folge einer unzulänglichen Abmagerungsdiät und mangelhafter Ernährung während der Schwangerschaft zu sein, wodurch das körpereigene Eiweiß in solchem Maße zerstört werden konnte, daß das geschwächte Gewebe durch Narbengewebe ersetzt wurde.«

»Eine Bekannte, bei der es während der ersten Schwangerschaft zur ausgeprägten Bildung von Schwangerschaftsstreifen kam, erhielt während der ganzen Zeit einer späteren Schwangerschaft eine Diät

173

mit ungewöhnlich hohem Eiweißgehalt, ergänzt durch 600 Einheiten Vitamin E und 300 Milligramm Panthothensäure täglich. Obgleich sie nach vollen 9 Monaten Zwillinge zur Welt brachte, verschwanden die Streifen aus der Zeit der ersten Schwangerschaft vollkommen und es bildeten sich durch die zweite keine neuen.«

Ich habe bereits darauf hingewiesen, daß das körperliche Befinden von der seelischen und geistigen Verfassung beeinflußt wird. In dieser Beziehung bildet die Haut keine Ausnahme. Die Gesichtshaut ist wahrscheinlich das deutlichste Spiegelbild unseres inneren Zustandes, des vergangenen ebenso wie des gegenwärtigen. Im Laufe der Jahre hinterlassen Gram und Schmerz, Depression, Angst, Abscheu, Furcht und Apathie ebenso ihre Spuren wie Freude, Lachen, Zärtlichkeit und Zufriedenheit. Das Gesicht ist der Spiegel unseres bisherigen Lebens. Es liegt eine ganze Welt zwischen dem alten, runzligen Gesicht mit Falten, die Glück und Zufriedenheit eingegraben haben, und einem, das nur Trauer, Schwermut und Enttäuschung prägten. Es kann der Unterschied zwischen einem Menschen mit einem leichten Leben und einem Pechvogel sein, oder zwischen einem Optimisten und einem Pessimisten. Dabei ist gar nicht ausschlaggebend, was uns tatsächlich widerfährt, sondern viel mehr unsere Reaktion darauf. Es ist die Geisteshaltung, die Gabe, glücklich oder traurig zu sein, die sich in unserem Gesicht so deutlich zeigt. Innerer Friede und Glück verleihen selbst einfachen Zügen ein Leben und Blühen, das weder durch Make-up noch durch intensive Hautpflege zu erreichen ist. Noch deutlicher wird es am Beispiel eines jungen Menschen mit Akne, den sein Zustand derart aus dem Gleichgewicht bringt, daß er sich innerlich verkrampft, nervös wird, alles ißt, was ihm unter die Finger kommt und so diese an sich vorübergehende Störung zum Dauerzustand werden läßt.

Die gleichen destruktiven Einflüsse von Kummer, Depression usw. können psychische Komponenten einer physischen Erkrankung sein und indirekt die Beschaffenheit der Haut beeinflussen. Ein übergroßer Schmerz kann das Herz angreifen, wodurch es wiederum zu Rötung und Entzündung kommt: nicht das Herz blutet, sondern die Haargefäße. Dies bedeutet nicht, daß Rötung oder geplatzte Äderchen immer die Folge von Kummer und Sorge sind. Es ist jedoch offensichtlich, daß der Zustand des Herzens und der Blutgefäße einen Einfluß auf die Rot- oder Blaufärbung der Haut hat. Das Öl von Neroli, Lavendel und Sandelholz ist hier vor allem einzusetzen, wenn eine beruhigende, besänftigende und ermutigende Wirkung auf Haut, Geist und Körper erwünscht ist.

Zorn und Enttäuschung greifen die Leber an. Sie behindern sie in ihren vielfältigen Funktionen. Die Folge kann eine schlechte Assimilation der Nahrung sein. Das heißt, man ißt genügend, aber der Organismus nimmt nicht so viel von der verdauten Nahrung auf, wie es nötig wäre. Dies führt oft zu trockener Haut. Rose, Ylang-Ylang und Rosmarin hilft, die mangelhafte Zusammenarbeit von Geist und Körper zu korrigieren, während Rose, Sandelholz und Kamille eher direkt auf die trockene Haut einwirken. Wer mit schlechter Verdauung in irgendeiner Form zu tun hat, sollte daran denken, daß der größte Teil des Verdauungsprozesses im Dünndarm stattfindet, nicht im Magen, daß Verdauungsenzyme in der Gallenblase und Bauchspeicheldrüse produziert werden (so daß die Ursache auch in einem dieser Organe zu suchen sein kann) und daß die Verdauung bereits im Mund beginnt. Die Enzyme in der Speichelflüssigkeit verwandeln gekochte Stärke in Zucker, also müssen Menschen mit gestörter Verdauung damit beginnen, ihre Nahrung gut zu kauen, besonders Getreide, Kartoffeln, Brot usw. Ungenügende Assimilation ist im wesentlichen ein Leberproblem, da der Leber beim Metabolismus der Proteine, Fette und Kohlehydrate eine wichtige Rolle zukommt. Sie produziert auch die Gallenflüssigkeit, die von der Gallenblase abgesondert wird und die zur Verdauung von Fetten nötig ist. Alkohol in jeder Form, ob innerlich oder äußerlich, sollte vermieden werden.

Ärger und Enttäuschung greifen jedoch nicht nur die Leber an, genau wie Kummer und Sorge nicht nur das Herz beeinträchtigen. Es gibt so viele verschiedene Krankheitsbilder wie es Nuancen in unseren Emotionen gibt. Gewiß kennt jeder das Gefühl, daß der Mund trocken wird, wenn man einen Schreck bekommt. Dehydrierte oder wasserarme Haut hängt sehr oft mit Angst und Furcht zusammen; hierdurch entsteht wiederum eine Beziehung zu Nieren und Blase. Es sind nämlich die Nieren, die den Wasserhaushalt im Körper regulieren; davon hängt ja auch der Wassergehalt der Haut ab. Eine dehydrierte Haut kann auf Wassermangel im Körper hinweisen, der eine Folge ungenügender Flüssigkeitszufuhr oder einer Fehlfunktion der Nieren sein könnte. Die Essenzen, die wir vor allem für dieses Syndrom verwenden, sind Muskatellersalbei, Geranie und Sandelholz. Möglicherweise muß man auch Umwelteinflüsse mit in Betracht ziehen. Da wir es aber schließlich alle mehr oder weniger mit den gleichen klimatischen und atmosphärischen Bedingungen zu tun haben, stellt meist die Haut des betreffenden Patienten ein erstes Anzeichen einer inneren Störung dar.

Bei fetter Haut besteht physisch sehr oft ein Zusammenhang mit dem Dickdarm und auf emotioneller Ebene mit Kummer und Sorge. Jeder Mensch hat ein gewisses Maß an Kummer zu ertragen, aber der Typ, den wir meinen, zieht Sorgen und Ärger gleichsam an und zeigt auch meist die Neigung, zu viel zu essen, die falschen Speisen zu wählen, sich besonders an Süßigkeiten zu halten und zu viel Kaffee zu trinken. Wahrscheinlich leidet er auch unter Stuhlverstopfung, denn er ist ständig verkrampft, weil sein ganzes Denken um seine Sorgen und Nöte kreist. Es ist oft schwierig, solche Menschen davon zu überzeugen, wie wichtig für sie eine vernünftige Diät ist. Das Öl von Lavendel, Zitrone und Geranie kann ihnen helfen, diesen Zustand unter Kontrolle zu bringen. Eine Umstellung ihrer Ernährungsgewohnheiten ist fast immer unerläßlich, wenn sich das Befinden wirklich bessern soll. Zur Grundbehandlung fetter, verstopfter Haut pflegte Madame Maury eine Mischung aus Kamille, Basilikum und Sandelholz zu verwenden.

Wie dem fetten Hauttyp liegt auch der wässerigen Haut meist eine Kongestion zugrunde. Ihr Merkmal ist eine gewisse Gedunsenheit. Fettleibige Menschen haben oft diese aufgedunsene Haut. Hier besteht ein Zusammenhang mit der Milz und dem Lymphsystem. Die typischen Emotionen sind Verwunderung, Erstaunen, Mitgefühl. Diese Menschen sind langsam, leichtgläubig, etwas zu freundlich und wohlwollend. Sie wollen immer helfen, selbst wenn ihre Hilfe nicht gebraucht wird. Bei diesem Typ ist Lavendel-, Rosmarin- und Wacholderöl angezeigt.

Um unsere Untersuchung über die Wirkung von ätherischen Ölen auf die Haut zu vervollständigen, sollten wir uns noch mit den adstringierenden Ölen beschäftigen. Zu dieser Gruppe gehören Zypresse und Weihrauch, die auch die Heilung rissiger und verletzter Haut fördern, bei Akne helfen und die starke Talgabsonderung bei fetter Haut vermindern. Als Antiseptika sind sie wertvoll bei Akne und infizierter Seborrhöe (Bergamott, Wacholder, Lavendel). Die gleichen Öle können auch bei Seborrhöe der Kopfhaut verwendet werden. Ihrer antiseptischen Wirkung wegen werden sie auch als desodorierende Substanzen benutzt. Sie überdecken den Körpergeruch nicht nur, sondern hemmen auch das Wachstum der

176

Bakterien, die ihn verursachen (Bergamott, Lavendel, Zypresse). Wir sollten in diesem Zusammenhang auch die gegensätzliche Wirkung der Essenzen auf das Nervensystem erwähnen: gleichzeitig anregend und beruhigend. Die Tatsache, daß eine Essenz innerlich eine bestimmte Wirkung auf den Körper hat, bedeutet nicht unbedingt, daß der gleiche Effekt auch bei der äußerlichen Anwendung auf der Haut eintritt. Im allgemeinen ist es aber der Fall. Die meisten ätherischen Öle wirken anregend oder besser gesagt, sie beleben und reizen die Haut mehr oder weniger. Durch besonders stark reizende Öle wie Senföl und das Öl der Gaultherie kann es sogar zu Blasenbildung und Verbrennungserscheinungen kommen. Die Mehrzahl der Öle übt einen relativ milden Reiz aus. Wenn man sie angemessen verdünnt, ist ihre Wirkung wohltuend, und es entsteht kein Schaden. Bringt man jedoch Öle wie Kampfer oder Eukalyptus direkt auf die Haut, können sie Reizungen verursachen. Auf bereits entzündeter Haut wäre ihre Wirkung alles andere als wohltuend. Aus diesem Grund ist es nicht ratsam, reine, unverdünnte Essenz überhaupt auf der Haut anzuwenden. In entsprechender Verdünnung fördern solche Öle, etwa Wacholder und Kampfer, örtlich die Durchblutung. Das ist besonders wertvoll bei Kongestion und toxischer Haut, die auch die Entstehung von Akne begünstigt oder zu trocken werden kann. Wenn eine Entzündung vorliegt, wie es bei Akne oft der Fall ist, sollte man jedoch die anregenden Wirkstoffe stets mit mildernden Substanzen verdünnen. Die besänftigenden, kühlenden Eigenschaften der Kamille und Rose sind wertvoll bei allen entzündlichen Erscheinungen der Haut. Entzündung entsteht in der Regel durch Infektion oder allgemeine Toxizität. Diese Öle können auch bei empfindlicher Haut und bei jeder Rötung oder Reizung angewandt werden. Sind Rötungen durch sehr empfindliche oder verletzte Blutgefäße entstanden, sollte man Zypressenöl mit dem beruhigenden Neroliöl kombinieren. Ein großer Teil der verjüngenden Wirkung mancher Öle beruht auf ihrem Einfluß auf Blut, Lymphe und Hautzellen. In diesem Zusammenhang wollen wir Benzoe, Weihrauch, Myrrhe, Lavendel und Neroli erwähnen.

Ganz allgemein gilt, daß man Essenzen niemals unverdünnt auf die Haut bringen sollte. Das wäre nicht nur teuer und verschwenderisch, sondern würde der Haut überhaupt nicht gut tun. Allerdings kann man eine geringe Menge eines ätherischen Öls als Parfüm verwenden.

Die Haut

Die Haut, die man auch als das größte Organ des Körpers bezeichnet, nimmt eine Fläche von etwa 1, 5 Quadratmeter ein. Sie bedeckt jeden Zentimeter unseres Körpers, sie hält Kälte ab, hindert Wasser und unerwünschte Organismen und Substanzen am Eindringen, schützt vor Verlust der Körperwärme, umschließt die Körperflüssigkeiten usw. Sie ist sozusagen der Boden, in dem Haare und Nägel wachsen, deshalb ist auch deren Gesundheit aufs engste miteinander verbunden. Die Haut sondert Sebum, ein öliges Sekret, ab, das auch die Ursache ist, wenn das Haar fettig wird. Die Absonderung der Schweißdrüsen besteht aus wasserlöslichen Abfallstoffen (Schweiß ist dem Urin sehr ähnlich. Wenn man viel schwitzt, wird die Harnmenge geringer und umgekehrt.) Setzt man die Haut ultraviolettem Licht aus, werden bestimmte Substanzen in der Haut, sogenannte Sterine, in Vitamin D verwandelt. Dieser Vorgang ist verbunden mit einer verstärkten Pigmentierung. Außerdem wirkt die Haut als Sinnesorgan und registriert Berührung, Druck, Schmerz, Wärme und Kälte.
Die Haut ist in der Lage, bestimmte Substanzen zu absorbieren, vor allem solche, die fettlöslich sind. Dazu gehören zum Beispiel die ätherischen Öle.

Die Hauttypen

R. M. Gattefossé teilt die Hauttypen in vier große Gruppen ein:

Fett
Ein Überschuß an Sebum, fettiges, gelbliches Aussehen, oft große, erweiterte Poren. Anfällig für Akne und Entzündungen. Das überschüssige Fett tritt meist dort auf, wo besonders viele Talgdrüsen vorhanden sind, also am unteren Teil der Nase, an Kinn und Stirn.

Trocken
Mangelhafte Versorgung mit den Körpersäften. Es fehlt Fett, aber nicht unbedingt Wasser. Pergamentartiges Aussehen, oft empfindlich, brüchig. Kaum sichtbare Talgdrüsenöffnungen. Zusammenhang mit mangelhafter endokriner Sekretion.

Dehydriert (wasserarm)
Es fehlt an Wasser. Die Haut wird schnell faltig und runzlig, oft auch kalt. Häufig bei alten Menschen und solchen, die den Unbilden der Witterung ausgesetzt sind. Zusammenhang mit Störungen im endokrinen System: Überschuß der Schilddrüsensekretion und ungenügende Sekretion der Nebennieren. Menschen dieses Typs sind oft schlank und hager.

Wässerig
Ödematös. Das Gewebe enthält zu viel Wasser. Starke Reaktion auf atmosphärische Veränderungen. Kälteempfindlich. Es kommt leicht zu rissiger, aufgesprungener Haut und Frostbeulen. Zusammenhang mit einer abnormalen Viskosität (Zähflüssigkeit) des Blutes, wodurch die Zirkulation beeinträchtigt ist.

Der zuletzt beschriebene Typ scheint dem zu entsprechen, was wir im allgemeinen als »empfindliche Haut« bezeichnen. Es ist interessant, daß diese vier Hauttypen mit den vier Elementen und Temperamenten übereinstimmen:

Sanguinisch	*Phlegmatisch*	*Cholerisch*	*Melancholisch*
Luft	Wasser	Feuer	Erde
Trocken	Wässerig	Dehydriert	Fett

Gattefossés Interesse galt auch der Astrologie. Er nahm deshalb auch eine astrologische Klassifizierung der Hauttypen vor. Seiner Meinung nach ist eine solche Einteilung »besser in der Praxis anwendbar als die wissenschaftliche, da sie auch interessante Schlüsse auf die individuellen Reaktionen zuläßt«.

Merkur
Längliches Gesicht, zartes Kinn, vergeistigter Blick, kluge Augen. Die Haut ist im allgemeinen fein und seidig, das Gesicht beweglich. Aus einem Netz feiner Fältchen, das in der Jugend Lebensfreude und Großzügigkeit ausdrückt, entwickeln sich bald Krähenfüße, Falten und Runzeln.

Venus
Diese Haut ist kräftig, aber nicht straff, oft mit Flaum bedeckt. Die Augen sind härter, aber noch schöner, vielleicht weniger intelligent, wo der Einfluß des Merkur fehlt.

Erde
Fast quadratisches Gesicht mit kantigen Zügen und kräftiger Nase. Ausgeprägte Falten, dicke, sonnengebräunte Haut, die durch Cremes kaum weicher wird. Oft auch trockene Haut (wird wie ein runzeliger Apfel). Unter diesem Zeichen kann die Haut allerdings auch fett sein.

Mars
Rechteckiges Gesicht mit geraden, buschigen Augenbrauen, schmale Lippen, eckiges Kinn. Bräunliche, feste Haut. Die Faltenbildung läßt auf einen ziemlich strengen Charakter schließen. Im Alter Neigung zu Gesichtshaaren.

Jupiter
Ein vergnügter Typ, Neigung zu Unterfunktion der Schilddrüse und einer feuchtkalten Klebrigkeit (Klammheit), vielleicht auch übermäßige Behaarung.

Saturn
Bleicher Teint, trauriger Ausdruck, scharfe Nase, hängende Mundwinkel und gewölbte Augenbrauen.

Sonne
Kalte, mit feinem Flaum bedeckte, glänzende Haut, in der Regel kleinporig.

Mond
Ein rundes Gesicht, frische Farben, feinporige, straffe, elastische Haut, pausbäckiger Typ, geschwungene Lippen, schmaler Mund.

Die Hauttypen stimmen nicht unbedingt mit dem Tierkreiszeichen zur Zeit der Geburt überein. Die meisten Menschen sind Mischtypen. Gattefossé ist der Ansicht, daß man in der Lage sein sollte, den »Grundtyp« vom weniger dominierenden, »parasitischen Typ« zu unterscheiden. Indem man die Auswirkungen des letzteren ausmerzt, kommt nicht nur die äußere Schönheit einer Frau wieder zur Geltung, sondern auch das ihr zugrunde liegende innere Wesen. Es ist die gleiche Vorstellung, welche die alten Herbalisten von den Körpersäften hatten. Normalerweise hat im Wesen eines jeden Menschen einer der Hauptsäfte die Vorherrschaft. Damit rechnet man, und dieser Zustand erfordert keinerlei Behandlung. Erst wenn es zu einer abnormen Ausgewogenheit der Körpersäfte kommt, ist eine Behandlung notwendig.

Das ideale Mittel zur Körper- wie zur Gesichtsmassage ist ein wohlriechendes Öl, das aus pflanzlichen Ölen und Essenzen besteht. Einzelheiten über die Herstellung findet man in dem entsprechenden Abschnitt über das Mischen ätherischer Öle; Ratschläge zur Gesichtsmassage sind im Kapitel »Massage« enthalten.

Die wohltätige Wirkung einer Gesichtsmassage hängt sowohl von der Massage selbst als auch von den im Massageöl enthaltenen Essenzen ab. Beides wirkt entspannend, aber um den höchsten erreichbaren Grad der Entspannung zu erreichen, sollten die Öle angenehm sein und jene besonderen Eigenschaften besitzen, die nur die feinsten natürlichen Öle bieten. Man kann nicht erwarten, daß jemand in den vollen Genuß einer im Grunde luxuriösen Behandlung kommt, wenn man dazu nicht auch einen Duft verwendet, der den Luxus deutlich macht. Ist eine Mischung gut und liebt der Patient den Geruch, dann wird er sich auch entspannen, und der Erfolg der Behandlung ist bereits gesichert.

Der Vorteil bei der Verwendung pflanzlicher Öle zur Massage besteht darin, daß sie besser als mineralische Öle in die Haut eindringen, aber wiederum nicht so schnell von der Haut absorbiert werden, daß man ständig neues Öl auftragen muß. Die natürliche Wärme, die bei der Massage erzeugt wird, öffnet die Poren und erleichtert das Eindringen der Essenzen. Eine kleine Menge einer Creme wird schneller absorbiert als Öl, obgleich dies von Creme zu Creme verschieden sein kann. Cremes sind ideal zum raschen persönlichen Gebrauch, aber nicht zur Massage. Nach einer Gesichtsmassage sollte das Öl noch bis zu fünfzehn Minuten auf der Haut bleiben, besonders wenn die Massage selbst nicht sehr lange gedauert hat. Das gibt den Essenzen die Zeit, die sie brauchen, um einzudringen und ihre Wirkung zu entfalten. Während dieser Zeit legt man auf den Bereich, der massiert wurde, warme Kompressen mit reinem oder aromatisiertem Wasser. Dazu schneidet man ein passendes Stück Tuch (etwa Baumwollflanell) zurecht, bringt Löcher für die Augen und den unteren Teil der Nase an. Die Augen kann man mit Gurkenscheiben oder einem in Lavendel- oder Rosenwasser getauchten Wattebausch bedecken. Die Augen sollten immer etwas kühler gehalten werden als das übrige Gesicht und nicht längere Zeit der Hitze ausgesetzt sein.

Statt einer Kompresse kann man auch einen Gesichtsdampf machen oder einen Zerstäuber anwenden. Dies ist besonders gut, wenn die Haut unter Akne leidet oder verstopft ist, denn die anregende Wirkung ist stärker, und die Ausscheidung wird besser gefördert als bei der Kompresse. Man kann einen solchen Zerstäuber für jeden Hauttyp verwenden, und zwar setzt man dem Wasser zwei oder drei Tropfen einer geeigneten Essenz oder einer Mischung von Essenzen zu. Nach Anwendung der Kompresse oder des Zerstäubers (man kann natürlich auch beides nacheinander gebrauchen) ist man überrascht, wie gut die Öle in die Haut eingezogen sind. Es sollte zu diesem Zeitpunkt nicht mehr nötig sein, die Haut zusätzlich zu reinigen. Wenn noch eine Spur Öl vorhanden ist, dann tupft man die Haut mit einem Kosmetiktuch vorsichtig ab. Der eigentliche, in der Tiefe wirkende Reinigungsprozeß findet bei der nächsten Anwendung statt: bei der Gesichtspackung oder Gesichtsmaske.

Es gibt verschiedene Grundsubstanzen, die man zu jeder Maske braucht. Dazu gehören Joghurt, Kaolin oder Fullererde (Bleicherde), Pflanzenöl und ätherisches Öl. Joghurt wirkt reinigend, tonisierend, fördert die Ausscheidung und ist mild genug, so daß er für jeden Hauttyp verwendet werden kann. Nehmen Sie immer reinen, lebendigen Joghurt, denn seine Wirksamkeit hängt in erster Linie von den darin enthaltenen Bakterien ab. Wie Fruchtfleisch haftet auch Joghurt nicht so gut auf der Haut, als daß man ihn für sich allein auftragen könnte. Er würde einfach vom Gesicht gleiten. Deshalb vermischt man ihn mit pulverisierter Tonerde (Kaolin oder Fullererde) oder einem anderen Pulver, etwa mit feinem Hafermehl. Die Joghurt-Tonerde-Mischung kann als Grundlage für jede Maske verwendet werden.

Der trockene, wasserarme Hauttyp braucht eine milde, feuchtigkeitsspendende, nährende Maske. Dafür bieten Früchte die ideale Grundlage. Die Frucht muß geschält und entweder von Hand oder im Mixer zerdrückt werden. Man kann auch einfach Fruchtsaft verwenden, Fruchtfleisch ist aber vorzuziehen. Als Feuchtigkeitsspender fügt man Honig hinzu. Diese Fruchtmasse gibt man zur Grundsubstanz, bei trockener oder alternder Haut rührt man noch etwas Weizenkeimöl darunter, außerdem zwei bis drei Tropfen ätherisches Öl. Im Falle verstopfter, zu Akne neigender, fetter Haut sollte die Tonerde vorherrschen. Diese Substanzen haben eine stark antitoxische Eigenschaft und sind ein ausgezeichnetes Mittel, die Ausscheidung durch die Haut zu fördern. Sie ziehen alle Hautunreinheiten heraus. Zur weiteren Anregung des Ausscheidungsprozesses dient ein Zusatz von Bierhefe zusammen mit etwas Trauben- oder Kohlsaft. Zusammenfassend gilt:

Akne: Kohl, Trauben, Tomate, Hefe, Kampfer, Wacholder, Bergamott

Fett: Kohl, Trauben, Zitrone, Birne, Erdbeere, Kampfer, Weihrauch

Empfindlich: Honig und Joghurt, Trauben, Melone, Neroli, Rose, Kamille

Trocken: Avokado, Banane, Karotte, Melone, Weizenkeimöl, Rose, Sandelholz

Im reiferen Alter: Apfel, Avokado, Trauben, Zitrone, Weizenkeimöl, Zypresse, Weihrauch, Patschuli

Wässerig: Tonerde, Hafermehl oder gemahlener Leinsamen, Wacholder, Lavendel

Normal: Avokado, Trauben, Zitrone, Pfirsich, Weizenkeimöl, Jasmin, Neroli, Lavendel

Ich möchte betonen, daß dies nur eine Übersicht sein soll. Es ist nicht notwendig, alle für einen bestimmten Hauttyp erwähnten Zutaten zu verwenden. Man braucht in jedem Fall nur ein bis zwei Fruchtsorten und ein oder zwei Essenzen. Für eine normale Haut könnte man Früchte aller Art und fast jedes Öl benutzen. Wenn es zu umständlich erscheint, die Früchte zu zerdrücken, kann man auch einfach Tonerde, Joghurt und Essenzen mischen. Die hier angegebenen ätherischen Öle dienen nur als Beispiel. Sie können in jedem einzelnen Fall durch andere Öle ersetzt werden.

Eine Gesichtsmassage wirkt in erster Linie nährend und reinigend. Sie regt die örtliche Durchblutung an, fördert die Ausscheidung von Abfallstoffen und setzt praktisch die Wirkung fort, die durch die Gesichtsmassage eingeleitet wurde. Gleichzeitig kann sie beruhigend und feuchtigkeitsspendend sein, je nach Zutaten. Wenn man frische Früchte und Joghurt verwendet, beides lebendige, organische Substanzen, und zwar in Verbindung mit den dynamisch wirkenden Essenzen, erzielt man oft Resultate, die man nur als Verjüngung bezeichnen kann. Aber denken Sie daran: Einmal ist nicht genug. Anhaltenden Erfolg erreicht man nur durch regelmäßige Anwendung. Die normale Haut braucht nur alle ein bis zwei Wochen eine Maske.

Jede Maske sollte bis zu zwanzig Minuten liegenbleiben, damit sie ihre Wirkung entfalten kann. Danach wäscht man sie vorsichtig mit lauwarmem Wasser ab. Zu diesem Zeitpunkt kann eine Kompresse oder Zerstäuber mit Essenzen eingesetzt werden, das erhöht die Spannkraft der Haut, erfrischt, und außerdem schließen sich die Poren besser. Als aromatische Zusätze eignen sich Zypresse, Wacholder oder Bergamottöl. Die Haut wird nun mit Zellstofftüchern abgetupft. Wenn gewünscht, wird ein wenig Feuchtigkeitscreme sehr sanft in die Haut eingeklopft. Falls man eine Feuchtigkeitscreme-Grundlage zur Verfügung hat, kann man durch Beigabe eigener Essenzen für jeden Hauttyp die spezielle Creme mischen. Darauf achten, daß die Cremetöpfe dicht schließen, sonst verflüchtigen sich die Öle, die sich während des Herstellungsprozesses nicht mit der Salbengrundlage verbunden haben. Auf gleiche Weise kann man auch eigene Reinigungscremes, beruhigende Nährcremes usw. zubereiten. Andernfalls verwendet man ein im Handel befindliches Produkt. Nach einer Gesichtsbehandlung dieser Art sollte keinerlei Make-up aufgelegt werden, es würde die wohltätige Wirkung der Behandlung zum größten Teil zunichte machen. Die Haut muß atmen können.

10 Praktische Hinweise und Rezepte

Verwendet man ätherische Öle zu Heilzwecken, muß stets der gesamte Symptomkomplex des Patienten berücksichtigt werden. Man zieht für alle auftretenden Beschwerden das »Register nach Indikationen« zu Rate und notiert die Öle, die am häufigsten erscheinen. Dann schlägt man im Kapitel über die ätherischen Öle nach, das sich im einzelnen mit jedem der notierten Öle beschäftigt. Man wird eine oder mehrere Essenzen finden, die für den speziellen Fall geeignet erscheinen. Häufig genügt schon eine einzige Essenz, dann sollte man es auch dabei belassen. Die Behandlung wird nicht notwendigerweise besser, wenn man eine Mischung aus verschiedenen Essenzen verwendet. Sofern ein bestimmtes Öl für einen Fall als das ideale Mittel erscheint, dann nützt es gar nichts, dieses noch mit anderen Ölen zu kombinieren.

Gibt es keine Essenz, die den größten Teil aller Symptome erreicht, wird es notwendig, mehrere Öle zu mischen. Man sollte sich aber auf ein Minimum beschränken und nicht mehr als zwei bis fünf Öle verwenden. Die sich daraus ergebende Mischung ist nicht einfach eine Kombination der Eigenschaften ihrer einzelnen Bestandteile, sondern bekommt ihre eigenen, individuellen Eigenschaften. Es ist, als ob ein neues Öl entstanden sei. Obgleich in diesem Buch nur neunundzwanzig Essenzen beschrieben sind, kommen wir bei Zusammenstellung aller möglichen Verbindungen aus drei, vier oder fünf verschiedenen Essenzen auf über zwölf Millionen Kombinationsmöglichkeiten.

In der traditionellen chinesischen Pflanzenheilkunde befolgt man gewisse Grundregeln, auf die wir hier interessehalber eingehen. Ich finde, daß manche davon sehr nützlich sind. Beispielsweise werden Erkrankungen, die durch Einwirkung von Kälte auf den Körper verursacht wurden, mit Wärme behandelt. Kälte wird bei Erkrankungen eingesetzt, die durch Hitze entstanden sind. Medikamente für Beschwerden oberhalb des Brustkorbs sollen nach den Mahlzeiten eingenommen werden, Medikamente für Beschwerden unterhalb von Herz und Magen dagegen vor den Mahlzeiten. Medikamente gegen Erkrankungen der vier Gliedmaßen gibt man früh am Morgen auf leeren Magen, solche gegen Leiden der Knochen und des Knochenmarks am Abend nach der Mahlzeit.

Die Heilpflanzen werden in vier Kategorien eingeteilt: »Kaiser« (die wichtigste heilende Substanz), »Minister« (synergistische oder unterstützende Mittel, die die Wirkung des »Kaisers« fördern), »Kanzler« (setzen den Heilungsprozeß in Gang und haben eine katalytische Wirkung), sowie »Gesandte«, die als Vehikel oder Grundlage (Lösungsmittel) für die Arznei dienen. Der Arzneizubereitung selbst liegt die »Doktorin der sieben Rezepte« zugrunde, das ist die Einteilung in folgende Kategorien:

1. *Ch'i fang* oder Rezept mit ungerader Zahl, also eine Arznei, die eine ungerade Anzahl von Zutaten enthält. Dabei handelt es sich im wesentlichen um Yang-Rezepte, die nur gegen Yin-Beschwerden angewandt werden.
2. *Go fang* oder Rezept mit gerader Zahl. Ein Yin-Rezept, das eine gerade Anzahl von Zutaten enthält.
3. *Ta fang* oder großes Rezept. Ein sehr stark wirkendes Rezept, das nur bei schweren Erkrankungen verwendet wird, meist dann, wenn viele verschiedene Symptome vorliegen.
4. *Hsao fang* oder kleines Rezept. Wird bei weniger schweren Erkrankungen angewandt, wenn nur ein oder zwei Symptome vorhanden sind. Es werden nicht mehr als zwei bis drei Zutaten verarbeitet.
5. *Huan fang* oder langsames Rezept. Ein relativ mildes Mittel für Patienten in sehr geschwächtem Zustand, die auf Grund der Art ihrer Erkrankung keine stärkere Arznei vertragen. Wirkt kräftigend und aufbauend.
6. *Chi fang* oder Notfall-Rezept. Eine Arznei mit sofortiger, unmittelbarer Wirkung. Wird oft bei Patienten angewandt, die dem Tode nahe sind.
7. *Ch'ung fang* oder Wiederholungs-Rezept. Wird bei komplizierten Fällen eingesetzt, bei denen mehrere Organe beteiligt sind. Enthält viele Bestandteile und wird über eine gewisse Zeit hin eingenommen.

In der Homöopathie ist es nicht unbedingt notwendig, eine klassische medizinische Diagnose zu stellen. Homöopathen betrachten

186

solche Diagnosen oft mit Geringschätzung und Spott. Für sie sind nur Arzneimittelbilder und Krankheitserscheinungen wichtig. Man braucht nicht zu wissen, ob der Patient unter Asthma oder Bronchitis leidet, ausschlaggebend ist nur, daß man die richtige Medizin anwendet. Bei der Akupunktur dagegen spielt auch die korrekte Diagnose eine Rolle, wenn sie auch nicht nach den Maßstäben westlicher Medizin gestellt wird.

In der Aromatherapie sollte der Allgemeinzustand des Patienten stets mit berücksichtigt werden. Sogar anscheinend unbedeutende Symptome können eine Hilfe sein, um das richtige Heilmittel zu finden. Es besteht trotzdem ein beträchtlicher Unterschied zur Homöopathie, da eine korrekte Diagnose herkömmlicher Art genauso wichtig ist. Eine Erleichterung stellt das »Register nach Indikationen« dar, das man zu Rate ziehen kann, wenn man weiß, um welche Erkrankung es sich handelt. Darüber muß jedoch völlige Gewißheit herrschen.

Ist erst einmal die Diagnose gestellt und das geeignete Heilmittel (oder auch mehrere) ausgewählt, kann die Behandlung äußerlich oder innerlich, aber auch auf beide Arten zugleich, einsetzen. Die Wirkung ist nicht unbedingt stärker, wenn man Öle innerlich einnimmt. Man kann in diesem Fall die Essenzen auf einem Teelöffel Zucker oder in einem kleinen Glas mit gesüßtem Wasser geben. Die Medikamente sollten allerdings nicht in einem sprudelnden Getränk verrührt werden.

Wir dürfen nicht vergessen, daß Krankheit niemals ein rein physischer Vorgang ist. Es sind immer gewisse psychische Elemente beteiligt. Deshalb achten wir so weit wie möglich darauf, daß die Massageöle auch einen angenehmen Duft haben. Wenn wir durch Veränderung des relativen Prozentsatzes der Öle einer Mischung deren Duft verbessern, dann gewinnen wir viel und verlieren nichts. Man scheut sich unwillkürlich, ein starkes Öl in größerer Menge zu verwenden. Das ist natürlich ganz richtig. Was das Mischen betrifft, so sollten wir uns dabei ruhig von unserer Nase leiten lassen. Es wurde schon oft die Frage gestellt, ob es irgendwelche Öle gibt, die man niemals miteinander vermischen darf. Das ist nicht der Fall. Aber am besten beurteilt man, ob zwei bestimmte Öle miteinander harmonieren, wenn man sie einmal mischt und riecht. Man wird entdecken, daß bestimmte Öle besser zueinander passen als andere und daß es ein bestimmtes Verhältnis gibt, bei dem sie sich besonders gut verbinden. Es wird ein wenig Zeit kosten, dieses harmonische Verhältnis zu finden. Man lernt am besten durch praktische Erfahrung. Wenn man verschiedene Mischungen ausprobiert, erkennt man allmählich, in welchem Verhältnis die angegebenen Essenzen am besten zu verwenden sind.

Es kommt häufig vor, daß man plötzlich entdeckt, daß die zusammengestellten Essenzen nach einem ganz anderen, neuen Öl verlangen, und sobald man dieses zugesetzt hat, wird die ganze Mischung erst lebendig. Einige Öle (besonders Geranie, Lavendel und Sandelholz) mischen sich mit fast allen Substanzen sehr gut. Ich verwende zumindest eines davon in fast allen meinen Zubereitungen. Ein klein wenig Geranienöl sorgt für eine gute Mischung und verleiht ihr gleichzeitig Leben. Wenn man ein Öl zu äußerlichem Gebrauch herstellt, braucht man zwei Grundzutaten: ätherisches Öl und pflanzliches Öl (in diesem Zusammenhang auch Trägersubstanz genannt). Die Trägersubstanz wirkt als Vehikel oder Lösungsmittel für die Essenz oder Essenzenmischung, so daß sie bis zur gewünschten Konzentration verdünnt werden können und sich als Massageöl eignen. Die Wahl des Pflanzenöls wird zum Teil vom Preis bestimmt, aber auch andere Gesichtspunkte sind zu berücksichtigen. Wenn man ein Öl braucht, das nicht nur als Vehikel dient, sondern gleichzeitig die Haut ernährt, dann nimmt man das besonders vitaminreiche Avokado- oder Weizenkeimöl. Dies sind jedoch ziemlich schwere Öle, die nicht gut allein zu verwenden sind. Sie werden mit einem leichteren Pflanzenöl vermischt, so daß unsere Trägersubstanz zwar nährend, aber auch nicht zu schwer ist. Ich bin der Meinung, daß das Öl von süßen Mandeln sich am besten zum allgemeinen Gebrauch eignet, auch Oliven-, Sojabohnen- oder Sonnenblumenöl kann verwendet werden. Man sagt, daß Avokado- und Haselnußöl die Haut besser durchdringen. Das ist ein wesentlicher Faktor in der Aromatherapie-Massage. Auch Haselnußöl ist ziemlich nährend und dabei nicht ganz so schwer wie Weizenkeim- und Avokadoöl.

Zu berücksichtigen ist ferner, daß fast alle pflanzlichen und ätherischen Öle oxydieren: sie werden ranzig. Die Folge ist ein unangenehmer Geruch der Pflanzenöle und ein merklicher Verlust an Frische und eine Beeinträchtigung des Duftes bei den ätherischen Ölen. Die Präparate werden schließlich trübe, und ihre Heilkraft ist sehr reduziert. Wenn die Oxydation einmal begonnen hat, kann der Prozeß nicht mehr rückgängig gemacht werden. Aus diesem Grund ist es wichtig, die Öle in luftdichten Behältern aufzubewahren, nach

Möglichkeit stets gut gefüllt. Man sollte auch niemals frisches Öl in eine gebrauchte Flasche gießen. Glücklicherweise hat uns die Natur mit dem Weizenkeimöl einen natürlichen Stoff geschenkt, der die Oxydation hemmt. Diese Eigenschaft verdankt es seinem hohen Gehalt an Vitamin E. Man sollte allen Mischungen mindestens 5 bis 10 Prozent Weizenkeimöl zusetzen. Die Haltbarkeitsdauer ist natürlich auch dann beschränkt, aber doch länger als sonst üblich. Wie lange ein Öl sich hält, hängt mit davon ab, wie oft die Flasche geöffnet wird. Im Durchschnitt sind es drei Monate, wenn zu Beginn alle verarbeiteten Öle frisch waren.

Die Menge des verwendeten ätherischen Öls hängt vollkommen von dessen Intensität ab und schwankt zwischen 1 und 3 Prozent. Essenzen sind sehr kräftig, und man nimmt nur soviel wie eben nötig. Es stimmt nicht, daß man schneller zum Erfolg kommt, wenn man mehr Öl verwendet. Der Prozentsatz des Gehalts an ätherischem Öl in den Pflanzen schwankt zwischen 0,01 und etwa 10 Prozent. Im Durchschnitt sind es etwa zwischen 1 und 3 Prozent.

Ich habe schon viele seltsame Berichte über das Mischen von Ölen gehört, als ob es dabei um eine Art Hexenwerk ginge. Es ist aber wirklich ganz einfach. Wenn es sich nicht gerade um Öle handelt, die bei Zimmertemperatur fest sind, braucht man sie nicht zu erwärmen. Es ist auch nicht nötig, daß alles bei Vollmond zu mitternächtlicher Stunde geschieht, an der Stelle, wo früher der Galgen stand! Man füllt einfach die Flasche mit Pflanzenöl (oder einer Mischung aus verschiedenen Ölen) und fügt die Essenzen tropfenweise hinzu. Dann verschließt man die Flasche und schüttelt sie vorsichtig. Manchmal wird es vorgezogen, jede einzelne Essenz mit einer entsprechenden Menge von Pflanzenöl zu mischen (beispielsweise kann man 2 %ige Mischungen auf Vorrat bereiten), um dann diese Mischungen für weitere Kombinationen zu benutzen. Dies ist natürlich auch eine Möglichkeit, aber wahrscheinlich werden die Öle auf diese Weise schneller ranzig, als wenn man die Essenzen gesondert aufbewahrt, bis man die gebrauchsfertigen Präparate zubereitet. Wieviel Tropfen einer Essenz ein Gramm ergeben, hängt vom spezifischen Gewicht der einzelnen Essenzen ab. Im Durchschnitt werden es etwa 30 Tropfen sein. Will man also eine 2 %ige Lösung in 50 Gramm Pflanzenöl bereiten, benötigt man ein Gramm oder 30 Tropfen Essenz (2 % = ein fünfzigstel Teil). Als Faustregel gilt: 1 Tropfen Essenz auf 2 Gramm Pflanzenöl.

Sollen die Öle ihren Duft so lange wie möglich behalten, sowohl in der Flasche als auch bei der Anwendung, dann müssen sie gut »fixiert« oder gebunden sein. Mit anderen Worten, die Mischung muß zumindest eines der Öle aus dem unteren Drittel unserer Tabelle über den Flüchtigkeitsindex enthalten. Fixiermittel werden in der Parfümherstellung benutzt, um die Evaporation oder Verdunstung des Parfüms zu verzögern, so daß der Duft länger haftet. Außerdem soll sich der Geruch während der Verdunstung nicht zu stark verändern. Sandelholzöl ist in bezug auf den Duft das vielseitigste Fixiermittel, aber auch Patschuli ist sehr wirksam.

Ätherische Öle sind sehr teuer, wenn man sie einkauft. Trotzdem wäre es unpraktisch, sie selbst zu destillieren. Man braucht dazu mehrere Zentner Pflanzen, spezielle Apparaturen und Geräte und ein beträchtliches technisches Wissen. Es gibt jedoch einen anderen Prozeß, der leichter selbst durchzuführen ist und den die Pflanzenkundigen schon vor Hunderten von Jahren kannten:

»Rosenöl wird folgendermaßen hergestellt: Manche sieden die Rosen in Öl und bewahren das auf. Manche füllen ein Glasgefäß mit Rosen und Öl und sieden dies in einem großen Kessel mit Wasser, und dieses ergibt ein gutes Öl. Manche stampfen frische Rosen zusammen mit Öl, geben die Mischung in ein Glasgefäß und stellen es fünfzig Tage in die Sonne. Dieses Öl ist ... gut ...«

»Veilchenöl wird folgendermaßen hergestellt: Siede Veilchen in Öl und gieß es durch ein Sieb. Dies ist das Veilchenöl.«

Diese Öle, von den französischen Parfümherstellern *huiles antiques* genannt, die ich als »Kräuteröle« bezeichnen würde, werden als Parfüm, zum Einnehmen, für Inhalationen oder zur Zubereitung aromatischer Wässer kaum verwendet. Sie eignen sich aber sehr gut für die Aromatherapie-Massage. Das Ergebnis ist ähnlich wie bei einer Mischung von Pflanzenöl mit ätherischen Ölen. Es gibt grundsätzlich zwei verschiedene Methoden. Bei der einen gibt man Pflanzen oder Kräuter und das Öl in einen gut schließenden Behälter, den man in einen Topf stellt, dessen Boden etwa 5 bis 8 cm hoch mit Wasser bedeckt ist. Dann läßt man das Wasser eine Stunde lang kochen. Dadurch wird das Öl erhitzt, ohne daß es eigentlich kocht. Anschließend trennt man das Öl von den Pflanzenrückständen, indem man alles durch ein Sieb gießt, und mischt wieder frische Pflanzen unter dieses Öl, das man aufs neue erhitzt. Diesen Vorgang kann man beliebig oft wiederholen. Mit jedem Mal wird das Öl kräftiger. Je intensiver aber das Öl ist, um so stärker kann man es für die Massage verdünnen. Die andere Methode besteht darin, Pflanzen und Öl in einen durchsichtigen Glasbehälter zu geben und diesen dem hellen Sonnenlicht auszusetzen. Dabei müssen die Kräuter oder Pflanzen alle zwei bis drei Tage durch frische ersetzt werden. Obgleich Essenzen nicht dem Licht ausgesetzt werden sollen, erhält man auf diese Art Öle von sehr guter Qualität. Ich glaube, daß das Sonnenlicht das Öl mit so starker Energie auflädt, daß alle negativen Einflüsse aufgehoben werden. Die meisten Pflanzen muß man zuerst etwas zerdrücken oder zerquetschen, damit sich ihr ätherisches Öl leichter mit dem fetten Öl vermischt.

Salben sind sehr leicht herzustellen. Man braucht dazu lediglich die Essenz, Öl und Wachs, die im richtigen Verhältnis miteinander kombiniert werden. Ich verwende immer Bienenwachs, und zwar lieber das gelbe als das weiße. Das Wachs muß geschmolzen werden, damit es sich mit dem Öl verbindet. Man braucht etwa ein Teil Bienenwachs auf vier Teile Öl. Man gibt Öl und Wachs zusammen in ein Gefäß, das man in einen Topf mit heißem Wasser stellt und erhitzt. Ist das Wachs geschmolzen, nimmt man das Gefäß vom Herd. Sobald die Mischung an den Rändern wieder fest zu werden beginnt, fügt man die Essenzen hinzu, rührt gut durch und gießt die Masse in Behälter. Diese stellt man zum schnelleren Abkühlen in ein Kaltwasserbad. Man fügt die Essenzen erst in letzter Minute bei, weil man dadurch erreichen will, daß so wenig wie möglich davon verdunstet, ehe die Salbe fest wird. Wer eine weichere Salbe vorzieht, nimmt fünf Teile Öl, einen Teil Bienenwachs und einen Teil Vaseline. Wenn man etwas Weizenkeimöl hinzufügt und die Salbe in gut schließenden Behältern aufbewahrt, kann man mit einer Haltbarkeitsdauer bis zu einem Jahr rechnen. Ich möchte erwähnen, daß man diese wohlriechende Salbe auch Pomade nennt. Die frühesten Parfüms und kosmetischen Salben wurden als Pomaden hergestellt.

Eine sehr einfache Zubereitungsart für duftende Wässer besteht darin, daß man ein paar Tropfen einer Essenz mit destilliertem Wasser mischt. Auf diese Weise kann man Rosen- und Orangenblüten-, Lavendel- und Geranienwasser herstellen. Praktisch kann man jede gewünschte Essenz verwenden. Durch die Mischung verschiedener Essenzen bereitet man besonders feine Toilettenwässer. Richten Sie sich dabei nach den Rezepten am Schluß dieses Kapitels. Verwenden Sie etwa einen Tropfen Essenz auf ein halbe Tasse destilliertes Wasser. Da diese Mischungen luftdicht verschlossen werden müssen, benutzt man am besten eine Flasche mit entsprechendem Verschluß, etwa eine Babyflasche. Man gibt zwei bis drei Tropfen Essenz in 100 ml destilliertes Wasser, verschließt die Flasche und schüttelt kräftig durch. Obgleich die Essenz sich nicht vollständig löst, wird sie doch so fein verteilt, daß man ein ausreichend aromatisiertes Wasser bekommt. Bei richtiger Aufbewahrung halten sich solche Wässer mehrere Wochen. Fügt man genügend Alkohol hinzu, entsteht eine echte chemische Lösung. Allerdings ist der Alkohol nicht besonders gut für die Haut. Es ist so gut wie unmöglich, einen Alkohol zu finden, der sich für diesen Zweck eignet.

Essenzen, Ölmischungen und andere Präparate müssen immer an kühlem, trockenen, dunklen Ort und luftdicht verschlossen aufbewahrt werden.

Für Inhalationen nimmt man zwischen sechs und zwölf Tropfen Essenz. Man verspritzt sie auf der Oberfläche einer Schüssel mit heißem Wasser (etwa ½ bis 1 Liter). Das Wasser sollte man aufkochen, in die Schüssel gießen und eine Minute stehenlassen, ehe man die Essenzen hinzufügt. Ist es nämlich zu heiß, sind die Öldämpfe zu intensiv zum Einatmen. Man kann auch einen Dampfapparat verwenden. Auch dabei gibt man die Essenzen ins Wasser. Das ist eine besonders angenehme Methode, denn die Wassertemperatur wird ständig gehalten, und man verbraucht weniger ätherisches Öl. Man inhaliert langsam und tief etwa fünf bis zehn Minuten lang. Das traditionelle Handtuch über dem Kopf ist nicht unbedingt nötig.

Einzelheiten über Bäder und Kompressen sind im Kapitel »Aromatische Bäder« enthalten.

Einige Rezepte aus Nicholas Culpepers Buch *Arts Master-Piece or the beautifying part of Physic.*

Ein süßes Wasser aus Italien, das man dort Damaszenerwasser nennt.

Nimm vom Zimt eine Unze, von den Nelken eine halbe, von süßem Majoran, Rosmarin, Lavendel, Lorbeerblättern und frischen Landrosen je eine Handvoll, Malagawein und Rosenwasser je einen dreiviertel Liter. Man schneidet alle frischen Zutaten, zerstößt die trok-

192

kenen und setzt alles sechs Tage der Sonne aus. Danach destilliert man in einem Doppelgefäß. Manche fügen auch je ein Dram Zitronenschale, Storaxkalamit und Iris hinzu, außerdem Blüten vom Jasmin. Mit diesem Wasser besprengt man Kleidung und Wäsche und reibt damit auch Hände und Nase ein.

Ein süß duftendes Bad für edle Frauen.
Nimm Rosen, Zitronenschale, Zitronenblüten, Orangenblüten, Jasmin, Lorbeerblätter, Rosmarin, Lavendel, Minze und Quellwasser, von jedem genügend, und siede alles zusammen. Daraus bereite ein Bad, dem man fünf Tropfen Nardenöl, fünf Gran Moschus, drei Gran Ambra, außerdem eine Unze Benzoe zusetzt. Dann laß sie ins Bad gehen zwei Stunden vor dem Essen.

Ein anderes zur Reinigung
und Verschönerung des Körpers.
Man nehme je zwei Handvoll Salbei, Lavendel- und Rosenblüten, ein wenig Salz, und koche alles im Wasser oder in einer Lauge, und bereite ein nicht zu heißes Bad, in dem man den Körper zwei Stunden vor dem Essen badet.

Ein Wasser gegen blutunterlaufene Augen.
Man nehme eine Unze Benzoe, einen Viertelliter reinen hellen Honig, je zwölf Dram Wasser von Fenchel und Gartenraute, eine halbe Unze süßes Majoranwasser, und destilliere alles.

Eine süße Salbe.
Nimm ein Dram Öl, das aus der Muskatnuß gepreßt wurde, ein Skrupel vom besten Zibet, sechs Gran Moschus, Nardenöl und Lavendelöl je zwei bis drei Tropfen, und bereite eine Salbe, mit der man Stirn, Nase und andere wichtige Teile salbt, um sie zu kräftigen.

Eine Salbe, welche die Hände weiß und zart macht.
Nimm ein Pfund gereinigte und zerstoßene Pinienkerne, eine Unze Senfsamen, drei Unzen Feigen, zwei Dram Kampfer, rühre alles gut durch, mische es und bereite eine Creme, mit der die Hände eingerieben werden.

193

Damit die Brüste klein bleiben.
Nimm genügend zerstoßenen Alaun und Rosenöl, mische beides
und reibe damit die Brüste ein.

Ein Öl, das ein rotes Gesicht kuriert.
Nimm vier Unzen Pfirsichkerne, zwei Unzen Goapulver, zerdrücke
alles und bereite ein Öl, mit dem man das Gesicht morgens und
abends einreibt.

Öle, die Falten im Gesicht verschwinden lassen.
Öl aus türkischer Hirse und die Abkochung davon machen die Haut
weich und lassen Runzeln und Falten verschwinden. Auch Nußöl ist
gut.

Öl der Eberraute läßt das Haar wachsen.
Es wird wie das Öl der Gartenraute hergestellt und hilft, wenn das
Haar wachsen soll. Bei Haarausfall wird es mit Labdanum und
Bärenfett verrührt.

Eine Salbe für wunde, rissige Brustwarzen.
Man nehme je eine Unze Rosenöl und von der mittleren Rinde des
Hollunders, dazu genügend Wachs, und mische alles.

Noch einige Rezepte.

Die beiden folgenden Rezepte stammen aus ganz verschiedenen
Quellen:

Aqua aromatica

Zimtrinde	3 Teile	Salbeiblätter	10 Teile
Lavendelblüten	5 Teile	Fenchelsamen	3 Teile
Pfefferminzblätter	5 Teile	Spiritus (Alkohol)	70 Teile
Rosmarinblätter	5 Teile	Wasser	300 Teile

Aqua mirabilis

Zimtöl	1 Teil	Salbeiöl	1 Teil
Lavendelöl	1 Teil	Fenchelöl	1 Teil
Pfefferminzöl	1 Teil	Spiritus (Alkohol)	350 Teile
Rosmarinöl	1 Teil	Wasser	644 Teile

In einem Rezeptbuch aus dem Jahr 1681 wird bemerkt, daß *Aqua mirabilis* »nicht duldet, daß die Hitze brennt noch daß Melancholie oder Phlegma sich erheben, um über die Natur zu herrschen. Es vertreibt Rheuma und bringt eine gute Farbe, es erhält und schützt Gesicht und Gedächtnis ...«

Öl gegen Quetschungen und Prellungen.
Kamille, Mutterkraut, Betonie, Lavendel, Melisse, Rosmarin, Salbei, Rosenknospen, Eberraute, Wermut.
Man nimmt von jedem eine Handvoll und hackt alles klein, gibt es in einen Steintopf und gießt soviel Salatöl darüber, daß die Kräuter bedeckt sind. Vierzehn Tage stehenlassen, oft umrühren. Dann siedet man alles vorsichtig, bis das Öl die Kräuter ausgelaugt hat. Die Hitze soll nicht höher werden als die kochenden Wassers. Durch ein Leinentuch gießen und in einer gut verkorkten Flasche aufbewahren.

Balsam, das die Haut zart und weich macht

Quittensamen	15 g	Lorbeeröl	10 Tropfen
Wasser	0,2 l	Nelkenöl	5 Tropfen
Glyzerin	45 g	Orangenschalenöl	10 Tropfen
Alkohol	140 g	Öl der Gaultherie	8 Tropfen
Salizylsäure	0,4 g	Rosenöl	2 Tropfen
Karbolsäure	0,6 g		

Man weicht die Quittenkerne 24 Stunden im Wasser ein und preßt sie dann durch ein Tuch. Die Salizylsäure löst man im Alkohol, die Karbolsäure gibt man zum Glyzerin. Nun vermischt man alles, schüttelt die Mischung gut durch und füllt sie in eine Flasche.

Für Mundspülungen.

Quillajarinde	125 Teile		
Alkohol	155 Teile		
Glyzerin	95 Teile		

Vier Tage mazerieren, dann folgendes hinzufügen:

Karbolsäure (kristall.)	4 Teile	Ol. cinnam.	0,6 Teile
Ol. geranii	0,6 Teile	Tinct. ratanhae	45 Teile
Ol. caryophyll	0,6 Teile	Aqua rosae	900 Teile
Ol. rosae	0,6 Teile		

Wiederum 4 Tage mazerieren und danach filtern.

Eau de Cologne

Rosmarinöl	5 Teile	Lavendelöl	5 Teile
Neroliöl	20 Teile	Bergamottöl	220 Teile
Zitronenöl	75 Teile	Alkohol 90 %ig	5000 Teile

Karmeliter-Balsam

Melissenöl	1,8 ml	Nelkenöl	0,9 ml
Majoranöl	0,18 ml	Korianderöl	0,3 ml
Zimtöl	0,6 ml	Engelwurzöl	0,18 ml
Zitronenöl	1,8 ml	Alkohol 90 %ig	0,3 l

Florida-Wasser

Bergamottöl	0,085 l	Neroliöl	0,014 l
Nelkenöl	4,44 ml	Jasminöl	0,17 l
Zimtöl	0,071 l	Rosenwasser	½ l
Lavendelöl	0,028 l	Alkohol	4 l
Zitronenöl	0,028 l		

Was die vorstehenden Rezepte angeht, so kann ich mich für ihre praktische Anwendbarkeit oder Wirksamkeit nicht verbürgen. Die folgenden Rezepte beruhen jedoch auf meiner eigenen zehnjährigen Erfahrung mit ätherischen Ölen. Ich führe allerdings nur einige wenige zur Anwendung bei bestimmten Anlässen auf. Sie sollen als Beispiel dienen und sind nicht notwendigerweise die Mischungen, die sich für einen bestimmten Einzelfall am besten eignen. (So ist etwa Benzoe in keinem der Inhalationsmittel angegeben, obwohl sich dieses Öl ausgezeichnet zum Inhalieren eignet.) Man muß für jeden einzelnen Patienten die individuelle Medikation finden. Die angegebenen Rezepte eignen sich zum allgemeinen Gebrauch.

Gesichtsöle

Für normale Haut

Geranie	4 Teile
Jasmin	2 Teile
Lavendel	8 Teile

Für trockene Haut

Geranie	4 Teile
Rose	3 Teile
Sandelholz	10 Teile

Für fette Haut
Bergamott	8 Teile
Zypresse	3 Teile
Wacholder	4 Teile

Für entzündete oder empfindliche Haut
Kamille	5 Teile
Neroli	3 Teile
Rose	2 Teile

Jedes Rezept wird als 2%ige Lösung in Pflanzenöl zubereitet.

Hauttonika

Bergamott	4 Teile
Jasmin	10 Teile

Geranie	10 Teile
Rose	7 Teile

Bergamott	10 Teile
Lavendel	6 Teile

Zypresse	7 Teile
Wacholder	10 Teile

Man verwendet nach Möglichkeit destilliertes Wasser. Mit den obenstehenden Mengen (Angabe in Tropfen) bereitet man etwa ½ l aromatisiertes Wasser.

Haarpflege

Gegen Haarausfall
Wacholder	10 Teile
Lavendel	7 Teile
Rosmarin	7 Teile

Gegen fettes Haar oder Schuppen
Zedernholz	7 Teile
Zypresse	10 Teile
Wacholder	10 Teile

Diese Rezepte werden als 3%ige Lösung in Pflanzenöl zubereitet. Gut in die Kopfhaut einmassieren und mindestens eine Stunde lang einwirken lassen. Danach zuerst etwas Shampoo ins Haar geben und verreiben, ehe man mit Wasser spült, andernfalls ist es schwierig, das Öl zu entfernen.

Handpflege

Gegen trockene oder aufgesprungene Hände.
Man bereitet Salbe oder Öl nach dem folgenden Rezept:
Benzoe
Patschuli   } zu gleichen Teilen
Rose
Mindestens zwei Minuten lang gründlich in die Hände einmassieren. Es ist am besten, die Behandlung am Abend durchzuführen. Man zieht ein paar alte Baumwollhandschuhe über, ehe man zu Bett geht.

Gegen schwitzende Hände.
Man wendet Handbäder an (siehe auch Bäder gegen Schweißfüße). Kompressen sind ebenfalls nützlich, oder man reibt die Hände mit ein wenig aromatisiertem Wasser ab.

Bäder

Menge für jeweils ein Bad

Gegen Kater
Fenchel   2 Tropfen
Wacholder   4 Tropfen
Rosmarin   2 Tropfen
Kann auch als Kompresse auf Leber und Kopf angewandt werden. Dieses Bad ist auch bei Fettleibigkeit nützlich.

Bei nervöser Erschöpfung
Basilikum   2 Tropfen
Geranie   4 Tropfen
Ysop   2 Tropfen

198

Fußbäder
Gegen Schweißfüße
Muskatellersalbei 3 Tropfen
Zypresse 4 Tropfen
Lavendel 3 Tropfen

Bei müden, schmerzenden Füßen
Wacholder 5 Tropfen
Lavendel 3 Tropfen
Rosmarin 2 Tropfen

Sitzbäder

Bei Hämorrhoiden
Zypresse 5 Tropfen
Weihrauch 3 Tropfen
Wacholder 3 Tropfen

Bei Impotenz/Frigidität
Schwarzer Pfeffer 2 Tropfen
Muskatellersalbei 5 Tropfen
Jasmin 2 Tropfen

Vaginalspülungen
Gegen Leukorrhöe (Weißfluß)
Bergamott 2 Tropfen
Lavendel 4 Tropfen
Rose 2 Tropfen
(Man kann auch zusätzlich Ysop, Wacholder oder Sandelholz innerlich anwenden.)

Bei schmerzhafter Menstruation
Muskatellersalbei 4 Tropfen
Majoran 3 Tropfen
Pfefferminz 2 Tropfen

Unregelmäßige oder schwache Menstruation
Muskatellersalbei 4 Tropfen
Melisse 3 Tropfen
Rose 2 Tropfen

Scheidenjuckreiz
Bergamott   2 Tropfen
Kamille   3 Tropfen
Pfefferminz   1 Tropfen
Jedes Rezept wird mit ½ Liter Wasser verdünnt.

Massageöle
Bei rheumatischen Schmerzen
Kampfer   7 Teile
Eukalyptus   7 Teile
Rosmarin   7 Teile
Man bereitet eine 5 %ige Lösung in Pflanzenöl.

Zur Erhöhung des Muskeltonus und zur Linderung leichter
Schmerzen
Wacholder   10 Teile
Lavendel   5 Teile
Rosmarin   5 Teile
Man bereitet eine 2 bis 3 %ige Lösung.

Ein Öl mit allgemein entspannender Wirkung
Geranie   10 Teile
Lavendel   5 Teile
Majoran   4 Teile
Man bereitet eine 2 %ige Lösung.

Ein tonisierendes/aphrodisisches Öl
Bergamott   7 Teile
Jasmin   3 Teile
Rose   3 Teile
Sandelholz   7 Teile
Man bereitet eine 2 %ige Lösung.

Antiseptika
Ein antiseptisches Mundwasser
Bergamott   2 Tropfen
Lavendel   1 Tropfen
In einem halben Becher Wasser verrühren.

200

Eine antiseptische Salbe bei Schnittwunden usw.

Essenzen

Bergamott	12 Tropfen
Eukalyptus	6 Tropfen
Lavendel	12 Tropfen

Salbengrundlage

Vaseline	60 g

oder

Pflanzenöl	60 g
Bienenwachs	15 g

Man erwärmt die Salbengrundlage bis sie schmilzt, fügt die Essenzen hinzu, rührt alles gut durch, gießt die Masse in einen Behälter und kühlt rasch ab.

Die gleichen Essenzen kann man auch in Wasser lösen, das ergibt ein gutes Mittel zur Desinfektion von Schnittwunden, Verletzungen, Entzündungen, wunden Stellen usw.

Ein desinfizierender Luftreiniger

Bergamott	12 Teile
Eukalyptus	2 Teile
Wacholder	4 Teile

Man mischt die Essenzen und gibt sie in eine Tropfflasche. Diese Mischung kann zum Auffrischen der Luft in Krankenzimmern, Toiletten usw. dienen. Man nimmt sie auch zur Reinigung des Bodens und der Möbel, zur Desinfektion von Windeln, Drainagematerial usw.

Inhalationen

Bei Erkältungen im Kopfbereich und anderen Erkrankungen mit blockierten Nebenhöhlen

Basilikum	2 Tropfen
Eukalyptus	8 Tropfen
Pfefferminz	2 Tropfen

Gegen Grippe oder schwere Erkältungen mit Fieber

Schwarzer Pfeffer	2 Tropfen
Kampfer	3 Tropfen
Eukalyptus	7 Tropfen

(Bei Schwangeren sollte der Kampfer durch Zimt ersetzt werden).

Bei Bronchitis usw. (auswurffördernd und antiseptisch)
Bergamott   4 Tropfen
Eukalyptus   4 Tropfen
Sandelholz   4 Tropfen

Bei Asthma, Bronchitis (krampfstillend)
Ysop   3 Tropfen
Lavendel   6 Tropfen
Pfefferminz   3 Tropfen

Medizinische Öle

Bei Krampfhusten
Zypresse   2 Tropfen
Ysop   3 Tropfen
Lavendel   2 Tropfen

Bei Verdauungsstörungen oder Kolik
Basilikum   1 Tropfen
Kardamom   1 Tropfen
Wacholder   2 Tropfen
Pfefferminz   1 Tropfen

Bei Gallensteinen
Bergamott   2 Tropfen
Eukalyptus   1 Tropfen
Rosmarin   2 Tropfen

Bei Harnsteinen
Kamille   2 Tropfen
Geranie   2 Tropfen
Wacholder   2 Tropfen

Jede Essenz wird dreimal täglich entweder auf einem Stückchen Zucker oder in gesüßtem Wasser eingenommen.

Mengen

Bei den verschiedenen Zubereitungen werden die ätherischen Öle in folgenden Mengen verwendet:

Massageöle und Salben
1 bis 3 % oder 10 bis 30 Tropfen auf 30 g. (1 Gramm ist ungefähr 1 Milliliter; 1 g oder 1 ml entspricht etwa 20 Tropfen einer Essenz.)

Wasser für Kompressen, als Hauttonikum usw.
1 bis 5 Tropfen Essenz auf jeweils 100 g Wasser.

Inhalationen
6 bis 12 Tropfen.

Fußbäder, Vaginalspülungen, Einläufe usw.
5 bis 10 Tropfen auf ½ bis 2½ l Wasser.

Bäder
5 bis 10 Tropfen.

11 Die ätherischen Öle

In diesem Kapitel werden die folgenden ätherischen Öle ausführlich besprochen:

Basilikum	Myrrhe
Benzoe	Orangenblüte (Neroli)
Bergamott	Patschuli
Eukalyptus	Pfeffer (schwarz)
Fenchel	Pfefferminze
Geranie	Rose
Jasmin	Rosmarin
Kamille	Sandelholz
Kampfer	Wacholder
Kardamom	Weihrauch
Lavendel	Ylang-Ylang
Majoran	Ysop
Melisse	Zedernholz
Muskatellersalbei	Zypresse

Wenn man Essenzen als Yin- oder Yang-wirksam einstufen soll, dann ist es unvermeidlich, daß man eine außerordentlich dynamische Wirkungsweise begrifflich einschränkt, denn jede Essenz besitzt sowohl Yin- als auch Yang-Eigenschaften. Welche Wirkung dominiert, hängt auch davon ab, unter welchen Umständen die Anwendung erfolgt. Durch einen Hinweis auf die Yin-Yang-Eigenschaft eines Öls wird es aber möglich, Rückschlüsse auf die therapeutische Wirkung zu ziehen. Außerdem schafft man dadurch bessere Vergleichsmöglichkeiten.

Das gleiche gilt für die astrologische Klassifizierung. Obgleich ich nicht weiter auf die Anwendung astrologischer Grundsätze bei der Verordnung von Ölen eingehe, wurde diese Information für alle eingefügt, die daran interessiert sind und sie zu gebrauchen wissen. In den meisten Fällen habe ich mich in bezug auf den herrschenden

Planeten an Culpeper orientiert. Auch bei der Klassifizierung von Essenzen, die bei ihm nicht erwähnt sind, habe ich mich auf die sieben Planeten beschränkt, die zu seiner Zeit bekannt waren.

Die Tabellen über den Evaporationswert und die Duftintensität stammen aus dem Werk von Louis Appell. Für die Duftintensität gilt eine Skala von 1 bis 10, aber keines der ätherischen Öle ist unter 4 einzustufen. Dies ist der Fall, weil ursprünglich auch aromatische chemische Stoffe in die Untersuchung mit einbezogen worden waren, von denen einige unter Stufe 4 lagen. Relativ gesehen haben also ätherische Öle der Stufe 7 eine mittlere Duftintensität und diejenigen mit 4 den schwächsten Duft. Für die Flüchtigkeit gilt eine Skala von 1 bis 100. So hat das Eukalyptusöl die höchste Verdunstungsgeschwindigkeit (5) und Patschuli die geringste (100). Diese Zahlen unterscheiden sich von den Angaben bei Louis Appell; die relativen Werte sind jedoch gleich. Die meisten Flüchtigkeits-Werte stimmen auch nicht mit den Ergebnissen überein, die W. A. Poucher vor dem Krieg erhielt. Poucher wandte eine sehr subjektive Methode an und zog gleichzeitig die Duftintensität mit in Betracht. Ich habe auch eine Tabelle seiner Zahlen beigefügt, da sie nützlich sind, um zwischen den oberen, mittleren und unteren Werten zu unterscheiden. Einige der in diesem Buch besprochenen Essenzen sind in Appells Arbeit nicht enthalten. In diesen Fällen habe ich die angegebene Zahl mit einem Fragezeichen versehen oder die Angabe ganz weggelassen.

Wem die wissenschaftliche Arbeitsweise bekannt ist, der wird wissen, wie schwer es ist, einen allgemein gültigen Beweis zu führen. Dies gilt ganz besonders für lebende Organismen. Arzneimittel werden meist an Katzen, Ratten, Mäusen, Hunden, Meerschweinchen und gelegentlich auch an Menschen erprobt. Sehr oft führen zwei verschiedene Untersuchungen zu widersprüchlichen Ergebnissen. Es kann vorkommen, daß der eine Experte beweist, daß ein bestimmtes Mittel den Blutdruck erhöht. Ein anderer dagegen demonstriert, daß genau die gleiche Arznei den Blutdruck senkt. Aus diesem Grunde werden solche Experimente in jeder Beziehung immer strengeren Kontrollen unterworfen. Im oben erwähnten Beispiel wäre zu klären: Wurde da genau die gleiche Substanz in der gleichen Dosis für genau den gleichen Zeitraum bei der gleichen Tierart in genau der gleichen Weise angewandt? Auch andere Faktoren könnten das Ergebnis beeinflussen, etwa die Jahreszeit, die Tageszeit, die geographische Lage, der astrologische Einfluß der

Sterne, ob sich das Tier wohlfühlt, ja sogar die Einstellung des betreffenden Wissenschaftlers zu dem Experiment. Lyall Watson hat in seinem Buch *Supernature* gezeigt, daß solche Faktoren tatsächlich wirksam werden.

Indem die Kontrollen für ein Experiment dieser Art immer strenger werden, wird es jedoch zunehmend schwieriger, seine Resultate zu interpretieren und damit zu arbeiten. Wir können zwar sagen, daß unter ganz bestimmten Bedingungen (Ort, Versuchstier, Dosis usw.) ein bestimmtes Resultat erzielt wurde. Aber wie wichtig ist dieses Ergebnis und welchen Nutzen bringt es? Wird es sich auch unter anderen Umständen als richtig erweisen? Weil Zimtöl im Jahre 1962 in den USA den Herzmuskel eines betäubten Hundes mit geöffnetem Brustkorb anregte, bedeutet das für uns, daß Zimtöl ganz allgemein als Herzstimulans zu betrachten ist?

Der Wissenschaftler setzt voraus, daß es eine logische Begründung geben muß, wenn zwei Experimente zu einander widersprechenden Ergebnissen führen: zumindest ein Umstand muß anders gewesen sein. Man nimmt an, daß logischerweise eine Substanz immer die gleiche Wirkung haben muß, wenn sie unter den gleichen Bedingungen angewandt wird. Dies mag zwar stimmen. Wir müssen uns aber vergewissern, ob wirklich alle Bedingungen berücksichtigt wurden, einschließlich der astrologischen und der Tatsache, daß es gerade dabei niemals zu ganz exakten Wiederholungen kommt.

Wenn der Wissenschaftler dann genügend Hunde und Katzen umgebracht hat und befriedigt ist, weil sein Medikament bestimmte Eigenschaften besitzt, ohne schädliche Nebenwirkungen zu zeigen, wendet er seine Aufmerksamkeit den Menschen bzw. dem zu, was man klinische Versuche nennt. Sobald das Medikament dann ordentlich an uns getestet worden ist, wird es zugelassen und kommt auf den Markt. Gelegentlich entdeckt man erst Jahre später, daß eine Substanz wie etwa Hexachloraphen oder Thalidomid doch gefährlich ist und wieder vom Markt genommen werden muß. Wir können uns also selbst dann, wenn ein Medikament mehrere Jahre lang klinisch getestet wurde, nicht darauf verlassen, daß es auch wirklich sicher ist. »Sicher« ist immer ein relativer Begriff. Gibt es überhaupt ein Arzneimittel, das völlige Sicherheit bietet?

Tatsächlich sind alle Substanzen bis zu einem gewissen Grad toxisch. Das trifft auch auf ätherische Öle zu. Wenn man 15 Kubikzentimeter Öl der Gaultherie einimmt, dann führt das aller Wahrscheinlichkeit nach zum Tode. Die Toxizität gibt uns einen

Hinweis auf die Dosierung. Je giftiger ein Öl ist, um so weniger davon und um so weniger häufig sollte man es anwenden. Bei Essenzen kann man aber zumindest sicher sein, daß sich dadurch nicht plötzlich ein völlig neues Leiden entwickelt. Die meisten Essenzen sind nun seit über hundert Jahren in Gebrauch, viele sogar vierhundert Jahre oder noch länger. Entfernte man bestimmte Öle aus den offiziellen Arzneimittellisten, so geschah das keineswegs, weil sie sich als zu gefährlich erwiesen hatten, sondern weil sie eine relativ schwache Wirkung zeigten. Viele Essenzen besitzen sogar antitoxische Eigenschaften, die einer Vergiftung durch Stoffe wie Schlangengift, Barbiturate oder Alkohol entgegenwirken.

Zahlreiche eindrucksvolle Experimente sind schon mit Ölen unternommen worden. Eine Anzahl sehr informativer Artikel wurde veröffentlicht. Vieles davon bestätigt den empirischen Gebrauch, die auf der Erfahrung der alten Pflanzenheilkundigen beruhende Anwendung dieser aromatischen Stoffe. Darin liegt für mich mehr Überzeugungskraft als im reinen Tierexperiment. Die Prüfung durch die Zeit ist nicht so sehr eine Probe auf die therapeutische Wirksamkeit als auf die therapeutische Integrität. Die meisten Testergebnisse bestätigen die empirische Erfahrung. Wo das nicht der Fall ist, wo es zu Widersprüchen kommt oder Anlaß zu Zweifel besteht, kann man sich nur auf die Intuition verlassen. Man muß ein Verständnis für das Öl entwickeln, alte Kräuterbücher zu Rate ziehen, die Pflanze nach Möglichkeit in ihrer ursprünglichen Form studieren, ihre Farben, die Struktur und »Vibration« aufnehmen. Indem man jede Eigenschaft eines Öls und ihrer Mutterpflanze kennenlernt, bekommt man ein Gefühl dafür, ob eine bestimmte gesuchte Eigenschaft Teil ihres Charakters sein kann oder nicht.

Mir fiel es schwer, bei der Beschreibung der Öle immer genau zu unterscheiden zwischen den Eigenschaften und Anwendungsmöglichkeiten, die aus alten Kräuterbüchern zusammengetragen wurden und solchen, die auf modernen Experimenten beruhen. Sehr oft überschneiden sie sich. Ist das nicht der Fall, wer könnte dann über die Richtigkeit urteilen? Bei der Gestaltung des Bildes habe ich manchmal ein paar Pinselstriche aus der Palette meiner eigenen Erfahrung oder Intuition beigefügt, obgleich ich versuchte, mich stets möglichst streng an Tatsachen zu halten. Ich habe ausführlich aus alten Pflanzenbüchern zitiert, nicht nur aus Liebhaberei, sondern weil in diesen alten Büchern bereits ein Teil der Informationen über jedes einzelne Öl enthalten ist. Manchmal ist der Originaltext viel überzeugender als jede spätere Bearbeitung, oder er enthält kleine Einzelheiten, die in meiner eigenen Zusammenfassung oder im »Register nach Indikationen« nicht enthalten sind.

Basilikum

Lateinischer Name	Ocymum basilicum
Familie	Labiatae
Charakter	Yang
Beherrschender Planet	Mars
Evaporationswert	78
Duftintensität	7
Essenz	aus dem Kraut

Wirkungen	*Anwendungsbereiche*	
antidepressiv	Bronchitis	Übelkeit, Brechreiz
antiseptisch	Erkältung	Spannung (nervöse)
krampflösend	(chronisch)	Lähmung
karminativ	Depression	Polypen (Nase)
kephal-wirksam	Dyspepsie	Atembeschwerden
verdauungsfördernd	Ohrenschmerzen	Erbrechen
menstruationsför-	Epilepsie	Keuchhusten
dernd	Ohnmacht	
schleimlösend	Fieber (Malaria,	
fiebersenkend	intermittierendes)	
nervenstärkend	Gicht	
anregend für die	Schluckauf	
Nebennierenrinde	Hysterie	
magenstärkend	Schlaflosigkeit	
schweißtreibend	Erschöpfung (geistige)	
tonisierend	Migräne	

Basilikum, auch deutscher Pfeffer genannt, heißt in Indien *tulsi* und wird in der Ayurveda-Medizin häufig verwendet. Es ist eine Krishna und Vishnu geweihte Pflanze. Sie ist behaart, wird bis zu 90 cm hoch und hat weiße Blüten. Sie ist in Asien zu Hause, wächst aber heute auch in Europa, Nordafrika, auf den Seychellen und auf Réunion. Die Essenz hat eine helle, grün-gelbliche Färbung und enthält Linalool, das auch im Bergamott- und Lavendelöl vorhanden ist. Sie hat einen sehr angenehmen, leichten, erfrischenden Duft, der an eine Mischung aus Thymian, Pfefferminze und Süßholz erinnert. Der Geschmack ist süß, scharf und ein wenig bitter zugleich. Er gibt allen Mischungen Frische und verträgt sich besonders gut mit Geranie, Ysop und Bergamott. Der Name des Basilienkrautes stammt vom griechischen Wort *basilicon,* das bedeutet eine »königliche« Salbe oder Medizin.

»Der Geruch des Basilikums ist gut für das Herz ... er nimmt die Traurigkeit, die von der Melancholie herrührt und macht den Menschen glücklich und froh.« (John Gerard)

»Und ich ging hin zu Dr. Reason, der mir sagte, es sei ein Kraut des Mars und stehe unter dem Skorpion und heiße Basilikum. Es sei kein Wunder, wenn es eine gewisse giftige Wirkung besäße. Wenn man es auflegt, so man von einem giftigen Tier gebissen oder von einer Wespe oder Hornisse gestochen wurde, zieht es schnell das Gift heraus. – Alles Gleiche zieht Gleiches an ... Es fördert sowohl die Geburt als auch die Nachgeburt.«

(Nicholas Culpeper)

Die Inder scheinen mehr als andere Völker über den Gebrauch des Basilienkrautes zu wissen. Der folgende Auszug stammt aus dem Buch *Ayurveda for You* von Dr. Chandrashekhar:

»Den Saft der Blätter gibt man, wenn jemand infolge eines Schlangenbisses das Bewußtsein verloren hat, und zwar 1 bis 2 Teelöffel im Abstand von jeweils 2 bis 3 Stunden. Der Saft wird auch am ganzen Körper angewandt. Man nimmt ihn auch bei Skorpionstichen.
Im allgemeinen hilft der Saft des *tulsi* mit Zimt, Nelken, Kardamom und ein wenig Zucker und Milch sehr gut bei Erkältungen und Grippe. Er fördert die Transpiration, senkt das Fieber, nimmt Schmerzen in den Gelenken und wirkt schleimlösend und auswurffördernd. Manchmal wendet man den Saft der Blätter bei Malaria-Fieber am ganzen Körper an.
Wenn man ein paar Tropfen des Saftes ins Ohr gibt, verschwinden Ohrenschmerzen. Der Saft der Blätter wirkt verjüngend, wenn man zweimal täglich einen Teelöffel nimmt. Der Teint wird klar und strahlend.
Tulsi wurde in Indien schon in wedischer Zeit verwendet. Bei Seuchen und Epidemien wirkt er vorbeugend.
Der Saft der Blätter, zusammen mit Knoblauchsaft und Honig,

211

hilft vorzüglich gegen den Husten. Der Saft bringt Erbrechen zum Stehen; er entfernt Eingeweidewürmer.

Der Saft der Blätter wird zusammen mit Honig zur Zubereitung von Arzneien verwendet. Bei bestimmten Hauterkrankungen wie Juckreiz oder Flechten und bei unreiner Haut wird der Saft auf die betroffenen Stellen gebracht und auch innerlich eingenommen.«

Basilikum ähnelt in vielem der Pfefferminze. Der Duft ist ebenso scharf, vielleicht noch ein wenig durchdringender. Beides sind gute Mittel bei Ohnmachtsanfällen, Verdauungsstörungen, Erbrechen usw. Sie haben auch eine ähnliche Heiß-Kalt-Beziehung. Mrs. Grieve sagt von den Basilikumblättern, daß sie sich »kühl anfassen«. Potter erwähnt ebenfalls »kühlende Eigenschaften«; Dr. Chandrashekhar beschreibt den Duft der Blätter als »beißend, heiß«. Anders als beim Kampfer herrschen bei Basilikum die Yang-Qualitäten vor; es handelt sich hier um Yang, das zu Yin wird, während beim Kampfer aus Yin erst Yang entsteht. Als Badezusatz wirkt Basilikum aufmunternd und erfrischend, aber gleichzeitig wird ein merkwürdiges Gefühl auf der Haut hervorgerufen, das als heiß und kalt zugleich beschrieben werden kann, und je mehr Basilikum man ins Badewasser gibt, um so stärker wird dieses Prickeln auf der Haut, etwa wie ganz feine Nadelstiche. Basilikum gehört eindeutig zum Zeichen des Skorpions. Diese heiß/kalte Wirkung beim Baden hat Ähnlichkeit mit der des Pfefferminzöls, das jedoch viel deutlicher kalt ist.

Dr. Gatti und Dr. Cajola schreiben dem Basilikum bei Erkrankungen der Luftwege eine geringere Wirkung als dem Eukalyptus, jedoch eine stärkere als dem Thymianöl zu. Es scheint, als ob auf Grund der Verwandtschaft mit der Pfefferminze und seiner durchdringenden Schärfe die Anwendung bei Stirn- und Nebenhöhlen-Kongestionen angezeigt wäre. Basilikum ist ein gutes Antiseptikum, Expektorans und (neurotropes) Antispasmodikum, das bei Asthma, Bronchitis und Emphysemen eingesetzt wird. Bei akuten Erkrankungen kombiniert man es am besten mit milden Expektorantien. Dr. Valnet empfiehlt die Anwendung bei chronischen Erkältungen, Dr. Chandrashekhar bei Erkältungen und Grippe, und zwar in Verbindung mit anderen erwärmenden aromatischen Substanzen.

Basilikumöl ist ein ausgezeichnetes aromatisches Nerventonikum, vielleicht sogar das beste. Es macht einen klaren Kopf, hilft bei der

Überwindung geistiger Erschöpfung und verleiht dem Geist Kraft und Klarheit. Man kann es bei allen nervösen Störungen einsetzen, besonders erfolgreich bei solchen, die mit Schwäche, Entschlußlosigkeit und Hysterie verbunden sind. Es wird von Dr. Valnet auch bei Epilepsie und Lähmungserscheinungen empfohlen. Unter den Labiatae (Lippenblütlern) gehört es zu den angenehmsten Ölen. Besonders wertvoll ist es bei Nervosität, Angst und Depression. Es wirkt aufmunternd, belebend, klärend und kräftigend.

Auf Grund seiner antispasmodischen (krampflösenden oder -stillenden) Wirkung wird es mit Erfolg bei Schluckauf und Keuchhusten eingesetzt. Es wirkt schweißtreibend und fiebersenkend und kann bei Fieber aller Art angewandt werden. In der Ayurveda-Medizin wird es, in Kombination mit schwarzem Pfeffer, bei Malaria gegeben. In gewisser Weise ist das Basilienkraut in seiner Wirkung ähnlich dem Thymian. Es ist aber kein so starkes, zur allgemeinen Anwendung geeignetes Antiseptikum wie dieser und besitzt auch auf der physischen Ebene nicht dessen starke Heilwirkung. Sein Bereich sind Geist und Gefühl. Es hat einen angenehmeren Duft und ist von subtilerer Wirkung. Es sollte besonders bei Erkrankungen im Bereich der Luftwege, der Verdauungsorgane und des Nervensystems verwendet werden, wenn vor allem psychische Faktoren zu berücksichtigen sind. Dr. Chandrashekhar ist der Meinung, daß es für einen schönen Teint sorgt. Es hat eine anregende Wirkung auf die Haut und kann (immer mit Maßen) gegen träge arbeitende, verstopfte Haut oder allgemein zur Anregung und Erfrischung eingesetzt werden. Die Wirkung des Basilienkrautes wird gewöhnlich durch die Kombination mit anderen Stoffen gesteigert.

Es hat sich auch als ein nützliches insektenabweisendes Mittel erwiesen, besonders gegen die Moskitos, und wurde auch mit Erfolg beim Biß von Insekten, Schlangen und Skorpionen angewandt.

Benzoebaum

Lateinischer Name	Styrax benzoin
Familie	Styraceae
Charakter	Yang
Beherrschender Planet	Sonne
Evaporationswert	100
Duftintensität	4
Essenz	aus dem Harz

Wirkungen	*Anwendungsbereiche*	
antiseptisch	Arthritis	Entzündungen,
karminativ	Asthma	Geschwüre
herzstärkend	Bronchitis	Spermatorrhöe
desodorierend	Kolik	Wunden
diuretisch	Husten	
schleimlösend	Gicht	
sedativ	Laryngitis	
Wundheilung fördernd	Hautreizungen	

Der Benzoebaum wird in Java, Sumatra und Thailand kultiviert. Das Harz bildet sich nicht auf natürliche Weise, sondern nur, indem man tiefe Einschnitte am Stamm anbringt. Dadurch kommt es zur langsamen Absonderung. Sobald das Harz fest genug geworden ist, kann man es von den Bäumen einsammeln. Es ist von grauer Farbe und hat dunkelrote Streifen. Diese roten Teile enthalten den größten Teil des aromatischen Stoffes.

Das Harz des Benzoebaumes, den man auch als Fieberstrauch bezeichnet, ist ein klassischer Bestandteil des Räucherwerks und wurde in früheren Zeiten verwendet, wenn man eine Ausräucherung vornahm, um böse Geister zu vertreiben. Am bekanntesten ist es wohl in Form der Benzoetinktur oder als Bestandteil eines Wundbalsams, das auch oft mit Erfolg zur Inhalation eingesetzt wurde. Die Wirkung ist ähnlich der von Benzoesäure, dem Hauptwirkstoff. Es wird von vielen der alten Kräuterheilkundigen gar nicht erwähnt, obgleich es in Europa bereits im 16. Jahrhundert bekannt war. Den frühesten Hinweis fand ich bei Joseph Miller:

»Der Baum trägt große zitronenförmige Blätter, jedoch von einem blasseren Grün, mit weißlicher Unterseite. Die Frucht hat etwa die Größe einer Muskatnuß, etwas flacher und mit einer Rinde versehen, die etwa der äußeren Schale einer Walnuß vergleichbar, jedoch mit Flaum bedeckt ist.
Dieses Harz ist heiß und trocken ... und von großem Nutzen zur Öffnung der Lunge. Es befreit sie von dem scharfen, zähen Schleim, mit dem sie angefüllt ist, und auf diese Weise hilft es sehr bei Asthma.«

Aus dem Harz wird ein Resinoid oder Auszug hergestellt. Es ist von schöner rotbrauner Farbe und hat die Konsistenz eines fetten Öls. Die Chinesen haben jahrhundertelang Benzoeharz importiert. Ein ähnliches Produkt wie unsere heutige reine Benzoe ist bei Li Shih-Chen erwähnt:

»Flüssige Benzoe ... ein sirupartiges Öl mit allen Eigenschaften des Benzoeharzes. Sie wird in kleinen Flaschen in den großen Arzneimittelläden verkauft.«

Reine Benzoe hat einen sirupartigen Geruch, ein wenig wie Vanille. Sie paßt gut zu Rose und Sandelholz und ist ein ausgezeichnetes Fixiermittel. Nimmt man einen Tropfen auf die Zunge, erzeugt es ein heißes, brennendes Gefühl, obwohl es durch die Substanz nicht wirklich zu einer Verbrennung kommt. Während das Brennen nachläßt, breitet sich eine angenehme Wärme im Körper und eine warme Klarheit im Kopf aus.
Benzoe ist ein Yang-Sedativum und hat eine deutliche Wirkung auf die Schleimhäute. Sie ist besonders wertvoll bei Erkrankungen des Harntraktes und der Atemwege. Da Benzoe von der Sonne regiert wird, hat sie einen intensiv anregenden, energiespendenden Effekt. Sie scheint die Fähigkeit zu besitzen, alle Stockungen, alles Blockierende gleichsam wegzuschmelzen. Sie löst den Schleim und fördert den Auswurf, regt die Harnausscheidung an, wirkt anregend auf Herz und Kreislauf und sorgt für Elastizität, lindert die Beschwerden bei Blähungen und hat wahrscheinlich eine schwach krampflösende Wirkung.
Benzoe wird mit Erfolg bei allen Erkältungskrankheiten eingesetzt, bei denen die Lunge betroffen ist, also etwa Grippe, Husten, Asthma, Bronchitis. Die Anwendung kann innerlich oder als Inha-

lation erfolgen. Der größte Teil der flüchtigen Substanzen wird durch die Lunge ausgeschieden. Benzoe ist auch wertvoll, wenn eine Erkältung im Bereich des Harntraktes oder der Geschlechtsorgane vorliegt. Man kann sie bei Blasenkatarrh, Albuminurie (Eiweißharnen) und jeder anderen Erkrankung, die mit einer Infektion oder mit Ausfluß verbunden ist, einsetzen, also etwa bei Spermatorrhöe, Gonorrhöe und vielleicht auch Leukorrhöe.

Äußerlich wird Benzoe bei Hauterkrankungen angewandt, die mit Rötung, Entzündung oder Juckreiz einhergehen, bei Dermatitis (Hautentzündung), aber auch bei spröder oder trockener Haut, bei Wunden und Verletzungen usw. Sowohl äußerlich als auch innerlich ist Benzoe wirksam bei durch Kälte hervorgerufenen Beschwerden in den Gelenken, also bei Gicht oder rheumatischer Arthritis. Benzoe regt das Herz an, sie »wärmt« das Herz im physischen wie im übertragenen Sinn. Madame Maury sagt darüber: »Diese Essenz erzeugt eine Art Euphorie; sie schafft eine wattierte Zone zwischen uns und den Ereignissen.« Sie empfiehlt auch eine Mischung aus Benzoe und Zimt bei »Erschöpfung emotionaler oder psychischer Art«. Joseph Miller bemerkt darüber: »Ein gutes Mittel für den Kopf, es erquickt den Geist durch seinen wohltuenden Duft.«

Um sich die Wirkung der Benzoe zu vergegenwärtigen, braucht man nur an die Sonne, ihren regierenden Planeten, zu denken: trocken, energiespendend, erhebend und gelegentlich sogar schlaffördernd. Denn gibt es etwas Angenehmeres, dem Wohlbefinden Zuträglicheres als ein Sonnenbad?

Bergamotte

Lateinischer Name	Citrus bergamia
Familie	Rutaceae
Charakter	Yang
Beherrschender Planet	Sonne
Evaporationswert	55
Duftintensität	4
Essenz	aus der Frucht

Wirkungen	*Anwendungsbereiche*	
schmerzlindernd	Abszeß (kalter)	Gonorrhöe
antidepressiv	Akne	Mundgeruch
antiseptisch	Bronchitis	Herpes
krampflösend	Krebs (Gebärmutter)	Leukorrhöe
karminativ	Karbunkel	Nervöse Spannung
fördert Vernarbung	Kolik	Psoriasis
und Heilung	Cystitis	Infektionen der Atem-
desodorierend	Depression	wege
verdauungsfördernd	Diphterie	Krätze
schleimlösend	Dyspepsie	Hautpflege
fiebersenkend	Ekzeme	Stomatitis
sedativ	Fieber	Tonsillitis (akute)
Wurmmittel	Flatulenz	Tuberkulose
fördert Wundheilung	Gallensteine	Harnweginfektionen
	Glossitis	Scheidenjucken
		Krampfadern
		Wunden, Geschwüre

Das Bergamottöl wird aus der Frucht des Bergamottbaumes gewonnen, der seinen Namen von der Stadt Bergamo in der italienischen Lombardei erhielt, wo die Essenz zum ersten Mal gehandelt wurde. Die Essenz wird aus der Schale der Frucht extrahiert. Diese Frucht sieht etwa wie eine birnenförmige Orange aus. Das Bergamottöl gehört zu den Essenzen, die in der Parfümindustrie am häufigsten Verwendung finden. Leider ist jedoch nicht nur sein Duft anderen Zitrusölen überlegen, sondern auch der Preis liegt weit höher. Der Geruch ist süß und zitronenartig und hat eine warme, blumige Komponente, die bei Zitrone oder Orange fehlt. Es erinnert ein wenig an Lavendel oder Neroli. Der Geschmack des Bergamottöls ist bitterer als der des Zitronenöls, sogar bitterer als bei Pomeranzenöl. Es ist von grünlich-gelber Farbe.

Bergamottöl verbindet sich gut mit den meisten anderen Essenzen, vor allem aber mit Jasmin, Zypresse und Neroli. Wie Neroli und Lavendel ist es ein Hauptbestandteil des klassischen Eau de Cologne. Es ist bei fast jeder Mischung der Bestandteil mit der größten Flüchtigkeit und ergibt ein erfrischendes, entspannendes Badeöl.

Li Shih-Chên sagt:

»Die Früchte der verschiedenen Arten und Sorten (der Zitrusfrüchte) gelten bei den Chinesen als kühlend. Man glaubt, daß sie, im Übermaß genossen, das ›Phlegma‹ steigern, und dies ist wahrscheinlich nicht vorteilhaft für die Gesundheit. Die süßen Sorten regen die Sekretion der Bronchien an, die sauren fördern den Auswurf. Alle löschen den Durst und gelten als gutes Magenmittel und Karminativum.«

Er erwähnt, daß die getrocknete Schale von Zitrusfrüchten magenstärkend, karminativ, anregend, tonisierend, entzündungswidrig und desodorierend ist. Die Bergamotte wächst zwar in China selbst nicht, es gibt dort jedoch einige Sorten Orangen, die in der chinesischen Medizin sehr beliebt sind. Orangenschale wird empfohlen bei Marasmus im Kindesalter, bei Wurmkrankheiten und Brustkrebs.

Rovesti empfiehlt Bergamottöl bei Gebärmutterkrebs. Es kann zwar in diesem Zusammenhang nicht als Heilmittel angesehen werden, ist aber imstande, viele der Symptome und Nebenwirkungen auf ein Minimum zu beschränken. Es ist allgemein bekannt, daß Zitrusöle eine leichte Reizung herbeiführen können. In großen Dosen haben sie im Laborversuch Tumor bei Mäusen hervorgerufen. Diese Tumore waren gutartig, und es war recht schwer, solche Reaktionen zu erzeugen, besonders mit Bergamottöl. Trotzdem scheinen gewisse Zusammenhänge zwischen Tumoren und Zitrusölen zu bestehen. Es könnte sich dabei um eine Wirkung homöopathischer Art handeln: Alles, was durch eine große Dosis hervorgerufen wird, kann mit einer geringen Dosis geheilt werden.

Bergamottöl ist in der italienischen Volksmedizin seit vielen Jahren bekannt, vor allem wird es bei Fieber und gegen Würmer eingesetzt. Da der Bergamottenbaum in Italien heimisch ist, spielt er in der

218

Volksheilkunde anderer Länder keine Rolle. Im Jahre 1960 veröffentlichte Paolo Rovesti einen Artikel über das Thema »L'aromatherapia dell'essenza di Bergamotta«. Dieser Aufsatz ist meine wichtigste Informationsquelle.

In Form von Vaginalspülungen und Sitzbädern hat sich das Bergamottöl sehr erfolgreich bei der Bekämpfung von Gonokokken-Infektionen, Leukorrhöe und Scheidenjucken erwiesen. Bei Gebärmutterkrebs hält es die örtlichen Erscheinungen (eitriger Ausfluß und Reizung der Genitalien) so gering wie möglich. Einen weiten Anwendungsbereich besitzt das Bergamottöl auf Grund seiner antiseptischen Eigenschaften. Es ist wirksam gegen Gonokokken, Staphylokokken, den Kolibazillus, den Meningokokkus, Vibrio Nasik, gegen Diphteriebazillen und viele andere Erreger. Besonders wertvoll ist dieses Öl bei Infektionen im Mund und auf der Haut sowie der Atemwege und des Harntraktes. Es ist ferner angezeigt bei Diphterie, Mandelentzündung und den meisten Halsbeschwerden.

Bergamottöl hat in starker Konzentration eine leichte Reizwirkung auf die Haut, aber bei entsprechender Verdünnung (1%ig oder weniger) tritt die entgegengesetzte Wirkung ein. Als besonders nützlich erwies sich seine Anwendung bei Ekzemen, Psoriasis und Akne. Es gilt auch als wirksame antiseptische und heilende Substanz bei schlecht heilenden Wunden und Geschwüren. Man hat es auch bei Seborrhöe (krankhaft gesteigerter Absonderung der Talgdrüsen der Haut und Kopfhaut) eingesetzt. Bei Krätze tötet es die Parasiten ab. Es ist auch ein wirksames desodorierendes Mittel.

Bergamottöl kann auch gegen Tuberkelbazillen eingesetzt werden und ist angezeigt bei allen Infektionen der Atemwege, besonders bei Bronchitis; in diesem Fall ist die Wirkung am intensivsten, wenn man Bergamottöl mit Zitronenöl mischt. Als Desinfektionsmittel gegen Mundbakterien hilft es gegen schlechten Atem. Seiner antiseptischen Wirkung wegen ist es angezeigt bei Blasenkatarrh und Infektionen der Harnwege. Bergamott ist von Nutzen bei Fieber aller Art, auch bei intermittierendem Fieber (Malaria). Die Wirkung auf den Verdauungstrakt ist krampflösend, karminativ, verdauungsfördernd. Es ist eines der vielen aromatischen Mittel gegen Kolik, Flatulenz und Verdauungsstörungen.

Als Nervensedativum wird es bei der Behandlung von Depressions- und Angstzuständen eingesetzt. Durch seinen angenehmen Duft ist es in dieser Beziehung ebenso wertvoll wie Rose und Sandelholz.

Aber zum Unterschied davon hat Bergamottöl einen leichten, erfrischenden Duft und eine stärker aufmunternde, stimmungserhellende Wirkung. Man verwendet Bergamottöl auch, um dem Earl Grey-Tee sein Aroma zu geben. Außerdem ist es ein wesentlicher Bestandteil bestimmter Sonnenöle. Es hat die einzigartige Eigenschaft, die Lichtempfindlichkeit der Haut zu erhöhen, die dadurch schneller die gewünschte Bräune entwickelt. Man darf es jedoch niemals rein und unverdünnt auf die Haut bringen. Selbst wenn man es in fettem Öl löst, kann es die Haut nicht vor den schädlichen Strahlen der Sonne schützen.

Eukalyptus

Lateinischer Name	Eucalyptus globulus und andere Arten
Familie	Myrtaceae
Charakter	Yin
Beherrschender Planet	Saturn
Evaporationswert	5
Duftintensität	8
Essenz	aus den Blättern

Wirkungen	*Anwendungsbereiche*	
schmerzlindernd	Asthma	Herpes
antiseptisch	Bronchitis	Grippe
krampflösend	Verbrennungen	Leukorrhöe
fördert Vernarbung	Krebs?	Malaria
desodorierend	Schnupfen	Masern
blutreinigend	Cholera	Migräne
harntreibend	Erkältungen	Nephritis (akute)
schleimlösend	Cystitis	Neuralgie
fiebersenkend	Diabetes	Pedikulose
hypoglykämisch	Diarrhöe	Rheumatismus
hautrötend	Diphterie	Scharlach
anregend	Dyspepsie (atonische)	Sinusitis
Wurmmittel	Emphysem	Halsentzündung
fördert Wundheilung	Fieber	Tuberkulose
	Gallensteine	Typhus
	Gonorrhöe	Geschwüre (Haut)
	Hämorrhagie	Wunden, Verletzungen

Der Eukalyptusbaum (es gibt über 300 Arten davon) gehört zu den höchsten Bäumen der Welt. Der *Eucalyptus amygdalin* wird manchmal bis zu 150 m hoch, das ist höher als der Kalifornische Mammutbaum (Sequoia gigantea) und damit wahrscheinlich überhaupt der höchste Baum der Erde. Auch *Eucalyptus globulus,* die wohl bekannteste Art, erreicht Höhen von über 100 Meter. Er ist in Australien heimisch.

Der Name stammt aus dem Griechischen. Wie die heute nicht mehr gebräuchliche Bezeichnung »Schönmütze« andeutet, heißt »eucalyptos« etwa »gut bedeckt«. Tatsache ist, daß die Blütenknospen von einer kappenartigen Schale umgeben sind, die abgeworfen wird, sobald die Blüte sich entwickelt und ausdehnt. Die Blätter sind zäh und etwa wie eine Degenklinge geformt. Sie werden etwa 15 bis 30 cm lang und sind in der Mitte zwischen 2½ und 5 cm breit, von blau-grüner Farbe und so angeordnet, daß die Verdunstung von ätherischem Öl und Wasser unter der heißen Sonne Australiens auf ein Minimum beschränkt bleibt.

Baron Ferdinand von Müller, ein deutscher Botaniker und Forscher, machte den Eukalyptusbaum und damit auch sein wertvolles ätherisches Öl in der übrigen Welt bekannt. (Er war von 1857 bis 1873 Direktor des botanischen Gartens von Melbourne.) Seither wurde der Eukalyptusbaum in vielen subtropischen Gebieten kultiviert, so z.B. in Ägypten, Algerien, Spanien, Südafrika, Indien und Kalifornien. Der *Eukalyptus globulus* ist wahrscheinlich immer noch die am weitesten verbreitete Art, obwohl es inzwischen über fünfzig Sorten gibt, die zur Gewinnung des ätherischen Öls gezüchtet wurden. Die Sorten mit hohem Gehalt an Eukalyptol (zwischen 55 und 85%) werden zu medizinischen Zwecken verwendet, und andere Arten, die sich in chemischer Hinsicht vollkommen davon unterscheiden, benutzt man zur Parfümherstellung.

Das Eukalyptusöl des Blauen Gummibaumes (Eukalyptus globulus) war in Australien lange Zeit ein gern verwendetes Hausmittel. Die weißen Siedler lernten es durch die Eingeborenen kennen. Die folgenden Zeilen stammen aus dem Buch *Folk Medicine* von Bill Wannan:

»In der zweiten Hälfte des 19. Jahrhunderts hielt man das Eukalyptusöl überall im Lande für ein Allheilmittel. So schrieb May Gilmore: ›Für jede Art von Wunden und Verletzungen verwendete Vater Eukalyptusblätter, wie er es von den Schwarzen gelernt hatte. Man legte die Blätter auf Blasen, Brandwunden oder Verbrühungen. Als im Jahre 1880 einem meiner Brüder durch einen Axthieb fast der Daumen abgetrennt wurde und mein Vater die Verletzung mit sieben Stichen nähen mußte, machte die Heilung durch die aufgelegten Blätter so gute Fortschritte, daß der Arzt, der die Hand später sah, sich sofort nach dem Chirurgen erkundigte, bei dem wir gewesen waren. Kein Arzt hätte bessere Arbeit leisten können‹.«

Eukalyptus wird auch häufig bei Erkältungen, Fieber, Rheumatismus, Schlangenbiß, Ruhr, Heufieber, Neuralgien und Muskelschmerzen eingesetzt.
William Whitla schreibt darüber:

»Äußerlich angewandt wirkt Eukalyptusöl hautrötend, und wenn man ein in Öl getränktes Seidentuch auflegt, zieht es Blasen. Man gibt es bei fieberhaften septischen Erkrankungen und erreicht gute Erfolge bei Kindbettfieber, Pyamie und Septikämie mit Dosen von 0,3 ml. Es senkt die Temperatur und erwies sich als heilsam bei Wechselfieber, und während es über die Bronchien und die Nieren ausgeschieden wird, wirkt es als desinfizierendes Expektorans bei Schwindsucht und Bronchitis sowie bei Blasenkatarrh und Gonorrhöe. Es wurde auch in flüssiger Vaseline gelöst und direkt auf der Haut angewandt.
Viele Ärzte behandeln jetzt alle Exanthemata, Pertussis und Diphterie, indem sie die Patienten den Eukalyptusdämpfen aussetzen. Bei Grippe ist das die übliche Praxis. Gurgenven berichtete kürzlich sehr positiv von den überraschend guten Erfolgen mit dieser Methode bei der Behandlung von Scharlach.
Örtlich wurde der Dampf zur Inhalation bei Gangrän der Lunge, Schwindsucht, Ozaena sowie Diphterie angewandt, und mit einer verdünnten Lösung werden Körperhöhlungen und infizierte, schlecht heilende Wunden gespült. In einem Pessar wurde es bei Krebs der Gebärmutter und des Rektums verwendet, und mit Gaze zur antiseptischen Wundversorgung nach Operationen.
Eukalyptusöl wird als anregendes und antiseptisches Gurgelmittel eingesetzt. Örtlich angewandt, beeinträchtigt es das Empfindungsvermögen. Es steigert die Herztätigkeit. Seine antiseptischen Eigenschaften zeigen eine gewisse Wirkung gegen Malaria, obgleich Eukalyptus nicht die Chinarinde ersetzen kann.
Bei Krupp und krampfartigen Halsbeschwerden kann das Öl uneingeschränkt äußerlich Verwendung finden.
In der Tiermedizin gibt man Eukalyptusöl den Pferden bei Grippe, Hunden bei Staupe und allen Tieren bei Sepsis. Es wird auch bei Parasitenbefall der Haut angewandt.«

(Mrs. Grieve)

Eukalyptusöl ist klar und wird kaum zur Parfümherstellung verwendet. Man schätzt es vor allem zur Inhalation und zum Einreiben der

Brust. Es hat einen deutlich kampferartigen Geruch und einen überraschend milden, ganz leicht bitteren Geschmack. Auf der Zunge fühlt es sich kalt an, etwa wie Pfefferminzöl, obgleich es kein Menthol enthält.

Das hervorstechendste Merkmal des Eukalyptusöls ist seine ausgezeichnete Wirkung bei Fieber aller Art. Die Eingeborenen nehmen es zur Senkung von Fieber, Whitla empfiehlt es bei Kindbettfieber, Wechselfieber (intermittierendes Fieber), Exanthemata (fieberhaften Erkrankungen mit Ausschlägen) und bestimmten mit Fieber verbundenen Krankheiten wie Diphterie, Grippe und Scharlach. Dr. Valnet empfiehlt die Anwendung bei Cholera, Malaria, Typhus, Scharlach, Masern und Grippe. Eukalyptus besitzt eine ausgesprochen kühlende Wirkung auf den Körper und setzt die Temperatur herab.

Eukalyptus gehört zu den Ölen mit der stärksten antiseptischen Wirkung und sein Erfolg bei vielen der oben genannten Erkrankungen ist dieser Eigenschaft zuzuschreiben. Seine antiseptische Wirksamkeit beruht zum Teil auf der Bildung von Ozon, die bei der Oxydation eines Teils seiner Terpene stattfindet. Durch Versprühen einer Emulsion, die 2% Eukalyptusöl enthält, werden 70% der örtlich in der Luft enthaltenen Staphylokokken abgetötet. Nach Mrs. Grieve ist Eukalyptusöl auch als Antiseptikum gegen Malaria wirksam. Eine 1958 in Amerika durchgeführte Untersuchung ergab eine milde Wirksamkeit des Eukalyptusöls gegen S. typhosa, P. morgani, P. brevis und M. citreus. Eine russische Studie von 1973 zeigte, daß manche Eukalyptusöle (E. viminalis, E. cinerea, E. macarthuri und E. dalrympheana) wirksam gegen die Grippeviren A_2 und A sind. Man testete bis zu 2%ige Lösungen an Mäusen und zehn Tage alten Hühnerembryos.

Einige Eukalyptusarten sondern aus der Rinde einen roten Pflanzensaft ab, das sogenannte *Kino*. Das Eukalyptusöl besitzt viele Eigenschaften, die allen aus Harzen gewonnenen Ölen eigen sind, dazu gehört ein besonders starker Einfluß auf katarrhalische oder eitrige Absonderungen, Entzündungen der Geschlechtsorgane, des Harntraktes und der Atemwege sowie Hauterkrankungen. Es ist ein sehr gutes Mittel für schlecht heilende Wunden und Geschwüre und kann zur Blutreinigung bei allen Beschwerden und Leiden angewandt werden, bei denen eine Toxämie oder Sepsis vorliegt. Äußerlich wird es bei Herpes und ähnlichen Hautausschlägen angewandt. Es ist ein gutes Analgetikum (schmerzlinderndes Mittel) bei Neural-

224

gie, wirkt bei Verbrennungen gleichzeitig schmerzlindernd und fördert die Heilung und Vernarbung. Da es die Haut reizt, ist es äußerlich auch bei Muskel- oder rheumatischen Schmerzen zu verwenden. Es gilt als Standardmittel gegen rheumatische Arthritis. Außerdem ist eine schwach adstringierende Wirkung zu verzeichnen.

Am bekanntesten ist Eukalyptus wegen seiner zugleich antiseptischen, auswurffördernden und leicht krampflösenden Wirkung auf die Atmungsorgane. Es hat sich als wertvolles Mittel zur Behandlung der meisten Erkrankungen der Atemwege erwiesen, einschließlich Nebenhöhlenentzündungen und Tuberkulose, und ist sehr wirksam bei Halsentzündungen aller Art, besonders wenn sie mit starkem schleimigem Auswurf verbunden sind.

Eukalyptusöl hat auch eine deutliche Wirkung auf den Harntrakt, und zwar ausgeprägt antiseptisch und diuretisch; es bewirkt eine Steigerung der Harnstoffausscheidung. Seine Anwendung empfiehlt sich besonders bei fauligen, übelriechenden Ausscheidungen und ist auch angezeigt bei Blasenkatarrh, akuter Nierenentzündung, Leukorrhöe und Gonorrhöe. Es kann auch bei akuten schleimigen Durchfällen eingesetzt werden.

Eukalyptus ist besonders angebracht, wenn Sepsis, Toxämie, Stauungsbeschwerden im Kopf, Erschöpfung, Konzentrationsschwäche oder Fieber vorliegen. Auf Grund seiner Wirksamkeit bei Erkältungen, Hautausschlägen, Grippe und Masern könnte Eukalyptus ein willkommenes Gegenmittel bei Virusinfektionen sein, und zwar *in vivo*, wenn nicht *in vitro*. Es besitzt eine leicht östrogenartige Wirkung, ähnlich wie der Fenchel, aber nicht ganz so ausgeprägt.

Fenchel

Lateinischer Name	Foeniculum vulgare
Familie	Umbelliferae
Charakter	Yang
Beherrschender Planet	Merkur
Evaporationswert	85
Duftintensität	6
Essenz	aus den Samen (eigentlich sind es die Früchte)

Wirkungen	*Anwendungsbereiche*	
antiseptisch	Alkoholismus	Übelkeit, Brechreiz
krampflösend	Amenorrhöe	Fettleibigkeit
karminativ	Kolik	Oligurie
diuretisch	Verstopfung	Lungen-Affektionen
menstruationsfördernd	Dyspepsie	Erbrechen
	Flatulenz	
schleimlösend	Gicht	
milchtreibend	Schluckauf	
abführend	ungenügende Milchsekretion bei stillenden	
milzwirksam	Müttern	
magenstärkend	Nierensteine	
tonisierend	Beschwerden der	
Wurmmittel	Wechseljahre	

Der Name »Fenchel« stammt aus dem Lateinischen. *Foenum* bedeutet Heu, und die Römer nannten den Fenchel *foeniculum.* Er kann bis etwa 1½ m hoch werden, hat goldgelbe Blüten und ist überall in Europa zu finden. Man glaubt, daß er ursprünglich an den Küsten des Mittelmeers zu Hause war. Besonders gut gedeiht er auf kalkigem Boden. Der Fenchel war schon in älterer Zeit bekannt und wurde von den Römern kultiviert. Plinius setzte großes Vertrauen in seine Wirksamkeit und betrachtete ihn als Heilmittel für mindestens 22 verschiedene Beschwerden. Der Fenchel ist außerdem ein traditionelles Küchengewürz. Er soll Fettleibigkeit bekämpfen. Es wurde auch behauptet, daß er Kraft, Mut und ein langes Leben schenkt und das Sehvermögen zu kräftigen vermag:

»Die niederen Pflanzen alle überragt er,
der Fenchel mit seinen gelben Blüten.
Ihm ward in längst vergangener Zeit
die wunderbare Kraft zuteil,
schon verloren geglaubtes Sehvermögen
wiederzuschenken.«   (Longfellow)

Im Mittelalter nahm man Fenchel als Schutz gegen Zauberei und
böse Geister:

»Diese Pflanze nennt man Fenchel. Ihre Wirkung ist die folgende: Wenn man die Samen trocknet, sind sie eine Wohltat für
den Magen. Fenchel öffnet Nieren und Blase. Wenn man ihn mit
Wein und Wasser trinkt, dann bekämpft er Gifte jeglicher Art.
Träufelt man den Saft jemanden ins Ohr, werden Würmer in
seinem Körper getötet. Trinkt man ihn mit Wein, beseitigt er die
Wassersucht und Geschwollenes aller Art; außerdem verhindert
er Erbrechen. Und mit Wein und Wasser getrunken, bewirkt er
auch, daß stillende Mütter mehr Milch haben. Mit Öl vermischt
ist er ebenfalls gut und heilt den geschwollenen Penis. Dieses
Kraut ist heiß und trocken.«   (Banckes *Herbal*)

»Fenchel ist gut, um Winde zu lösen und Urin fließen zu lassen
und die von Steinen herrührenden Schmerzen zu lindern, und er
hilft den Stein zu brechen ... Blätter oder Samen, in Gersten-
schleim gekocht und getrunken, sollen bewirken, daß die Amme
mehr Milch hat und diese für das Kind gesünder ist ... Die Samen
und in noch stärkerem Maße die Wurzel, helfen, die Verstopfung
der Leber, Milz und Galle zu beseitigen und schaffen dadurch
Linderung bei schmerzhaft geschwollener Milz und Gelbsucht;
ebenso bei Gicht und Krämpfen. Die Samen sind ein wertvoller
Bestandteil der Medikamente, die bei Kurzatmigkeit helfen, auch
bei der keuchenden, pfeifenden Atmung infolge Behinderung in
der Lunge. Fenchel hilft auch, wenn die Regel herbeigeführt
werden soll ... Sowohl aus Blättern als auch aus Samen und
Wurzeln bereitet man Tee oder Brühe, die zu dicke Menschen
schlank machen soll.«   (Nicholas Culpeper)

227

»Der Samen wirkt karminativ, stärkt den Darm und hilft bei Kolik. Auch von Nutzen, wenn das Sehvermögen zunehmend schwächer wird.« (Joseph Miller)

»Man verordnet die Früchte bei Ausfluß aller Art, bei Dyspepsie, Kolik und anderen Bauchbeschwerden bei Kindern. Fenchelgeist wird örtlich gegen Rückenschmerzen und Zahnweh angewandt.« (Li Shih-Chên)

Das Fenchelöl ist eine der klassischen karminativen (windtreibenden) Arzneien. Joseph Miller erwähnt es 1722 als die einzige offizielle Fenchelzubereitung. Fenchelöl ist klar, hat einen süßen Geschmack, und sein Duft ähnelt ein wenig dem des Anis. Es gehört zu den eher toxischen Ölen, wahrscheinlich auf Grund eines schwachen Ketongehalts, aber in den normalerweise verwendeten Dosen stellt es auch für Epileptiker oder schwangere Frauen keinerlei Gefahr dar.

Fenchel ist mäßig heiß und trocken. Er wirkt wohltuend bei schwacher, katarrhalischer Konstitution, fördert die Verdauung, kräftigt Leber und Milz. Als Antispasmodikum und Expektorans bringt er Hilfe bei Bronchitis. Ein ausgezeichnetes Mittel für alle Magen- und Verdauungsbeschwerden, einschließlich Flatulenz, Kolik, Verdauungsschwäche, Übelkeit und Erbrechen; wird außerdem bei Schluckauf eingesetzt. Nach dem Urteil von Fachleuten wirkt das Fenchelöl sowohl spasmodisch als auch antispasmodisch auf den Darm. Der kontraktile Effekt, der die peristaltische Bewegung des Darmes beschleunigt und verstärkt, wirkt günstig bei Verstopfung. Wahrscheinlich besteht hier ein Zusammenhang mit den toxischen Wirkstoffen des Fenchels. Seine krampflösende Wirkung macht man sich seit Jahrhunderten bei Koliken zunutze. Er wird auch oft mit stärkeren Abführmitteln kombiniert und soll dann verhindern, daß diese Bauchkrämpfe verursachen. Diese scheinbar widersprüchliche Wirkung ist mehr den normalisierenden Eigenschaften zuzuschreiben und weniger ein dosisabhängiger Effekt. Man könnte diese Erscheinung als einen tonisierenden Einfluß bezeichnen, der übermäßig starke Krämpfe lindert und abnormal schwache Kontraktionen verstärkt. Dadurch wird Fenchel zu einem ausgezeichneten Mittel bei Kolitis (Dickdarmentzündung) und Darmvorfall. Fenchel ist ein gutes Diuretikum und kann bei ungenügender Harnabsonderung eingesetzt werden. Er hilft auch, Nierensteine aufzulösen. Trotz seiner relativen Toxizität hat er eine gewisse antitoxische Wirkung. Culpeper erwähnt, daß Fenchelsamen »gut für alle ist, die von Schlangen gebissen wurden oder giftige Kräuter oder Pilze gegessen haben«, und Benckes »Herbal« empfiehlt ihn »gegen giftige Tiere aller Art«. In jüngster Zeit zeigte sich, daß sowohl Fencheltinktur als auch Anethol (der Hauptwirkstoff des Fenchelöls) die toxischen Wirkungen des Alkohols im Körper herabsetzen können.

In einem Experiment zur Prüfung der Toxizität des Fenchelöls fand man, daß bei Mäusen relativ hohe Dosen eine Reduzierung des Körpergewichts zur Folge hatten. Die Anwendung von Fenchel bei Fettsucht ist schon Tradition. Es scheint, daß hier mehr als ein rein diuretischer Effekt wirksam wird. Es könnte sich auch um eine Folge der hormonellen Eigenschaft handeln. Man hat nämlich entdeckt, daß Fenchel eine östrogenartige Wirkung besitzt, die wahrscheinlich auf dem Gehalt an Anethol beruht. Dies empfiehlt seine Anwendung bei Beschwerden der Wechseljahre. Möglicherweise besteht hier auch ein Zusammenhang mit der Tatsache, daß Fenchelöl zur Vermehrung der Milchabsonderung stillender Mütter beiträgt. In einem Versuch stellte man fest, daß man durch die Gabe von Fenchel bei Ziegen eine Steigerung der Menge und des Fettgehalts der Milch erreichen kann. Leider hilft der Fenchel aber nicht, wenn eine Frau zwar gern eine größere Brust hätte, aber kein Baby besitzt.

Geranie

Lateinischer Name	Pelargonium odorantissimum
Familie	Geraniaceae (Storchenschnabelgewächse)
Synonym	Ruprechtskraut
Charakter	Yin
Beherrschender Planet	Venus
Evaporationswert	87
Duftintensität	6
Essenz	aus dem Kraut

Wirkungen	*Anwendungsbereiche*	
schmerzlindernd	Aphten	Spannung, nervöse
antidepressiv	Verbrennungen	Neuralgie (Gesicht)
antiseptisch	Krebs (Gebärmutter)	Ophthalmie
adstringierend	Depression	Pedikulose
fördert Vernarbung	Dermatitis	Scherpilzflechte
und Heilung	Diabetes	Gürtelrose
diuretisch	Diarrhöe	Hautpflege
hämostatisch	Ekzeme (trockene)	Halsentzündung
sedativ	Kongestion der Brüste	Sterilität
Anregung der Neben-	Gastralgie	Stomatitis
nierenrinde	Glossitis	Geschwüre (innerlich
tonisierend	Hämorrhagie	und äußerlich)
	Gelbsucht	Wunden und Verletzungen
	Nierensteine	

Es gibt sehr viele Arten der aromatisch duftenden Storchenschnabelgewächse. Diese Pflanze wird bis zu 60 cm hoch und hat gezackte, spitz zulaufende Blätter und kleine rosa Blüten. Die ganze Pflanze ist aromatisch. Man findet manche Arten auch auf Ödlandflächen, an Hecken und Waldrändern. Sie wurden schon von unseren Vorfahren als Heilmittel für Wunden und Geschwülste verwendet.
Die Essenz ist durchsichtig bis hellgrün, hat ein herrlich süßes, frisches Aroma und ergibt ein erfrischendes und entspannendes

Badeöl. Sie verbindet sich gut mit Rose, Zitrusölen und Basilikum. Es ist aber auch eines der wenigen Öle, das man in fast jeder Mischung verwenden kann. In kleinen Mengen bewirkt es, daß die anderen Düfte miteinander verschmelzen. Außerdem gibt es dem ganzen eine leichte, frische, weiche und ein wenig blumige Note. Der Geschmack ist bitter.

»Die Pflanze steht unter der Herrschaft der Venus und wird empfohlen gegen den Stein und wenn das Blut zum Stehen gebracht werden soll, wo und wie es auch fließt. Sie beschleunigt die Heilung frischer Wunden und ist wirksam bei alten Geschwüren an den intimen Stellen oder auch anderswo. Alle Storchenschnabelgewächse sind gute Wundmittel, diese Pflanze jedoch ganz besonders, auch ziemlich stark reinigend und diuretisch. Diese Wirkung macht sich durch den starken, seifigen Geruch bemerkbar. Innerlich eingenommen, als Pulver in Wein, und auch äußerlich angewandt, ist es gut für alte Rupturen. Ein Absud davon erwies sich auch als heilsam, wenn die Nieren in ihrer Tätigkeit behindert sind und bei Grieß.«

(Nicholas Culpeper)

Bei Geranienöl herrscht der Yin-Charakter vor, es besitzt aber auch eine wärmende Wirkung, und zwar nicht als Ergebnis des Vorganges der Verwandlung des starken Yin in Yang, sondern als ein neutrales Öl, das zu Yin neigt. Sein neutraler Charakter wird durch seine hellgrüne Farbe deutlich und erklärt auch, warum es sich so gut mit fast jedem anderen Öl verbindet.
Es hat eine schwach schmerzlindernde und beruhigende Wirkung, kann auch bei Neuralgie verwendet werden und in Fällen, bei denen der Schmerz eher nervös als physisch bedingt auftritt. Auf Grund seiner zugleich schmerzlindernden, heilungfördernden und antiseptischen Wirkung ist es ein ausgezeichnetes Mittel bei Verbrennungen und auch bekannt für seine Wirksamkeit bei Wunden und Geschwüren aller Art. Geranienöl führt sowohl Yin als auch Yang vom Extrem auf Normalwerte zurück. Bei Wunden und anderen entzündlichen Zuständen wirkt es entzündungshemmend. Bei Erkältungen hat es eine leicht anregende Wirkung. Der beruhigende Effekt ist von Nutzen bei Glossitis (Zungenentzündung), Ophthalmie (Bindehautentzündung), Stomatitis (Entzündung der Mundschleimhaut) und Magen-Darm-Katarrh.

Geranienöl hat einen deutlichen Einfluß auf das Nervensystem. Es wirkt beruhigend und aufmunternd zugleich, etwa wie das Bergamottöl, und ist eine der Essenzen, die von Rovesti mit Erfolg zur Behandlung von Angstzuständen eingesetzt werden. Wie Basilikum und Rosmarin wirkt es anregend auf die Nebennierenrinde, deren Hormone wegen der regulierenden, ausgleichenden Wirkung große Bedeutung haben. Dazu gehören auch Geschlechtshormone, so daß Geranienöl auch nützlich sein kann, um eine übermäßige Sekretion von Androgenen oder Östrogenen auszugleichen, wie das oft im Klimakterium nötig wird.

Die antiseptische Wirkung des Geranienöls ist nur durchschnittlich, es erwies sich aber oft als wirksam bei Infektionen im Hals- oder Mundbereich, wo es gleichzeitig seine schmerzlindernde Wirkung entfaltet. Wie die Zypresse wirkt es auch blutstillend und adstringierend und ist deshalb nützlich bei inneren oder äußeren Blutungen und Diarrhöe sowie bei allen mit Absonderungen verbundenen Erkrankungen, etwa Blennorrhöe (eitrige Bindehautentzündung) oder Leukorrhöe (Weißfluß). Äußerlich nimmt man es auch bei Stauungserscheinungen in den Brüsten.

Das Geranienöl ist außerdem ein Insektizid, und zwar auf Grund seines Terpen-Gehalts. Man verwendet es, um Moskitos fernzuhalten.

Geranienöl wirkt mild harntreibend und wird innerlich gegen Steine im Bereich der Harnwege eingesetzt. Auch bei Gelbsucht wurde es mit Erfolg angewandt. Der bittere Geschmack weist auf seine Wirkung im Dünndarm hin. Wir sehen das auch an der deutlichen Wirkung bei Diarrhöe/Enteritis (Durchfall/Darmkatarrh). Es könnte auch mit Erfolg gegen Gallensteine eingesetzt werden. Man verwendet das Öl ferner zur Behandlung von Erkrankungen der Harnwege und Tuberkulose.

Die Essenz ist nützlich bei Hauterkrankungen aller Art, einschließlich trockener Ekzeme, Verbrennungen, Gürtelrose, Scherpilzflechte und Pedikulose (Läusebefall). Geranienöl ist auch sehr wertvoll zur Hautpflege und kann bei fast jedem Hauttyp eingesetzt werden. Es wirkt reinigend, erfrischend, adstringierend und ist ein mildes Tonikum. Man kann es auch auf entzündeter Haut auftragen und sollte es besonders beim trägen, verstopften und fetten Hauttyp anwenden.

Jasmin

Lateinischer Name	Jasminum officinale
	Jasminum grandi-
	florum
	Jasminum sambac
Familie	Jasminaceae
Charakter	Yang
Beherrschender	
Planet	Jupiter
Evaporationswert	95
Duftintensität	7
Essenz	aus den Blüten

Wirkungen	*Anwendungsbereiche*
antidepressiv	Angstzustände
antiseptisch	Husten
krampflösend	Depression
aphrodisisch	Dysmenorrhöe
fördert die Milchab-	Frigidität
sonderung	Heiserkeit
fördert die Wehen-	Impotenz
tätigkeit	nervöses Frösteln
sedativ	Hautpflege
tonisierend	Erkrankungen der
(besonders im uteri-	Gebärmutter
nen Bereich)	

Jasmin ist eine der teuersten Essenzen. Zusammen mit der Rose war es lange Zeit der Duft, den die Völker im Osten bevorzugten. Der Name stammt von der arabischen Bezeichnung *Yasmin*. Der chinesische Jasmin (j. sambac) wird in großem Umfang zur Teeher-stellung benutzt. Man nennt ihn in China *mo li*, die Hindus bezeich-nen ihn als »Mondlicht im Hain«. In China nehmen junge Mädchen die Jasminblüten als Haarschmuck. Ein Infusionsöl wurde früher zur Massage des Körpers nach dem Bad benutzt.
Der Jasmin ist eine Kletterpflanze mit weißen oder gelben Blüten. Er wird in Algerien, Marokko, Frankreich, China, Ägypten, Italien und der Türkei kultiviert. Das französische Jasminöl ist am teuer-sten. Jasminöl wurde lange Zeit durch Enfleurage gewonnen, heute

bekommt man auch Öle, die mit Hilfe flüchtiger Lösungsmittel hergestellt werden. Jasmin ist der empfindlichste und feinste aller Düfte und in vielen teuren Parfüms enthalten. Das Öl ist von tief rötlich-brauner Farbe, ein schönes Mahagoni. Es verbindet sich gut mit Rose und Zitrusölen. Es hat ein süßes, exotisches Bukett, das niemals unangenehm wird.

> »Jasmin ist eine warme, freundliche Pflanze ... er wärmt den Leib, heilt seine Beschwerden und erleichtert die Geburt; er ist nützlich bei Husten, Atembeschwerden etc. Er verteilt die schlechten Säfte und ist gut bei kalten, katarrhalischen Beschwerden, nicht aber bei heißen.
> Das Öl ist auch gut für verhärtete und verkrampfte Glieder; es öffnet, wärmt und beruhigt Nerven und Sehnen ... Es nimmt Beschwerden des Uterus und ist von Nutzen bei Koliken mit schleimigem Durchfall.«

(Nicholas Culpeper)

Jasmin wirkt vor allem auf der emotionalen Ebene und ist daher besonders wertvoll bei psychischen und psychosomatischen Erkrankungen. Obgleich er auch physiologisch wirksam wird, ist seine Verwendung besonders angezeigt, wenn ein Zusammenhang mit emotionalen Schwierigkeiten besteht. Jasmin ist ein Nervensedativum und wirkt gleichzeitig stark stimmungshebend. Er ist antidepressiv und erzeugt ein Gefühl von Optimismus, Vertrauen und Euphorie, daher besonders nützlich, wenn man es mit Apathie, Gleichgültigkeit oder Antriebslosigkeit zu tun hat.
Ähnlich wie die Rose hat er eine deutliche Wirkung auf die weiblichen Geschlechtsorgane. Er bringt Linderung bei krampfartigen Schmerzen der Gebärmutter und schmerzhafter Menstruation, ob es sich dabei um Schmerzen im Bauch oder Rücken handelt. Er hilft ebenfalls, Schmerzen bei der Entbindung zu lindern und fördert den Geburtsvorgang, regt die Milchabsonderung an und ist ein gutes Massageöl vor und nach der Geburt. In Malaya gelten sieben Jasminblüten als Medizin bei Puerperalsepsis (Kindbettfieber). Er wird außerdem als Aphrodisiakum angesehen, wärmt und entspannt den Körper. Aus diesem Grund und auch wegen seiner deutlichen Wirkung im emotionalen Bereich erweist sich Jasmin manchmal als besonders wertvoll zur Behandlung von Impotenz oder Frigidität. Auch auf die männlichen Geschlechtsorgane wirkt er wärmend und

kräftigend. Er ist nützlich bei allen Zuständen, bei denen Absonderungen oder Ausfluß eine Rolle spielen, wie etwa Spermatorrhöe, Gonorrhöe und Prostatitis.

Jasminöl wirkt auf die Atemwege und lindert Husten, Atembeschwerden, Heiserkeit, nervöse Beschwerden im Hals und der Bronchien. Es wärmt und stärkt den kalten, schwachen Magen und ist von großem Wert bei allgemeiner Nervenschwäche und bei solchen Leiden, die daraus entstehen können.

Die Wirkung von Jasmin ist vorherrschend Yang: wärmend, öffnend, krampflösend. Seine Verwendung ist angezeigt, wo Kälte, Antriebsschwäche, Krämpfe, Depression, Katarrh, Absonderungen oder Ausfluß eine Rolle spielen. Wie bei allen reinen Ölen ist die Wirkung ziemlich kräftig. Es besteht nicht die Gefahr der Toxizität, aber bei zu häufiger Anwendung oder zu hoher Dosierung kann sich seine wohltuende Wirkung umkehren und beispielsweise eine Steigerung katarrhalischer Erscheinungen zur Folge haben. Zu starkes Yang verwandelt sich schließlich in Yin.

Maßvoll angewandt, ist Jasmin mit Erfolg bei heißer, trockener, empfindlicher Haut einzusetzen, besonders wenn noch Rötung oder Juckreiz damit verbunden ist. Das bedeutet nicht, daß es für andere Hauttypen nicht in Frage kommt. Wegen des köstlichen Geruchs bildet es einen willkommenen Bestandteil jeden Gesichtsöls. Es ist manchmal nützlich bei Erkrankungen wie Dermatitis (Hautentzündung) oder Erysipelas (Rose, Wundrose), besonders wenn diese von Depression begleitet sind.

Kamille

Lateinischer Name	Anthemis nobilis (Römische K.) Matricaria chamomilla (Echte K.)
Familie	Compositae
Charakter	Yin
Beherrschender Planet	Mond
Evaporationswert	47
Duftintensität	9
Essenz	aus den Blüten

Wirkungen	*Anwendungsbereiche*	
schmerzlindernd	Allergien	Schlaflosigkeit
antikonvulsiv	Anämie	Reizbarkeit
antidepressiv	Verbrennungen und	Gelbsucht
antiphlogistisch	Verbrühungen	Beschwerden der
antiseptisch	Kolik	Wechseljahre
antispasmodisch	Kolitis	Menorrhagie
karminativ	Konjunktivitis	Migräne
cholagog	Krämpfe, Zuckungen	Nephritis
fördert Vernarbung	Depression	Neuralgie
und Heilung	Dermatitis	Rheumatismus
verdauungsfördernd	Diarrhöe	Harnsteine
diuretisch	Dismenorrhöe	Zahnen (schmerz-
menstruations-	Dyspepsie	haftes)
fördernd	Ohrenschmerzen	Zahnweh
fiebersenkend	Fieber	Geschwüre (pepti-
hepatisch	Flatulenz	sche)
nervenwirksam	Gastralgie	Nesselsucht
sedativ	Gastritis Gingivitis	Vaginitis
milzwirksam	Kopfweh	Schwindel
magenwirksam	Hysterie	Erbrechen
schweißtreibend		Pruritus vulvae
tonisierend		Wunden und Ver-
gefäßverengend		letzungen
(örtlich)		
Wurmmittel		

236

Schon den alten Angelsachsen war die Kamille bekannt. Sie nannten sie *maythen*. Es ist eine der ältesten in Europa gebräuchlichen Arzneipflanzen. Zusammen mit Lavendel und Pfefferminze gehört sie zu den bei uns am häufigsten zur Erzeugung von ätherischem Öl verwendeten Kräutern. Der Duft der Kamillenblüten wurde oft mit dem Geruch der Äpfel verglichen, so hieß sie auch bei den Griechen *kamai melon* (niedrig am Boden wachsender Apfel). Daraus entstand unsere Bezeichnung Kamille. Man betrachtete sie als einen »Pflanzendoktor« und war der Meinung, daß sie andere Pflanzen gesund erhält. Die Kamille gehört zur gleichen Familie wie die gemeinen Gänseblümchen und hat auch eine große Ähnlichkeit damit. Wenn man beispielsweise auf ein Gänseblümchen tritt, bemerkt man es am Geruch.

Es gibt mehrere Arten der Kamille, die in Europa, Nordafrika und den gemäßigten Zonen Asiens wachsen. In England findet man vier wildwachsende Arten, von denen im allgemeinen jedoch nur eine zu medizinischen Zwecken verwendet wird. Es ist die *Anthemis nobilis*, auch Römische oder Edel-Kamille genannt. Sie wird etwa 30 cm hoch, hat feine, gefiederte Blätter, und die Blüten bestehen aus einem gelben Mittelpunkt und winzigen weißen Blütenblättern. *Matricaria chamomilla* (Echte Kamille), die man in den weiter östlich gelegenen Teilen Europas findet, sieht ganz ähnlich aus, hat jedoch einen kleineren Blütenkopf und weniger Blütenblätter. Diese Art wird im allgemeinen als Kamillentee verwendet. In England nennt man sie »Deutsche Kamille«.

Das Interesse an der Kamille wurde erst kürzlich neu belebt, als man entdeckte, daß sie Azulen enthält. Isoliert hat diese Substanz die Form intensiv-blauer Kristalle. Man entdeckte, daß sie ein hervorragender entzündunghemmender Wirkstoff ist, der nur in geringer Dosis angewandt werden muß. Sie wird jetzt immer mehr zur Herstellung pharmazeutischer Präparate und Toilettenartikel verwendet. Azulen ist in der frischen Blüte nicht vorhanden, es bildet sich bei der Destillation des ätherischen Öls und auch beim Trocknen der Blüten.

Die Römische Kamille enthält etwa 1% ätherisches Öl, die Echte Kamille etwa 0,25%. Azulen ist in beiden Ölen vorhanden, vor allem aber in der Echten Kamille. Die Farbe der Öle ist unterschiedlich und reicht von einem hellen Blau bis zu Grünlich-Blau und Dunkelblau. Die Farbe ist kein Merkmal zur Unterscheidung des Öls der verschiedenen Kamillearten. Der Duft ist leicht, erfrischend und erinnert an Äpfel; der Geschmack ist bitter, aber relativ angenehm. Kamillenöl paßt gut zu Rose, Geranie und Lavendel und ergibt ein leichtes, erfrischendes Badeöl.

»Dieses Kraut nennt man Kamille. Seine Eigenschaften sind die folgenden: Trinkt man es mit Wein, bricht es den Stein. Außerdem bringt es das gelbe Übel zum Schwinden. Es hilft bei Schmerzen und Beschwerden der Leber. Wenn man es durchseiht, heilt es Geschwüre im Mund. Es ist gut bei Kopfschmerzen und Migräne.« (Banckes *Herbal*)

»Sie hat Blüten von einem wunderbar strahlenden Gelb und ähnelt dem Augapfel ... die Pflanze könnte man auch Goldblume nennen. Sie macht den Menschen schnell wieder gesund und gibt ihm Farbe, wenn er nach einem langen Bad davon trinkt, gleich wenn er aus dem Wasser steigt.« (William Turner)

»Ein Absud aus Kamille nimmt Schmerzen und Stiche in der Seite: Die Kamillenblüten werden zerstoßen, und man formt mit etwas Öl kleine Bällchen daraus; alle Schmerzen werden vertrieben, wenn man die betreffende Stelle mit dem Öl einreibt, das aus den Blüten hergestellt wurde, und zwar vom Kopf bis zu den Füßen, und danach legt man sich ins Bett und schwitzt kräftig; dies ist Nechessor, eine ägyptische Medizin.
Kamille ist von Nutzen bei Schmerzen aller Art, die durch Phlegma oder Melancholie entstanden sind oder von einer Entzündung der Eingeweide herrühren. Sie wird angewandt, wenn die Säfte, die alles verursachen, herausgezogen werden sollen: Und nichts ist für die Seiten und den Bereich von Leber und Milz besser als dies ... es lindert alle Schmerzen bei Kolik und Steinen und alle Beschwerden im Bauch und regt die Harnabsonderung auf sanfte Weise an. Die Blüten, in Molke gekocht, bringen zum Schwitzen und helfen, Erkältungen, Schmerzen und Beschwerden überall auszutreiben. Es ist ein ausgezeichnetes Mittel, den Zyklus der Frau in Ordnung zu bringen. Syrup aus dem Saft der Kamille, dazu die Blüten in Weißwein, ist eine Arznei gegen Gelbsucht und Wassersucht.
Das Öl aus den Kamillenblüten wird häufig gebraucht bei harten Schwellungen, Schmerzen und Beschwerden, Muskelschwund, Krämpfen und Schmerzen in den Gelenken und allen anderen

Teilen des Körpers. Als Klistier hilft es, Winde und Schmerzen im Bauch zu lösen; als Salbe hilft es auch gegen Schmerzen und Stiche in den Seiten.

Auch dies ist gewiß, daß es auf ganz wunderbare Art den Stein bricht; manche nehmen es als Syrup oder Absud, andere injizieren den Saft davon mit einer Spritze in die Blase ... daß dies ausgezeichnet wirkt, wurde durch einen Versuch bestätigt, den ich selbst gesehen habe; als man nämlich einen Stein aus dem Körper eines Menschen in Kamille einhüllte, löste er sich mit der Zeit auf, und zwar bereits nach sehr kurzer Zeit.«

(Nicholas Culpeper)

Joseph Miller beschreibt die Römische Kamille als »eine Pflanze mit vielen Tugenden, die auf Magen, Leber und Nerven wirkt und erweichend und karminativ ist«. Er empfiehlt Kamille bei Kolik, Gelbsucht, Harnsteinen, Wechselfieber und als Bähung bei Entzündungen und Geschwülsten. William Whitla beschreibt sie als ein aromatisches Anregungsmittel, als Magenbitter, »zur Appetitanregung und Unterstützung der Verdauung, es steigert die Vaskularisation der Schleimhaut. Am häufigsten erfolgt die Anwendung bei atonischer Dyspepsie.« Er bezeichnet das ätherische Öl als anregend und krampflösend und stellt fest, daß es die Reflexreaktionen dämpft. Mrs. Grieve betrachtet die Kamille als tonisierend, magenstärkend, schmerzstillend und krampflösend. Sie empfiehlt sie als Medizin bei hysterischen und nervösen Zuständen bei Frauen und als menstruationsförderndes Mittel. Sie schreibt: »Kamille hat eine wunderbar lindernde und beruhigende Wirkung und ist völlig unschädlich.«

Kamillenessenz ist von verhältnismäßig geringer Toxizität. Man findet sie in offiziellen Heilmitteln schon seit über 250 Jahren. Sie ist von ausgezeichneter Wirkung bei allen entzündlichen Vorgängen, ob innerlich oder äußerlich, daher die Anwendung bei Verbrennungen, Bindehautentzündung, Dermatitis, Gastritis, Durchfall, Kolitis, Nierenentzündung usw. Sie hat eine schwach antispasmodische und diuretische Wirkung und kann auch bei Asthma, Bronchitis und Cystitis von Nutzen sein. Es ist eine sehr gute Medizin bei Verdauungsstörungen und auf Grund der antiphlogistischen, heilungsfördernden und allgemein beruhigenden Wirkung besonders zur Behandlung von Magengeschwüren geeignet. Auch Erbrechen als Folge einer Gastritis oder Blutvergiftung wurde schon mit Kamille geheilt, nachdem alle anderen Mittel versagt hatten. In der Homöopathie wird die Kamille bei saurem Aufstoßen und Erbrechen von Galle eingesetzt.

Kamille ist auch angezeigt, wenn ganz allgemein Schmerzen auftreten, ob in den Muskeln, Knochen oder Organen. Im besonderen wollen wir Ohrenschmerzen, Kopfweh, Migräne, Rückenschmerzen und Leber- oder Milzbeschwerden erwähnen, aber auch Bauchweh, Menstruationsbeschwerden, rheumatische Schmerzen, Zahnweh, Schmerzen beim Zahnen der Kinder sowie Gesichtsneuralgie.

Kamille ist ein gutes Mittel bei Harnsteinen und sehr zu empfehlen bei Nierenbecken- oder Harnleiter-Entzündung infolge Steinbildung. Ein Massageöl mit Kamillenessenz hilft bei einem Muskelkater nach sportlicher Betätigung oder zu starker Hitze in den Muskeln.

Dr. Valnet meint, daß die Kamille günstig bei Leukozytose wirkt und auch bei einer Kongestion der Milz eingesetzt werden kann; Culpeper erwähnt ebenfalls, daß sie »ausgezeichnet für die Milz« ist. Sie ist daher auch bei Infektionen aller Art (wie auch andere Essenzen, die die Leukozytenbildung anregen) nützlich, besonders wenn die Erkrankung mit geringer Widerstandsfähigkeit und Anfälligkeit für wiederholtes Auftreten verbunden ist. Kamillenöl ist auch sehr gut für die Leber. Dr. Valnet erwähnt die Anwendung bei Anämie und Kongestion der Leber, Culpeper empfiehlt es bei Gelbsucht. Die entzündungswidrige Wirkung könnte auch bei Cholecystitis (Gallenblasenentzündung) von Nutzen sein.

Kamille wird auch bei vielen Frauenleiden mit Erfolg eingesetzt, etwa bei zu schwacher, schmerzhafter oder unregelmäßiger Periode, übermäßigem Blutverlust während der Menstruation, Gebärmutterblutungen, Vaginitis (Scheidenkatarrh), Jucken am Scheideneingang und klimakterischen Beschwerden. Sie ist besonders wirksam, wenn die physischen Befunde mit nervösen Beschwerden verbunden sind. Der Erfolg bei der Behandlung von Frauenleiden ist wahrscheinlich der Ursprung der Bezeichnung »Matricaria« (Matrix = Gebärmutter).

Kamille hat eine deutliche Wirkung auf den Geist und das Nervensystem. Culpeper schreibt, daß sie »sowohl den Kopf wie auch das Gehirn besänftigt«. Sie wurde auch traditionsgemäß bei hysterischen und nervösen Leiden eingesetzt. Sie wirkt sowohl sedativ als auch antidepressiv und ist bei geistigen wie körperlichen Leiden von Nutzen, besonders auch bei nervöser Unruhe, Reizbarkeit oder

Ungeduld. Diese Wirkung und ihr Einfluß auf die Leber macht sie so wertvoll bei der Behandlung von Angstzuständen und cholerischer Veranlagung, wie schon die alten Pflanzenheilkundigen wußten (diese Eigenschaft besitzt auch die Rose, ein ebenfalls antiphlogistisches Öl). Kamille wird ferner eingesetzt, wenn eine Überempfindlichkeit physischer oder emotionaler Art vorliegt. Das Öl hat sich auch als Antiallergikum und Antiphlogistikum bewährt.

Kamillenöl ist ein bekanntes Mittel bei Kinderkrankheiten, vor allem wegen seiner geringen Toxizität und der entzündungshemmenden und beruhigenden Wirkung. Es ist angezeigt bei allgemeiner Verdrießlichkeit, Zuckungen, Wutanfällen, Überempfindlichkeit, Kolik, Durchfall, Magenkrämpfen, Asthma, schmerzhaftem Zahnen, Ohrenweh und anderen Erkrankungen, die mit Entzündung oder Schmerz verbunden sind. (Bei Kindern wendet man Kamille immer äußerlich und in Verdünnung an.)

Kamille wurde von den alten Ägyptern bei Wechselfieber gebraucht und in ähnlicher Weise auch von den alten Pflanzenkundigen verwendet. Bei einer polnischen Untersuchung im Jahre 1966 zeigte sich, daß das Kamillenöl die Körpertemperatur bei Ratten um 3 bis 3,5 Grad senkt. Manche Kräuterheilkundigen haben die Anwendung der Kamille bei Tumoren empfohlen, namentlich Joseph Miller. Kamillenöl senkt hohen Blutdruck bei Ratten mit experimenteller Glomerulonephritis.

Auf der Haut wirkt Kamillenöl schmerzlindernd, entzündungswidrig, heilungsfördernd und antiseptisch. Seine Verwendung als Analgetikum wurde bereits erwähnt. Die im Kamillenöl vorhandene Kombination von Wirkungsweisen machts es zu einem ausgezeichneten Mittel bei Verbrennungen, entzündeten Wunden, Geschwüren oder Verbrühungen. Man verwendet es bei Hautentzündungen jeder Art, bei Dermatitis, Akne und übersensibler Haut. Seine antiphlogistische Eigenschaft bewirkt eine Konstriktion der Blutkapillaren. Es ist auch nützlich bei trockener Haut, besonders wenn sie gerötet oder empfindlich ist. Als antiallergischer Wirkstoff wird die Kamille bei allergischen Hautausschlägen und bei Nesselsucht eingesetzt. Sie ist oft in pflanzlichen Haarshampoos enthalten. Man sagt, daß dadurch das Haar heller wird.

Kampfer

Lateinischer Name	Cinnamomum camphora
Familie	Lauraceae
Charakter	Yin
Beherrschender Planet	Saturn
Evaporationswert	?
Duftintensität	5
Essenz	aus dem Holz

Wirkungen	*Anwendungsbereiche*	
schmerzlindernd	Akne	entzündliche
Wurmmittel	Bronchitis	Erkrankungen
antidepressiv	Quetschungen,	Schlaflosigkeit
antiseptisch	Prellungen	nervöse Spannung
krampflösend	Verbrennungen	Lungenentzündung
karminativ	Cholera	Harnverhaltung
diuretisch	Erkältungen	Rheumatismus
fiebersenkend	Kolik	Schock
blutdrucksteigernd	Verstopfung	Hautpflege
abführend	Depression	Verstauchungen
hautrötend	Diarrhöe	Zahnweh
sedativ	Fieber	Tuberkulose
anregend (Kreislauf,	Flatulenz	Geschwüre
Verdauung, Herz	Gicht	Erbrechen
und Atmung)	Herzversagen	Wunden und Verletzungen
schweißtreibend	Hypotonie	
gefäßverengend	Hysterie	allgemeine Schwäche
fördert Wundheilung		

Kampfer gewinnt man von sehr großen, ausdauernden Bäumen, die in Formosa, China und Japan heimisch sind, aber auch mit Erfolg in anderen subtropischen Ländern wie Indien, Ceylon und Madagaskar kultiviert wurden. Dieses immergrüne Lorbeergewächs entwickelt sich sehr langsam und kann etwa 30 Meter hoch werden. Der Stamm erreicht einen Durchmesser bis zu 2 1/2 oder 3 Meter und wächst im allgemeinen etwa 6 bis 9 Meter gerade hoch, ehe er sich verzweigt. Die Blätter sind klein, elliptisch und leicht gesägt. Die

Blüten sind weiß, klein und wachsen in Büscheln. Die Früchte sind dunkelrote Beeren.

Der Kampfer ist in jedem Teil des Baumes vorhanden, es dauert aber viele Jahre, bis er sich bildet. Man rührt daher die Kampferbäume nicht an, bevor sie fünfzig Jahre alt sind. Im Stamm sammelt sich der Kampfer in 30 bis 45 cm langen Streifen. Man gewinnt ihn, indem man das Holz abraspelt und in Wasser kocht. Der Kampfer steigt dann an die Oberfläche und wird fest, sobald das Wasser abkühlt. Das Öl wird durch Dampfdestillation gewonnen. Es ist klar und hat einen scharfen Geruch, ähnlich wie Eukalyptus.

Kampfer taucht in den englischen Pflanzenbüchern erst Ende des 17. Jahrhunderts auf. Joseph Miller schreibt:

»Kampfer besteht aus heißen, subtilen Stoffen, er widersteht Fäulnis und Verwesung und bösartigen Krankheiten, ist gut bei Faulfieber und pestilenzartigem Fieber, die mit Delirium oder Benommenheit einhergehen. Äußerlich leistet er gute Dienste bei Entzündungen aller Art, bei Wundrose, Ophthalmie, Verbrennungen und Verbrühungen. Manche hängen ihn auch in einem Seidensäckchen um den Hals, damit er das Wechselfieber kuriert.«

In der Frage, ob Kampfer grundsätzlich wärmend oder kühlend wirkt, scheint es einige Verwirrung zu geben. Li Shih-Chên schreibt, daß Kampfer »einen stark terpentinähnlichen Geruch und einen warmen, bitteren, aromatischen Geschmack hat, mit einem etwas kühlen Nachgeschmack«. Mrs. Grieve meint, »es fühlt sich kalt an«, und Dr. Chandrashekhar nennt es »kalt in der Wirkung«. Dies ist schwer in Einklang zu bringen mit Joseph Millers Behauptungen und mit der Tatsache, daß Kampfer auch hautrötend wirkt und zur Anregung von Herz und Kreislauf verwendet wird. Christian Samuel Hahnemann, der Vater der modernen Homöopathie, bringt Licht in die Angelegenheit. Er ist der Ansicht, daß »der Einfluß dieser Substanz sehr rätselhaft und schwer nachzuweisen ist, sogar im gesunden Organismus, denn die Wirkungsweise wechselt häufiger als bei jedem anderen Heilmittel und verbindet sich mit den Lebensäußerungen des Organismus. Aus diesem Grund ist oft schwer zu unterscheiden, was zu den lebendigen Reaktionen des Körpers und was zu den wechselnden Wirkungen, die ursprünglich dem Kampfer zuzuschreiben sind, gehört.«

Während ich mir über die Wirkung des Kampfers den Kopf zerbrach, fiel mir ein, daß Yin und Yang nicht zwei einander entgegengesetzte, unveränderliche Kräfte sind; nicht nur ist das eine immer bereits im anderen enthalten, es findet sogar eine ständige Umwandlung der einen in die andere Kraft statt. Während etwas mehr und mehr zu Yin wird, erreicht es schließlich ein Stadium der Instabilität, da es ja niemals vollkommen Yin werden kann und es immer wieder in den Zustand kommt, in dem Yang vorherrscht.

Die Wirkung des Kampfers ist verwandt mit dem Zustand der Verwandlung von Yin in Yang und zeigt beide Eigenschaften ziemlich stark. Auf den ersten Blick erscheint er mir immer als Yin-wirksam. Sein Einfluß auf die Haut ist kühlend, und es ist ein entzündungshemmender Wirkstoff. Jeder hat schon einmal erlebt, wie etwas sehr Kaltes brennen kann, als ob es heiß wäre: Die Wirkung der Kälte kann eine starke Hitzereaktion hervorrufen, so wie ein kalter Wind im Gesicht die Zirkulation anregt. Dies entspricht in mancher Hinsicht der Wirkung des Kampfers. An dem Bericht Hahnemanns, dem große Erfahrung zugrunde liegt, können wir erkennen, daß die Wirkung des Kampfers vielleicht mehr als bei jeder anderen Essenz vom Zustand des Patienten abhängt, bei dem er angewandt wird. Wenn dessen Zustand zu diesem Zeitpunkt von ausgesprochenem Yin-Charakter ist, wird eine Yang-Reaktion einsetzen; neigt der Zustand mehr zu Yang, wird die Kampferwirkung vorherrschend Yin sein. Kampfer ist anscheinend das ideale Heilmittel: In welchem Zustand man sich auch befindet, er wird immer dementsprechend darauf reagieren. Dies mag die Erklärung dafür sein, daß er in der Anwendung so außerordentlich vielseitig ist.

Es überrascht nicht, daß eine so kräftig wirksame Essenz auch zu den stärker toxischen gehört. Man sollte sie mit Vorsicht und Bedacht einsetzen, besonders in der Schwangerschaft. Bei sehr großen Dosen kann es zu Krämpfen und Zuckungen kommen. Kampferpräparate sollten deshalb niemals bei Patienten angewandt werden, die eine Veranlagung zu Epilepsie haben. Da es ein stark wirksames Heilmittel ist, kann es auch sehr wertvoll zur Behandlung bestimmter schwerer Erkrankungen sein. Es ist ein starkes Herzmittel. Man gibt es bei Herzversagen nach starkem Schock, auf Grund eines Herzleidens oder als Folge einer fieberhaften Infektionskrankheit, etwa Typhus oder Lungenentzündung. Bei Lungenentzündung setzt man Kampfer auch aus anderem Grund ein: er ist nämlich wirksam gegen den Erreger Pneumokokkus und regt außerdem den

Kreislauf an. In der Homöopathie wird Kampfer besonders bei Erkältungen im Bereich des gesamten Körpers eingesetzt (dadurch wird eine starke Yang-Reaktion hervorgerufen). Bei jeder Erkrankung, die mit Kälte zu tun hat, etwa beim banalen Infekt, bei einem erkälteten Magen, bei Grippe und von Schüttelfrost begleitetem Fieber empfiehlt sich die Anwendung von Kampfer.

Auf Grund seiner fast als Doppelwirkung zu bezeichnenden Eigenschaft ist der Kampfer auch dort von Nutzen, wo ein Yang-Übergewicht vorliegt: ein brennendes Fieber, rheumatische Entzündung, Hautverbrennungen oder jede andere Art von Entzündung. Er ist von großem Nutzen bei der Versorgung schlecht heilender Wunden und Geschwüre und als Bestandteil äußerlich anzuwendender Heilmittel für die Haut vom fetten oder Akne-Typ. Äußerlich angewandt, setzt Kampfer das Empfindungsvermögen der peripheren Nervenenden herab.

Seine Wirkung auf das Verdauungssystem ist krampflösend, karminativ und laxierend, außerdem regt er die Absonderung von Verdauungssäften an. Er ist nicht nur bei Verstopfung nützlich, sondern auch bei Durchfall, Erbrechen, Kolik, Flatulenz und Cholera. Wegen der Toxizität sollte er nur bei Verdauungsbeschwerden ernsthafterer Art angewandt werden. Man sollte ihn beispielsweise nicht gewohnheitsmäßig als Abführmittel verwenden. Kampferöl wirkt anregend auf Herz und Atmung und erhöht niedrigen Blutdruck. Es ist zu empfehlen, wenn diese Funktionen geschwächt sind. Dies kann der Fall sein bei einer schweren Depression, nach Operationen und während oder nach einer schweren Erkrankung, etwa Cholera oder Tuberkulose. Kampfer wirkt auch erfolgreich gegen den Tuberkuloseerreger Mycobacterium tuberculosis. Er ist ein nützlicher Wirkstoff für Inhalationen bei Husten, Erkältungen, Grippe, Bronchitis, Tuberkulose und Atembeschwerden. Er lindert eine Entzündung an den Geschlechtsorganen und wirkt harntreibend. Gelegentlich wird er auch für ein Aphrodisiakum gehalten, andere behaupten wiederum das Gegenteil. Das letztere scheint wahrscheinlicher.

Es hat auch den Anschein, als ob Kampfer eine ausgleichende Wirkung auf Yin und Yang hätte. Daher wird er mit Erfolg bei Erkrankungen eingesetzt, wo es zu einer plötzlichen oder besonders schweren Störung dieses Gleichgewichts kommt: Schock, Herzversagen, Hysterie, starke Hitze- oder Kälteeinwirkung, Infektionen. Diese ausgleichende Wirkung zeigt sich auch in bezug auf das

Nervensystem. Kampfer wirkt bei depressiven Zuständen anregend, bei Hysterie dagegen beruhigend. Er ist nützlich bei den meisten psychosomatischen und nervösen Leiden. Mit Kampfer kommt man oft zum Erfolg, wenn mildere Mittel nicht wirksam genug sind oder wenn ein milder Schock erforderlich ist, um eine Reaktion im chronisch kranken Körper hervorzurufen.

Man sollte sich stets den 30 Meter hohen Kampferbaum vor Augen halten und daran denken, wie lange es dauerte, bis dieser Kampfer entstanden war. Kampferöl ist nicht teuer, aber es sollte stets mit Überlegung und nur dann eingesetzt werden, wenn es unbedingt notwendig ist.

Kardamom

Lateinischer Name	Elettaria cardamomum
Familie	Zingiberaceae
Charakter	Yang
Beherrschender Planet	Merkur
Evaporationswert	68
Duftintensität	9
Essenz	aus den Samen

Wirkungen	*Anwendungsbereiche*
antiseptisch	Kolik
krampflösend	Husten
aphrodisisch	allgemeine Schwäche
karminativ	Dyspepsie
kephal-wirksam	Flatulenz
verdauungsfördernd	Mundgeruch
diuretisch	Kopfschmerzen
magenstärkend	Appetitlosigkeit
tonisierend	Übelkeit, Brechreiz
	Erbrechen
	Erschöpfung, geistige
	Sodbrennen

Die Kardamompflanze gedeiht in Vorderindien und Ceylon, manche Arten sind auch in China und Indochina zu finden. In Indien wächst sie in den Wäldern von Nord-Canara, Coorgi und Wynaad in etwa 800 bis 1.500 m Meereshöhe. Hier wird Kardamom auch in größerem Ausmaß kultiviert. Er hat einen großen, fleischigen Wurzelstock, ähnlich wie Ingwer, mit dem er auch botanisch verwandt ist (Zingiberaceae = Ingwergewächse). Die Blätter sind grün und seidig-glänzend und werden etwa 30 bis 75 cm lang. Seine kleinen Blüten sind meist von gelblicher Farbe und haben eine violette Lippe. Die Früchte sind eiförmig, gut 1 cm lang und werden grün, sobald sie reif sind. Sie sind dreigeteilt, und jeder Abschnitt enthält zwei Reihen kleine, rötlich-braune Samenkerne.
Kardamomöl ist klar, relativ teuer und hat einen angenehmen, warmen, süßen, würzigen Duft. Es wird noch nicht sehr lange

verwendet, obwohl es vielleicht in Indien manchenorts schon seit einigen Jahrhunderten destilliert wird. Es ist in den meisten Arzneimittellisten noch heute enthalten, vor allem als Geschmackszutat, manchmal auch als Karminativum. Joseph Miller schreibt:

»Der echte Kardamom ist wärmend und beruhigend und stärkt den Magen, er fördert die Verdauung, wirkt karminativ und ist gut gegen Kolik und Erkältungsbeschwerden im Magen und Gedärm, aber auch gegen den Biß giftiger Tiere; er wirkt auch harntreibend und fördert die Menstruation.«

Kardamom ist mäßig Yang-wirksam, sanft erwärmend und allgemein tonisierend. Seine Hauptwirkung entfaltet er auf dem Gebiet der Verdauung. In dieser Hinsicht gleicht er in seiner positiven Wirkung dem Pfefferminzöl. Zusammen bilden beide eine kräftig wirksame Kombination. Kardamom wird manchmal als Korrektiv in Abführmitteln verwendet. Bisher unterschätzt man wahrscheinlich seine Wirkung bei Kolik. Meine Frau schwört darauf, daß er auch bei Schwangerschaftserbrechen hilft. Wie Pfefferminze ist er bei Übelkeit und Brechreiz einzusetzen. Kardamom verhindert aber das Erbrechen nicht, wenn es wirklich notwendig ist. Nach dem Erbrechen beruhigt und wärmt er schnell den Magen und sorgt dafür, daß Kopf und Gaumen wieder in Ordnung kommen. Nicht nur bei Verdauungsstörungen, sondern auch bei Pyrosis oder Sodbrennen ist er ein erfolgreiches Mittel, obgleich wir daran denken müssen, daß hartnäckiges Sodbrennen auch Symptom einer ernsthaften Erkrankung sein kann, etwa Anzeichen für eine Hiatushernie (Zwerchfellbruch). Er bekämpft auch Gärungsprozesse im Magen, die oft Ursache des schlechten Atems (Halitosis) sind. Dr. Chandrashekhar empfiehlt Kardamom bei Husten, bei Schwierigkeiten beim Wasserlassen sowie Verdauungsbeschwerden und Blähungen nach dem Genuß größerer Mengen Bananen.
Wenn auch die Heilwirkung des Kardamomöls vor allem auf das Verdauungssystem gerichtet ist, gibt es noch andere Anwendungsbereiche. Die meisten Menschen halten den Geruch für außergewöhnlich angenehm. Meiner eigenen Erfahrung nach hat Kardamom deutlich stimmungshebende und -erhellende Wirkung und hilft, in Kopf und Geist Klarheit zu schaffen. Er besitzt die Eigenschaft, die Culpeper »kephalisch« genannt haben würde. Mrs. Grieve erwähnt ebenfalls seine Anwendung bei Beschwerden im

Kopfbereich. Er hat vielleicht keine physiologische Wirkung auf das Nervensystem, ganz gewiß jedoch eine psychologische, und ist besonders erfolgreich bei Verdauungsstörungen nervösen Ursprungs. In Zusammenhang damit kann man seine tonisierende und aphrodisische Wirkung sehen. Kardamom ist oft in den Aphrodisiaka des Ostens enthalten, wenn man auch bezweifeln kann, ob hier überhaupt eine physiologische Wirkung nachzuweisen wäre. Als kräftigendes und mild anregendes Mittel dient er bei allen Erkrankungen, die mit einer allgemeinen Schwäche zusammenhängen, ganz besonders auch, wenn es um eine schwache Verdauung geht. In China wurde Kardamom auch bei Lungenerkrankungen und intermittierendem Fieber angewandt. Er könnte in solchen Fällen von Nutzen sein, aber man spürt doch, daß er für sich allein eine relativ schwache Wirkung hätte. Kardamomöl verbindet sich gut mit den meisten anderen Essenzen, obgleich es sich auf Grund seiner hohen Duftintensität sehr schnell bemerkbar macht. Es gilt als ausgezeichnetes Badeöl: leicht, erfrischend und anregend.

Lavendel

Lateinischer Name	Lavandula vera
	Lavandula officinalis
Familie	Labiatae
Charakter	Yang
Beherrschender Planet	Merkur
Evaporationswert	85
Duftintensität	4
Essenz	aus den Blüten

Wirkungen	*Anwendungsbereiche*	
schmerzlindernd	Abszeß	Ekzeme
krampflösend	Akne	Epilepsie
antidepressiv	Alopecia areata	Ohnmacht
antiseptisch	Asthma	Fistula ani
karminativ	Blennorrhöe	Flatulenz
antitoxisch	Blepharitis	Gonorrhöe
cholagog	Bronchitis	Halitosis
choleretisch	Verbrennungen	Kopfweh
fördert Vernarbung	Karbunkel, Furunkel	Bluthochdruck
und Heilung	Katarrh	Hysterie
zytophylaktisch	Chlorose	Grippe
desodorierend	Kolik	Schlaflosigkeit
harntreibend	Konjunktivitis	Laryngitis
menstruationsför-	Zuckungen	Leukorrhöe
dernd	Blasenkatarrh	Migräne
blutdrucksenkend	Depressionen	Übelkeit
nervenwirksam	Dermatitis	Nervöse Spannung
sedativ	Diarrhöe	Neurasthenie
milzwirksam	Diphterie	Oligurie
schweißtreibend	Dyspepsie	Herzklopfen
tonisierend	Ohrenschmerzen	Lähmungen
wurmtreibend	Psoriasis	Pedikulose
herzwirksam	Rheumatismus	Krätze
	Skrofulose	Steine (Galle)
	Sonnenstich/Hitz-	Halsentzündung
	schlag	Typhus
	Tuberkulose	Geschwüre (Horn-

250

Erbrechen   haut, Bein)
Keuchhusten   Wunden/Verletzungen

Das Wort Lavendel stammt vom lateinischen *lavare*, das bedeutet
»waschen«. Er gehörte zu den aromatischen Stoffen, die besonders
zum Badevergnügen der Römer beitrugen. Wahrscheinlich waren es
auch die Römer, die diese Pflanze nach England brachten. Seitdem
wird sie von den Frauen besonders geschätzt. Lavendel wird häufig
bei der Herstellung von Toilettenwässern verwendet und bildet den
Hauptbestandteil von Duftsäcken und -kissen und ähnlichem. In
früherer Zeit benutzte man ihn auch, um bei festlichen Anlässen
den Fußboden von Häusern und Kirchen auszustreuen. Er wurde
sogar als Zutat eines Gewürzessigs geschätzt.

Lavendel wird in vielen europäischen Ländern kultiviert, aber die
beste Sorte kam schon immer aus England. Er wurde früher vor
allem in Mitcham in der Grafschaft Surrey angebaut, allerdings kam
es durch die beiden Weltkriege zu Unterbrechungen, und heute ist
dieses Gebiet wegen der zunehmenden Ausdehnung Londons nicht
mehr für den Lavendelanbau geeignet. Er wächst nun weiter südlich
in Surrey, aber auch in Hertfordshire, Kent, Suffolk und Lincoln-
shire.

Der frische, reine Duft des Lavendels bedarf keiner näheren
Beschreibung; das gleiche gilt wohl für die Pflanze. Die Essenz wird
häufig zur Herstellung von Parfüm und vor allem Toilettenwässern
verwendet. Lavendel gehört noch heute zu den beliebtesten Duftno-
ten. Das Öl ist klar, hat einen ziemlich milden, aber doch bitteren
Geschmack. Es verbindet sich gut mit einer großen Anzahl von
Essenzen und gibt jeder Mischung eine leichte, blumige, weiche
Note.

»Dies wird Lavendel genannt. Wenn man ihn in Wasser siedet,
gibt man das Wasser dem zu trinken, der am Schlagfluß leidet,
und es wird ihn heilen. Er ist heiß und trocken.«

(Banckes Herbal)

»Wenn man am destillierten Lavendelwasser riecht oder Schläfen und Stirn damit abreibt, ist es erfrischend für den, der unter Katalepsie leidet, eine leichte Migräne oder die Fallsucht hat ... Es ist sehr nützlich, wenn jemand die Lähmung hat, ihn mit dem destillierten Wasser der Blüten zu waschen oder mit einem Öl einzureiben, das aus diesen Blüten zusammen mit Olivenöl bereitet wird, in gleicher Weise wie Rosenöl, wie es in der Abhandlung über die Rosen beschrieben ist.« (John Gerarde)

»Lavendel wird bei uns gebraucht, um Linnen, Kleidung, Handschuhe und Leder zu parfümieren, und die getrockneten Blüten lindern und saugen die Feuchtigkeit auf, die bei Erkältung in Kopf und Stirn entsteht ... Man vermischt ihn gewöhnlich mit anderen heißen Kräutern und bereitet daraus eine Salbe, Badezusatz, Einreibung oder andere Präparate, die man bei Erkältungen gebraucht.« (John Parkinson)

»Dieses Kraut gehört dem Merkur. Es ist von besonderem Nutzen bei Schmerzen in Kopf und Stirn, die von einer Erkältung herrühren, bei Schlagfluß, Fallsucht, Ödemen, langsam arbeitenden Organen, Krämpfen, Zuckungen, Lähmungen und häufigen Ohnmachtsanfällen. Es stärkt den Magen und befreit Leber und Milz von Verstopfung, fördert die Regel der Frauen und sorgt für den Ausstoß von Totgeburt und Nachgeburt. Wenn man die Blüten in Wein einweicht, läßt es das Wasser fließen und bei Schwierigkeiten mit den Winden oder Kolik befeuchtet man die entsprechenden Stellen ... Zwei Eßlöffel des destillierten Wassers der Blüten hilft bei Stimmverlust; bei Zittern und bei Erregung des Herzens; bei Ohnmacht und wenn die Sinne zu schwinden drohen, reibt man die Schläfen ein oder hält etwas davon unter die Nase und läßt daran riechen.« (Nicholas Culpeper)

Lavendel gilt allgemein als die nützlichste und vielseitigste Essenz, die man zu therapeutischen Zwecken einsetzen kann. Die Yin- und Yang-Eigenschaften halten sich ziemlich die Waage, man könnte Lavendelöl in dieser Beziehung sozusagen als neutral bezeichnen. Es hat eine zugleich sedierende und tonisierende Wirkung auf das Herz (Hysterie, nervöse Spannungszustände, Herzklopfen) und senkt hohen Blutdruck. Es ist ein mild wirkendes lokales Analgetikum, wirkt beruhigend bei zerebrospinaler Erregung, ist bekannt für seinen nervenberuhigenden Effekt und hat sich als wertvoll bei einer großen Anzahl nervöser und psychischer Leiden erwiesen. Dazu gehören Depressionen, Schlaflosigkeit, Migräne, Hysterie, nervöse Spannung und Lähmungserscheinungen. Auf Grund seiner beruhigenden und schmerzlindernden Wirkung setzt man Lavendel mit Erfolg bei Kopfschmerzen und Migräne ein. Er hat insofern eine große Ähnlichkeit mit der Geranie, als er ebenfalls vorwiegend normalisierend wirkt und weniger einen ausgeprägten Yin- und Yang-Charakter besitzt, daher auch die auffallende Vielseitigkeit. Er kann bei Epilepsie, Krämpfen und Zuckungen, Katalepsie und anderen nervösen Beschwerden eingesetzt werden, die durch eine ernsthafte Störung im Yin-Yang-Gleichgewicht verursacht werden. Er ist ein Herztonikum und beruhigt das Herznervensystem. Culpepers Ausdruck »Zittern und Erregung des Herzens« ist eine sehr treffende Beschreibung des Zustandes, bei dem die Anwendung von Lavendel angezeigt ist: Herzklopfen, Zittern, Erregung, Ohnmachtsanfälle, Panik, Hysterie (sich erst für etwas entscheiden und sich danach mit gleicher Hingabe für das Gegenteil einsetzen). Mrs. Grieve erwähnt den Gebrauch von Lavendeltinktur bei Wahnvorstellungen und geistiger Depression. Lavendel sollte immer eingesetzt werden, wenn starke psychische Symptome vorliegen, die sich in einem ständigen Wechsel von einem Extrem ins andere zeigen, wie es etwa bei der manischen Depression der Fall ist. Lavendel ist auch ein hervorragendes Mittel bei nervöser Erschöpfung.

Lavendel wirkt lindernd bei Entzündungen, obgleich nicht ganz so ausgeprägt wie die Kamille, daher seine Anwendung bei Verbrennungen, Dermatitis, Ekzemen, Psoriasis, Furunkel, Rheumatismus, Wunden, Geschwüren, Blepharitis, Konjunktivitis, Cystitis, Diarrhöe, Laryngitis usw. Dabei ist meist die antiseptische Wirkung ebenso wertvoll. Lavendel ist angezeigt bei katarrhalischem Ausfluß und Auswurf (Leukorrhöe, Gonorrhöe, Bronchitis u.s.w.) und wird außerdem als mildes Analgetikum angesehen, das auch auf Grund dieser schmerzlindernden Eigenschaft bei den vorstehend erwähnten Erkrankungen geschätzt wird. Es wirkt ausgezeichnet bei rheumatischen oder Muskelschmerzen und ist auch ein Bestandteil von Massageölen, die besonders von Sportlern gern gebraucht werden. Lavendel ist krampflösend (Asthma, Bronchitis), karminativ und magenwirksam (Kolik, Übelkeit, Erbrechen, Flatulenz, Dyspepsie), besonders wenn Beschwerden mit nervösen oder emotionalen

Schwierigkeiten in Zusammenhang stehen. Er fördert die Sekretion von Magensaft und die Motilität des Darmes. Seine antiseptische Eigenschaft macht ihn besonders geeignet zur Bekämpfung von Mundgeruch; außerdem ist er ein ausgezeichnetes Antiseptikum für die Haut.

Man kann den Lavendel bei allen Hauterkrankungen anwenden (Dermatitis, Ekzeme, Akne, Psoriasis u.s.w.), außerdem ist er wirksam gegen bestimmte Hautparasiten (Läuse, Krätze). Er hat sich als wirksames Mittel in manchen Fällen von Alopecia areata (kreisrunder Haarausfall) erwiesen und kann auch bei Kahlheit eingesetzt werden, vor allem, wenn damit nervöse Schwierigkeiten verbunden sind. Er wird auch mit Erfolg bei jedem Hauttyp (fett, trocken, empfindlich, Akne) eingesetzt, obgleich seine Wirkung am besten in Verbindung mit anderen Essenzen zur Geltung kommt. Er wirkt außerdem zytophylaktisch (die Regeneration der Hautzellen anregend) und könnte daher als hautverjüngende Substanz betrachtet werden. Diese Eigenschaft erklärt auch, warum Lavendel wahrscheinlich die wirksamste Essenz bei Verbrennungen ist. Er gilt auch als erfolgreiches desodorierendes Mittel.

Wegen der zugleich antiseptischen, antiphlogistischen und die Vernarbung und Heilung fördernden Eigenschaft gilt Lavendelöl als eines der besten Mittel zur Anwendung bei entzündeten, infizierten Wunden und Geschwüren. Dr. Valnet empfiehlt den Gebrauch bei syphilitischem Schanker (hartem Schanker), brandigen Wunden und Analfisteln. Als Antiseptikum kann der Lavendel bei den meisten Halsentzündungen angewandt werden, auch bei Grippe ist er oft von Nutzen. Auf Grund seiner antiseptisch-diuretischen Eigenschaften ist er mit Erfolg bei Blasenkatarrh einzusetzen, besonders wenn dieser mit Kälte oder Erkältung in Zusammenhang steht. Lavendel ist auch angezeigt bei abnorm geringer Harnausscheidung.

Lavendelöl ist ein ausgezeichnetes Mittel bei Sonnenstich oder Hitzschlag. In der Zubereitung als Massageöl kann es Verbrennungen verhüten. Es ist jedoch kein ausreichend wirksames Sonnenschutzmittel und genügt nicht bei einem Sonnenbad bei direkter Sonneneinstrahlung.

Lavendel ist nützlich bei Hornhautgeschwüren. Er erzeugt arteriellen Unterdruck und verringert die Oberflächenspannung des Blutes. Er wirkt dämpfend auf das Zentralnervensystem und setzt die spontane motorische Aktivität herab. Er hemmt das Wachstum des

Mycobacterium tuberculosis, des Staphylokokkus und Gonokokkus, des Löfflerbazillus (Erreger der Diphterie) und des Eberthella typhosa (Typhuserreger); Lavendelöldämpfe zerstören den Pneumokokkus und hämolytischen Streptokokkus innerhalb von 12 bis 24 Stunden. Lavendelöl hat eine sehr geringe Toxizität.

Es ist außerdem ein beliebtes Mittel zur Behandlung von Kindern und wird besonders bei Kolik, nervöser Erregung, Reizbarkeit, allgemeiner Schwäche, Hautaffektionen und ganz allgemein bei Infektionen eingesetzt. Es soll auch bei Keuchhusten helfen; allerdings ist mir kein Fall bekannt, wo es bei Kindern mit dieser Erkrankung erprobt wurde. Lavendel ist besonders erfolgreich bei Entzündungen im Hals-, Nasen- und Ohrenbereich und gilt als nützliche Alternative zur Kamille bei Ohrenschmerzen bei Kindern. Auch zu verschiedenen Anwendungen während des Geburtsvorganges ist Lavendelöl zu empfehlen. Es sorgt für eine schnelle Entbindung, ohne daß die Wehen an Heftigkeit zunehmen. Es hilft, die Mutter zu beruhigen. Man kann mit dem aromatischen Wasser eine erfrischende Stirnkompresse bereiten, aber auch mit dem Massageöl den unteren Rücken einreiben (dadurch wird der Schmerz gelindert) oder es als warme Kompresse auf den Bauch legen. Es fördert auch den Ausstoß der Nachgeburt. Gibt man ein paar Tropfen davon auf eine heiße Platte, wird die Luft gereinigt und erfrischt. Als menstruationsförderndes Mittel wird Lavendel bei zu schwacher Periode und Menstruationsbeschwerden eingesetzt. Er gilt auch als ausgezeichnetes Mittel bei Leukorrhöe; man verwendet ihn zu Vaginalspülungen.

Äußerlich angewandt gehört Lavendel zu den wirksamsten Mitteln zur Anregung der Leukozytose. Man sollte stets an Lavendel denken, wenn eine Infektion, ein Krampf, eine Entzündung oder eine emotional/nervöse Störung vorliegt. Obgleich es einige Äußerungen von Pflanzenheilkundigen über die Toxizität des Lavendels gibt, gehört er tatsächlich zu den an wenigsten giftigen Essenzen und ist sogar von noch geringerer Toxizität als das Kamillenöl. Die Wirkung des Lavendels wird gewöhnlich gesteigert, wenn man ihn mit anderen Essenzen kombiniert.

Gebraucht man Lavendel bei entzündlichen Zuständen, sollte man ihn in sehr schwacher Konzentration anwenden (weniger als 1%ig). In höherer Konzentration hat er eine eher anregende Wirkung auf den Kreislauf. Wenn Lavendel bei Muskelschmerzen, Verstauchungen, Verrenkung, Zerrungen, rheumatischen Schmerzen usw. eingesetzt wird, nimmt man eine 2- bis 4%ige Lösung. Bei entzündeten Wunden, Geschwüren, Hautentzündungen oder ähnlichen Zuständen ist die Reaktion am besten, wenn er in Verbindung mit Kamille eingesetzt wird.

Ein Lavendelbad ist erfrischend, entspannend und hat unweigerlich auch einen therapeutischen Effekt. Es wärmt das Herz, wirkt stabilisierend und ausgleichend im emotionalen Bereich. Mit Lavendelöl bereitet man auch ein Bad am Abend, wenn Schlafschwierigkeiten bestehen. In vieler Hinsicht besitzt der Lavendel eine große Ähnlichkeit mit der Kamille. Er ist aber weniger toxisch und in der Wirkung neutraler, während die Kamille mehr zu Yin neigt. Ein warmes Lavendelbad oder Fußbad bringt Entspannung bei physischer oder nervöser Erschöpfung.

Lavendel ist ein wirksames Mittel beim Biß der meisten Schlangen und Insekten, sogar gegen den Biß der Schwarzen Witwe. Er vermag das Gift zu neutralisieren.

Majoran

Lateinischer Name   Origanum majorana
Familie   Labiatae
Charakter   Yang
Beherrschender
Planet   Merkur
Evaporationswert   40
Duftintensität   5
Essenz   aus dem Kraut

Wirkungen	*Anwendungsbereiche*
schmerzlindernd	Arthritis
anaphrodisisch	Asthma
antiseptisch	Erkältungen
krampflösend	Kolik
karminativ	Verstopfung
herzwirksam	Dysmenorrhöe
verdauungsfördernd	Dyspepsie
menstruationsför-	Flatulenz
dernd	Übersteigerter
schleimlösend	Geschlechtstrieb
blutdrucksenkend	Kopfschmerz
abführend	Bluthochdruck
nervenwirksam	Hysterie
sedativ	Schlaflosigkeit
tonisierend	Leukorrhöe
fördert Wundheilung	Migräne
	nervöse Spannung
	Neurasthenie
	nervöser Tic

Majoran ist ein bekanntes Küchengewürz und genießt darüber hinaus hohes Ansehen in der Pflanzenmedizin. Er wurde im alten Griechenland häufig verwendet, sowohl als Medizin als auch zur Herstellung von Parfüms und anderen Toilettenartikeln. Die Griechen benutzten Majoran als Mittel gegen Krämpfe, Ödeme und Vergiftungen mit Narkotika. In England wird der Majoran als *magerum* oder *margerome* bezeichnet. Der Ursprung dieses Wortes ist unbekannt, möglicherweise besteht ein Zusammenhang mit dem

griechischen *margaron*, das bedeutet Perle und ist auch die sprachliche Wurzel des Namens Margarete. Die Bezeichnung *origanum* entstand aus den griechischen Worten *oros* (Berg) und *ganos* (Freude).
Wie das Basilikum hat auch der Majoran einen feineren Duft als die übrigen ätherischen Öle von Lippenblütlern. Er verbindet sich gut mit Lavendel- und Bergamottöl. Diese drei Öle zusammen ergeben eine sehr angenehme, entspannende Mischung. Der Geschmack ist sehr bitter, er wärmt Herz und Magen. Majoran ergibt auch ein entspannendes, wärmendes und kräftigendes Badeöl.

»Diese Pflanze ist heiß und trocken im zweiten Grad ... sie hat die Gabe zu lindern, zu lockern, zu verzehren und zu reinigen. Wenn man das Pulver in Wein trinkt oder das Pulver in Wein kocht, wärmt es angenehm den Magen. Außerdem wirkt es besänftigend auf die Verdauung. Auch nimm die Blätter und Blüten vom Magerum, stoße sie ein wenig und erhitze sie in einer Pfanne. Dann leg sie auf die Stelle, die Anlaß für das Übel ist. Das nimmt den Schmerz im Magen, der von den Winden herrührt. Auch für den Schnupfen nimm dieses Kraut und binde es warm um deinen Kopf. Außerdem trocknet es die Gebärmutter und hilft bei zu starkem Ausfluß.«   (Banckes Herbal)

»Unser gemeiner Majoran ist wärmend und lindernd bei Erkältungen im Kopf, Magen, den Muskeln und anderen Teilen, ob innerlich genommen oder äußerlich angewandt. Die Abkochung davon getrunken, hilft bei Erkrankungen des Brustkorbs, Schwierigkeiten mit Leber und Milz, kaltem Kummer mit dem Bauch und die dadurch entstehenden Blähungen, bei Stimmverlust, bei Resolution der Zunge ... Er fördert die Menstruation, wenn man eine Spülung macht ... Das Öl ist sehr warm und wirkt schmerzlindernd bei steifen Gelenken und verhärteten Sehnen, es macht sie weich und elastisch.«   (Nicholas Culpeper)

»Eine kephalische Pflanze, geeignet für Kopf und Nerven ... bei Krämpfen und Zuckungen, Apoplexie, Lähmung, Schwindel, Kopfschmerzen und dergleichen.«   (Joseph Miller)

Bei Majoranöl herrscht der Yang-Charakter vor. Es wirkt beruhigend, wärmt und entspannt bei Krampfzuständen, hilft bei Verdauungs- und Menstruationsbeschwerden und senkt hohen Blutdruck; es regt die Funktion des parasympathischen Nervensystems an und hemmt die des sympathischen Nervensystems, was eine allgemeine Erweiterung der Blutgefäße zur Folge hat. Auf diesem Effekt beruht zum größten Teil die Wirkung des Majorans auf das autonome Nervensystem. Seine zugleich krampflösende, beruhigende und wärmende Eigenschaft macht ihn zu einem wertvollen Bestandteil von Körpermassageölen. Culpeper empfiehlt Majoran sogar für »Gelenke, die nicht an ihrem Platz sind«.

Außerdem hält Culpeper die wärmende Wirkung des Majorans für nützlich bei Beschwerden in so gut wie allen Teilen des Körpers, wenn sie mit Erkältung oder Krampf zusammenhängen. Es gibt zwar viele Essenzen, die als wärmend beschrieben werden, aber mit der lindernden Wirkung des Majorans hat es schon eine ganz besondere Bewandtnis. Man beachte in diesem Zusammenhang auch Culpepers Bemerkung über den »kalten Kummer im Bauch«. Majoran ist besonders wirksam bei Beschwerden, denen Kummer, Leid und Gram zugrunde liegen, und er hat einen besonders wärmenden, wohltuenden Einfluß auf das Herz; indem er für eine Erweiterung der Blutgefäße sorgt, setzt er die Belastung oder den Druck auf das Herz herab, so daß es ausruhen kann. Sein extrem bitterer Geschmack deutet auf eine gewisse Affinität zum Herzen hin. John Gerarde rät Majoran allen, »die sich allzuviel dem Seufzen hingeben«.

Äußerlich wirkt Majoran schmerzlindernd und wärmend und ist daher von Nutzen bei Muskelkrämpfen, rheumatischen Schmerzen, Verstauchungen, Prellungen u.s.w. Er hilft auch, die Schwellung nach Quetschungen und dergleichen zu verteilen. Bei Erkältung kann man ihn zur Inhalation verwenden, aber auch direkt den Bereich der Stirn- und Nebenhöhlen und die Schläfen damit einreiben. Bei Kopfschmerz und Migräne wird er auch innerlich eingenommen. Als wärmendes, menstruationsförderndes Mittel setzt man ihn bei Vaginalspülungen ein. Auch bei Leukorrhöe und schmerzhafter Periode hat man damit Erfolge erzielt.

Majoran ist ein hervorragendes Mittel, wenn ein anormal starker Geschlechtstrieb gedämpft werden soll. Eine solche Übersteigerung mag an sich noch nicht als Erkrankung angesehen werden, aber diese spezielle Wirkungsweise gilt schon als wesentlicher Bestandteil des Charakters dieser Pflanze, seit sie einmal vom Leiter eines Waisenhauses, einem Geistlichen, entdeckt wurde. Majoran kann bei nächtlichem Samenerguß, übermäßiger Masturbation, Nymphomanie u.s.w. helfen, besonders wenn diese Erscheinungen mit Hysterie oder Angstzuständen verbunden sind. Majoran wirkt als Laxativ, indem es die Darmperistaltik anregt und verstärkt. Hier besteht auch ein Zusammenhang mit seiner verdauungsfördernden und karminativen Eigenschaft. Außerdem wirkt Majoran lindernd bei Darmkrämpfen und wird deshalb mit Erfolg bei Kolik, Flatulenz und allen krampfartigen Verdauungsbeschwerden eingesetzt. Seine Wirkung auf das Nervensystem ist sedierend und tonisierend zugleich. Er wird deshalb bei Schlaflosigkeit und Angstzuständen verwendet, vor allem wenn gleichzeitig ein hoher Blutdruck vorliegt. Man erzielte sogar in Fällen von nervösem Tic und Hysterie Erfolge.

Lateinischer Name	Melissa officinalis
Familie	Labiatae
Andere Bezeichnungen	Mutterkraut, Zitronenmelisse
Charakter	Yang
Beherrschender Planet	Jupiter
Evaporationswert	?
Duftintensität	4?
Essenz	aus dem Kraut

Wirkungen	Anwendungsbereiche
antidepressiv	Allergien
krampflösend	Asthma
karminativ	Erkältungen
herzwirksam	Kolik
verdauungsfördernd	Depression
fiebersenkend	Ruhr
blutdrucksenkend	Fieber
nervenwirksam	Verdauungsstörungen
sedativ	Bluthochdruck
magenwirksam	Menstruationsbe-
schweißtreibend	schwerden
kräftigend	Migräne
Wirkung auf die	Herzklopfen
Gebärmutter	Übelkeit
Wurmmittel	nervöse Spannung
	Schock
	Sterilität (bei Frauen)
	Schwindelgefühl
	Erbrechen

Die Melissenblätter riechen stark nach Zitrone, auch sind die beiden Öle sich sehr ähnlich. Es gibt allerdings keinerlei botanische Verwandtschaft zwischen Melisse und Zitrone. Die Melisse besitzt von allen Kräutern einen ganz einzigartigen Duft. Man findet sie in Europa, Mittelasien und Nordamerika. Sie ist beispielsweise in England sehr häufig anzutreffen und verbreitet sich recht schnell, ob kultiviert oder wild. Die Blätter sind klein und gekerbt-gesägt, die Blüten weiß oder gelb. Der Duft ist im Frühsommer am kräftigsten, unmittelbar bevor die Blüte erscheint.

Der Name Melisse stammt vom griechischen Wort für Biene, und diese hat auch eine ganz besondere Vorliebe für die Melissenblüten, wenn sie auf der Suche nach Honig ist und vom Duft angezogen wird. Die Melisse gehört zu unseren ältesten Heilpflanzen und wurde besonders von Paracelsus geschätzt, der sie als Lebenselixier bezeichnete. Er bereitete eine Mischung aus Melisse und Kaliumkarbonat, die als *primum ens melissae* bezeichnet wurde. Die Essenz fand seit dem späten 17. Jahrhundert in der Medizin Verwendung. Alle alten Pflanzenheiler weisen auf die Wirksamkeit bei der Behandlung von Melancholie und zur Kräftigung des Gehirns und der Nerven hin. Joseph Miller schrieb:

»Sie ist gut für alle Beschwerden von Kopf und Nerven; macht das Herz froh und heilt starkes Herzklopfen; verhütet Ohnmacht, Melancholie, hypochondrische und hysterische Leiden, widersteht der Fäulnis und Verwesung und ist wertvoll bei bösartigen und ansteckenden Krankheiten.«

Er empfiehlt die Melisse auch bei Bienen- und Wespenstichen. John Gerarde sagt darüber:

»Im letzten Jahrhundert erwies sich die Melisse, wie schon früher bei den Arabern und Mauretaniern, als besonders wirksam auf das Herz und als Medizin gegen alle Beschwerden dieses Organs; wie Avicenna in seinem Buch über die Leiden des Herzens lehrt, macht Melisse das Herz froh und stärkt die Lebensgeister.«

Culpeper wird noch deutlicher:

»Es ist ein Kraut des Jupiters und steht unter dem Krebs, und es unterstützt die Natur in allen ihren Bestrebungen ... Serapion sagt, es mache Geist und Herz fröhlich, belebe das Herz, auch bei Ohnmacht und wenn die Sinne zu schwinden drohen, besonders wenn man davon im Schlaf überfallen wird, und es vertreibt alle lästigen Sorgen und Gedanken aus dem Kopf, die von der Melancholie oder der schwarzen Galle kommen: dies hat Avicenna bestätigt.

Es ist eine gute Hilfe bei Verdauungsbeschwerden, und es öffnet Stockungen im Gehirn ... Es ist gut für Leber und Milz.«

Es ist bemerkenswert, daß diese beiden Autoren das physische Herz mit dem emotionalen Herzen, dem Zentrum des Gefühlslebens, in Verbindung bringen.
Die Wirkung des Öls ist eher kräftigend als anregend; es ist ein Tonikum für Herz, Nervensystem, Verdauungstrakt und Uterus. Es wirkt dämpfend, beruhigend, antidepressiv. Es verlangsamt Atmung und Puls, senkt den Blutdruck und hat eine entkrampfende Wirkung auf die glatte Muskulatur. Die Wirkung auf das Herz ist tonisierend und antispasmodisch; Melisse ist sozusagen das Gegenteil eines Herzstimulantiums. Sie verlangsamt den Herzschlag und wirkt bei Krampfzuständen entspannend, daher auch ihr Erfolg bei Herzklopfen. Es hat den Anschein, als ob die Melisse bei allen Herzbeschwerden hilft, bei denen eine Überreizung oder Überhitzung vorliegt, die zu Herzschwäche und damit zu pathologischen Veränderungen führen.
Eng verbunden mit dieser Herzwirksamkeit ist der Einfluß des Melissenöls auf das Nervensystem. Über das Nervensystem wird auch seine blutdrucksenkende und krampflösende Eigenschaft wirksam. Es ist ein starkes Sedativum und hat gleichzeitig, teilweise auf Grund der Herabsetzung von Spannung und Verkrampfung, eine stimmungshebende, freundliche Wirkung auf den Geist, wie man es häufig bei aromatischen Ölen findet. Seine Anwendung bei Nervenleiden erfolgt vor allem bei Übersensibilität, die zu ständigen panikartigen Angstzuständen führen kann. Die Verwendung ist angezeigt bei allen hysterischen oder nervösen Leiden.
Als verdauungsförderndes, magenwirksames Karminativum ist die Wirkung des Melissenöls dem von Pfefferminze oder Fenchel sehr ähnlich. Auch hier gilt als Hauptmerkmal ein eher tonisierender als anregender Einfluß. Indem die Melisse für Entkrampfung sorgt, kommt es zum natürlichen Fluß der Verdauungssäfte. Sie ist ein ausgezeichnetes Mittel bei Übelkeit, Erbrechen und Verdauungsstörungen besonders nervösen Ursprungs, und zweifellos mit Erfolg auch bei Flatulenz zu verwenden.
Bei Fieber sorgt sie für eine mäßige Transpiration und hat einen kühlenden Effekt. Daher wird sie gern bei Erkältung und Grippe eingesetzt. Darüber hinaus ist auch hier wieder die krampflösende Wirkung auf die Bronchien wertvoll, so daß sich die Anwendung

auch bei Asthma und evtl. bei Bronchitis anbietet. Melisse hat eine Yin-Wirkung auf die Atmungsorgane; sie verlangsamt die Atemtätigkeit, wirkt krampflösend und kühlt bei zu starker Erhitzung.

Melisse scheint auch eine gewisse Beziehung zu den weiblichen Geschlechtsorganen zu besitzen. Sie ist von schwach menstruationsfördernder Wirkung und wertvoll bei schmerzhafter Periode. In beiden Fällen bemerkt man den besänftigenden, entspannenden und entkrampfenden Einfluß. Indem die Melisse die Natur unterstützt, es der Natur ermöglicht, nach ihrem eigenen Rhythmus zu arbeiten, indem Spannungen und Blockierungen beseitigt werden, ist dieses Öl auch von großem Wert bei Menstruationsunregelmäßigkeiten und weiblicher Unfruchtbarkeit.

Die Gesamtwirkung der Melisse ist die eines allgemeinen Tonikums, eines Heilmittels von schwachem Yang-Charakter. Auf Grund des bemerkenswerten Einflusses auf Herz, Blutdruck, Nervensystem und, in enger Beziehung dazu, auch auf die Emotionen, ist die Melisse wohl die Substanz, die einem Verjüngungsmittel am nächsten kommt: kein Mittel, das uns wieder jung macht, sondern eines, das uns hilft, indem es die Einflüsse unseres Denkens und der Außenwelt auf unseren Körper zu dämpfen vermag. Vielleicht hatte Paracelsus gar nicht so unrecht, wenn er die Melisse als Elixier des Lebens bezeichnete!

Muskatellersalbei

Lateinischer Name	Salvia sclarea
Familie	Labiatae
Charakter	Yang
Beherrschender Planet	Merkur
Evaporationswert	82
Duftintensität	5
Essenz	aus dem Kraut

Wirkungen	*Anwendungsbereiche*
krampflösend	Amenorrhöe
antidepressiv	Furunkel
antiphlogistisch	Kolik
antiseptisch	Krämpfe
aphrodisisch	Depressionen
adstringierend	Dysmenorrhöe
karminativ	Dyspepsie
desodorierend	Flatulenz
verdauungsfördernd	Frigidität
menstruationsför-	Bluthochdruck
dernd	Hysterie
blutdrucksenkend	Impotenz
nervenwirksam	Nierenleiden
sedativ	Leukorrhöe
magenwirksam	Neurasthenie
tonisierend	Ophthalmie
Wirkung auf	Hautpflege
Gebärmutter	Halsentzündung
	Geschwüre
	Keuchhusten

Der Muskatellersalbei sieht ganz ähnlich wie der bei uns bekannte Wiesensalbei aus, allerdings sind seine blauen Blüten etwas kleiner. Er hat breite, runzelige Blätter, grün mit einem Stich ins Purpurne. Die Blütenknospen sind umschlossen von grünen Deckblättern, die manchmal purpurfarbene Streifen aufweisen. Sowohl Blätter als auch Deckblätter sind äußerst aromatisch. Die botanische Bezeichnung Salvia sclarea ist vom lateinischen Wort clarus abgeleitet, das bedeutet »klar«. Eine englische Bezeichnung für den Muskatellersalbei lautet »clear eye«, also »klares Auge«. Sie ist auf die Anwendung der Pflanze zurückzuführen. Man bereitete nämlich aus den Samen eine Art Pflanzenschleim, der das Auge von Fremdkörpern befreite und wieder klar erscheinen ließ.

Den Muskatellersalbei kannte und verwendete man schon in alter Zeit. Er ist in Syrien, Italien, Frankreich und der Schweiz heimisch und wird zur Gewinnung des ätherischen Öls in Frankreich und Rußland angebaut. Mrs. Grieve berichtete, daß er im Jahre 1562 nach England kam. Er wurde im Mittelalter in ganz Europa verwendet. In neuerer Zeit setzt man ihn kaum mehr für medizinische Zwecke ein. Er ist in dieser Beziehung vom »Echten Salbei« verdrängt worden, ähnlich wie die Myrrhe den Weihrauch ersetzt hat.

Der deutsche Name Muskatellersalbei ist offenbar dadurch entstanden, daß diese Pflanze von den Winzern in Deutschland verwendet wurde, um den echten Muskatellerwein zu imitieren. Als ich das Öl des Muskatellersalbeis zum ersten Mal für eine Massage gebrauchte, traten sowohl bei meinem Patienten als auch bei mir selbst deutliche Anzeichen einer Art Trunkenheit auf. Zuerst war ich nicht sicher, ob dies am Muskatellersalbeiöl lag, aber ich bemerkte dann, daß jedesmal, wenn ich damit arbeitete oder es eine gewisse Zeit einatmete, sich die gleiche Reaktion zeigte. Man wird langsam träge und schwerfälliger, es kommt zu einem Gefühl der Euphorie, und die Konzentrationsfähigkeit ist beeinträchtigt. In der Wirkung ähnelt es eher dem Cannabis als Alkohol. Ich war immer noch nicht ganz sicher, ob dies im allgemeinen für den Muskatellersalbei gilt oder lediglich meine subjektive Erfahrung war, bis ich auf den folgenden Abschnitt in dem Buch »A Modern Herbal« stieß:

»Waller berichtet (1822), daß es in diesem Lande auch als Ersatz für Hopfen genommen wurde, um das Bier zu verfeinern und es bitter und berauschend zu machen. Das führte zu einer angeregten, heiteren Stimmung und in der Folge zu starken Kopfschmerzen. Lobel sagt: ›Manche Bierbrauer geben es in ihre Getränke, damit diese mehr zu Kopfe steigen und auch, damit es den Trunkenbolden besser schmeckt. Danach werden sie dann je nach ihrer Veranlagung entweder betrunken bis zur Bewußtlosigkeit, Albernheit oder Raserei.«

266

Ich habe niemals das Muskatellersalbeiöl mit Alkohol gemischt. Allein für sich erzeugt es keine Kopfschmerzen. Nicholas Culpeper sagt darüber:

»Verwendet man die Blätter mit Weinessig allein oder fügt noch ein wenig Honig hinzu, hilft das bei Furunkel, Umlauf und den hitzigen Entzündungen, die unter Schmerzen reif werden. Man muß es auflegen, bevor es sich zu sehr ausgebreitet hat ... Samen oder Blätter in Wein genommen regen an zum Geschlechtsgenuß. Sie sind auch von großem Wert bei Männern und Frauen, die einen schwachen Rücken haben, und sie helfen, die Nieren zu stärken ... Der Saft der Blätter, in Bier gegeben und getrunken, führt bei Frauen die Menstruation herbei und treibt die Nachgeburt heraus. «

»Der Muskatellersalbei ist seiner Natur nach warm und trocken. In Wein gegeben, lindert er kalte Magenbeschwerden, die mit Winden verbunden sind. Er ist besonders zur Stärkung der Nieren zu empfehlen, schafft Abhilfe bei Fluor albus und wenn der Schoß kalt und schlaff ist.« (Joseph Miller)

»In Jamaika, wo die Pflanze wächst, wurde sie häufig von den Schwarzen verwendet, die sie für kühlend und reinigend halten und bei Geschwüren und Entzündungen der Augen auflegen. Mit einem Absud aus den Blättern in Kokosnußöl behandeln sie Skorpionstiche. Muskatellersalbei und eine jamaikanische Art der Verbene sind zwei Bestandteile eines aromatischen heißen Bades, das man dort mit Erfolg anwendet.« (Mrs. Grieve)

Das ätherische Öl ist klar und hat einen süßen, nußartigen Geruch, der nur entfernt an das Öl des echten Salbeis erinnert; es ist ein viel angenehmeres, fast blumiges Aroma. Nicht alle Frauen mögen diesen Duft, er gehört jedoch zu meinen Lieblingsgerüchen. Der Geschmack ist warm und ein wenig bitter.
Muskatellersalbei verbindet sich harmonisch mit den Ölen von Wacholder, Lavendel und Sandelholz. Er wird oft als Fixativ in Parfüms verwendet. Ein Bad mit Muskatellersalbei wirkt erwärmend und sehr entspannend.

Muskatellersalbeiöl ist ein gutes allgemeines Tonikum, ähnlich wie Wacholder und der echte Salbei. Seine generell tonisierende Wirkung kommt besonders im Bereich von Nerven, Magen, Nieren und Uterus zur Geltung. Der Einfluß auf das Nervensystem ist sedierend, krampflösend und tonisierend. Es scheint auch eine Art euphorischen Rauschzustandes in schwacher Form hervorzurufen, obgleich dabei keine direkte Beziehung zur Toxizität besteht, da schon durch äußerst geringe Dosen dieser Effekt eintreten kann. Zwar ist Muskatellersalbei weniger toxisch als der echte Salbei, doch sollte er ebenfalls nicht in hoher Dosierung gebraucht werden, etwa um absichtlich die beschriebene »Trunkenheit« herbeizuführen; die Folgen wären eher Vergiftungserscheinungen und starkes Kopfweh und weniger der gewünschte euphorische Zustand. Die aphrodisische Eigenschaft des Muskatellersalbeis steht in enger Beziehung zu der euphorisierenden Wirkung.

Als Nerventonikum wird der Muskatellersalbei bei nervösen, schwachen, ängstlichen Menschen eingesetzt, ganz besonders wirksam in der Rekonvaleszenz. Er ist von Nutzen bei Schwächezuständen auf physischer, geistiger, nervöser und sexueller Ebene. Seine zugleich euphorisierende, tonisierende und sedative Wirkung ist wertvoll bei nervösen Depressionen und Ängstlichkeit; er ist im allgemeinen erfolgreich bei den Depressionen, die häufig als Begleiterscheinung einer akuten physischen Erkrankung auftreten und auch im Fall der bekannten Depression im Wochenbett.

Nach Caujolle und Franck (1945) bewirkte das Öl des Muskatellersalbeis eine Erhöhung des Blutdrucks, als man es Hunden intravenös injizierte. Diese Wirkung hielt fast eine Stunde lang an und scheint eher auf einer Anregung der Adrenalin-Sekretion als des Nervensystems zu beruhen. Schipochliew entdeckte 1968, daß durch Muskatellersalbeiöl, das man Versuchstieren intravenös gegeben hatte, ein Absinken des Blutdrucks eintrat. Im ersten Fall betrug die Dosis etwa 1 ccm pro kg Körpergewicht, im zweiten Fall waren es 5 bis 10 mg pro kg Körpergewicht, also eine wesentlich geringere Dosis. Nach Rovesti und Gattefossé (1973) wirkt Muskatellersalbei blutdrucksenkend. Da die Untersuchung von Schipochliew mit der Dosis durchgeführt wurde, die normalerweise in der Aromatherapie angewandt wird, können wir annehmen, daß der Muskatellersalbei blutdrucksenkend wirkt. Jedoch ist auch der mögliche Einfluß auf die Adrenalin-Ausscheidung sehr interessant, da hier ein Zusammenhang mit dem euphorisierenden Effekt bestehen könnte.

Da der Muskatellersalbei krampfstillend, euphorisierend und beruhigend zugleich wirkt, ist seine Anwendung bei nervöser, hysterischer, zu Panik neigender Gemütsverfassung angezeigt. Er ist ein gutes Tonikum für den Unterleib und ganz allgemein für die weiblichen Funktionen. (Vielleicht enthält er ebenso wie der Gartensalbei Östrogene oder eine ähnliche Substanz.) Nach Joseph Millers Worten schafft der Muskatellersalbei »Abhilfe ... wenn der Schoß kalt und schlaff ist.« Er hilft bei Menstruationsbeschwerden und wird mit Erfolg zur Inhalation, Fumigation oder als Kompresse während der Entbindung eingesetzt. Er fördert die Wehen und hilft gleichzeitig der Mutter, sich zu entspannen.

Dem Muskatellersalbei wird auch eine kräftigende Wirkung auf Nieren und Magen zugeschrieben. Äußerlich wirkt er kühlend bei Entzündungen und wird wegen seines Duftes gern zur Hautpflege verwendet. Er ist nützlich bei entzündeter, normaler und übermäßig wasserhaltiger (aufgeschwemmter) Haut.

Myrrhe

Lateinischer Name	Commiphora myrrha
	Balsamodendron
	myrrha
Familie	Burseraceae
Charakter	Yang
Beherrschender	
Planet	Sonne
Evaporationswert	100?
Duftintensität	7
Essenz	aus dem Harz

Wirkungen	*Anwendungsbereiche*
antiseptisch	Amenorrhöe
antiphlogistisch	Aphten
adstringierend	Schnupfen
karminativ	Chlorose
menstruationsför-	Husten
dernd	Diarrhöe
schleimlösend	Dyspepsie
sedativ	Flatulenz
anregend	
(bes. Lunge)	Gingivitis
magenwirksam	Hämorrhoiden
tonisierend	Leukorrhöe
Wirkung auf	Appetitlosigkeit
Gebärmutter	Pyorrhöe
fördert Wundheilung	Stomatitis
	Soor
	Tuberkulose
	Geschwüre
	(Mund, Haut)
	Wunden und
	Verletzungen

Das Myrrhenharz, aus dem das Öl gewonnen wird, stammt von den Ästen des Myrrhenstrauches, entweder aus Einschnitten oder Kerben, oder aber aus natürlichen Rissen und Spalten. Das Harz fließt als dicke, blaßgelbe Flüßigkeit aus und wird rötlich-braun, während

270

es trocknet und hart wird. Der Myrrhenstrauch wird nicht höher als knapp einen Meter; er hat robuste, knorrige Äste, dreizählige Blätter, die ebenfalls aromatisch sind, und kleine weiße Blüten. Er wächst im Nordosten Afrikas in sehr trockenen Gebieten und kommt am häufigsten im südlichen Arabien vor. Er war auch im »Garten Eden« zu finden, in dem Land zwischen Euphrat und Tigris, das zur Zeit Moses' zu Babylonien gehörte. Man ist im allgemeinen nicht der Ansicht, daß dieses Gewächs als die Myrrhe der Bibel gelten kann, obzwar in dieser Beziehung so viel Ungewißheit herrscht, daß es aber genausogut der Fall sein könnte.

Die Myrrhe wurde früher weitaus häufiger gebraucht als jede andere aromatische Substanz, und zwar sowohl als Räucherwerk als auch zur Herstellung von Parfüms und Heilmitteln. Ihre große Beliebtheit als Parfüm ist schwer verständlich, da es sich nicht gerade um ein besonders süßes Öl handelt. Es hat einen eher modrigen, balsamischen, weihrauchartigen Geruch, ergibt allerdings in sehr geringer Menge eine angenehm rauchige Grundlage für alle Mischungen. Die Essenz ist von einer schönen rötlichbraunen Farbe.

In Heliopolis pflegten die alten Ägypter jeden Tag zur Mittagszeit Myrrhe zu verbrennen. Es war ein Teil ihres Sonnenkultes. Sie gebrauchten ihn auch ausgiebig zur Einbalsamierung der Toten, vor allem wurde der Magen mit Myrrhe gefüllt. Auf Grund der Eigenschaft, das Gewebe zu erhalten, ist das Myrrhenöl ein wertvoller Bestandteil in kosmetischen Präparaten. Es besitzt zwar nicht die Fähigkeit, Falten und Runzeln auf wunderbare Weise verschwinden zu lassen, aber man sagt, daß es den Teint jugendfrisch erhält. Ägyptische Frauen benutzten es zweifellos zu Gesichtsmasken und in anderen Präparaten. Es hat einen leicht kühlen Effekt auf der Haut und ist besonders angenehm in diesem heißen, trockenen Klima. Das Buch Esther berichtet, daß bei der Reinigung der Frauen, die insgesamt 12 Monate dauerte, sechs Monate lang Myrrhenöl verwendet wurde.

Einer der beliebtesten Düfte im alten Griechenland war *megaleion,* das ebenfalls Myrrhenöl enthielt. Man benutzte es auch wegen seiner Heilkraft und wandte es besonders bei den während der Kämpfe erlittenen Verletzungen an, um die Heilung zu fördern und Entzündungen zu hemmen. Nach einer griechischen Sage soll die Myrrhe von den Tränen der Myrrha stammen, einer Tochter des Königs Kinyras von Zypern, die in einen Strauch verwandelt wurde.

271

Joseph Miller beschäftigt sich ausführlich mit den Eigenschaften der Myrrhe:

»Myrrhe öffnet, erhitzt und trocknet, sie widersteht Fäulnis und Verwesung und leistet gute Dienste bei Leiden der Gebärmutter, sie öffnet den verschlossenen Leib, fördert die Menses, beschleunigt die Geburt und sorgt für den Ausstoß der Nachgeburt. Sie ist gleichermaßen gut für hartnäckigen Husten und Heiserkeit, bei Stimmverlust, und ist auch sehr nützlich gegen pestilenzartige und ansteckende Krankheiten, sowohl innerlich eingenommen, aber auch, wenn man sie auf brennende Kohlen legt und den Rauch einatmet.
Äußerlich angewandt, kuriert sie Wunden und Geschwüre und verhindert Brand und Nekrose.«

Li Shih-Chên sagt:

»Man betrachtet die Myrrhe als ein Alterantium (Mittel zur Umstimmungstherapie) und Sedativum; wie früher im Westen, wird sie auch zur Behandlung von Wunden und Geschwüren eingesetzt. Besonders erfolgreich ist sie bei Absonderungen aus der Gebärmutter und bei schwerem Wochenfluß; außerdem bei der Behandlung von Leiden, die Ähnlichkeit mit einer hysterischen Manie besitzen.«

Richard Lucas erwähnt in seinem Buch »Nature's Medicines« das Einreiben des Körpers mit Myrrhentinktur als Schutz gegen die Kälte und schreibt darüber:

»Sie verbessert den Zustand der Haut. Dies ist besonders nützlich, wenn die Haut schlaff und der Patient schwach ist, wie etwa bei chronischer Bronchitis, chronischer Pleuritis, Asthma, chronischem Rheumatismus, chronischer Diarrhöe, Marasmus und jeder anderen Erkrankung, die von allgemeiner Schwäche begleitet ist.«

Myrrhenöl ist zwar nicht sehr erhitzend (tatsächlich wirkt es ja entzündungswidrig), aber es hat im Grunde Yang-Charakter. Es ist anregend und kräftigend, sein hauptsächlicher Wirkungsbereich ist die Lunge. Es ist gelegentlich bei Yin-Zuständen angebracht, wenn

272

es um Auszehrungs- oder Degenerationserscheinungen geht, bei schlecht heilenden Wunden und Geschwüren, Gangrän, Pyorrhöe, Tuberkulose und Phthisis pulmonalis (darunter versteht man die besonders durch Lungentuberkulose herbeigeführte allgemeine Auszehrung). Es ist fast so, als ob diese tiefrote Essenz die lebensspendende Kraft der nordafrikanischen Sonne eingefangen hätte.

Myrrhenöl ist ein sehr gutes Expektorans und als solches wertvoll bei Husten aller Art, Bronchitis, Erkältungskrankheiten und allen Leiden, bei denen es zu übermäßiger Schleimabsonderung kommt, denn es fördert den Auswurf und beruhigt zugleich die entzündeten Schleimhäute. Myrrhe ist nicht nur erfolgreich bei den mit Auswurf verbundenen Erkrankungen der Bronchien, sondern auch bei Leukorrhöe, Diarrhöe und ähnlichen Beschwerden.

Ihre Wirkung auf das Verdauungssystem ist stimulierend und karminativ, sie regt den Appetit und den Fluß der Verdauungssäfte an und schafft Abhilfe bei Flatulenz. Myrrhe ist ein nützliches Mittel bei schwachem Magen, wo es leicht zu einer Gärung der Nahrung kommt. Indem sie diesen Zustand beseitigt, verhütet die Myrrhe auch üblen Mundgeruch, der meist eine Folge schlechter Verdauung und krankhafter Gärungsprozesse ist. Die Wirkung der Myrrhe auf Hals und Mund ist deutlich erkennbar. Sie ist ein ausgezeichnetes Mittel bei Mundgeschwüren, Entzündungen im Mund (Stomatitis) und Pyorrhöe (Eiterfluß). Jethro Kloss empfiehlt Myrrhe auch bei Diphterie, R. C. Wren gegen Soor (Mundfäule) und Joseph Miller bei Stimmverlust.

Die mit der Myrrhe erzielten Erfolge bei schlecht heilenden Wunden und Geschwüren kann man nur als sagenhaft bezeichnen. Sie verdankt diese Wirkung wahrscheinlich einer Kombination aus antiseptischen, adstringierenden und antiphlogistischen Eigenschaften. Besonders der adstringierende Effekt erweist sich als sehr wertvoll bei der äußerlichen Anwendung bei Hämorrhoiden. Von Mrs. Grieve wird Myrrhe gegen Chlorose eingesetzt, das ist eine Art Bleichsucht, die vor allem bei jungen Mädchen auftritt.

Der Myrrhenstrauch muß sehr zäh sein, um in der Wüste zu überleben. Das Myrrhenöl ist genauso stark und kräftig. Gleichzeitig ist es in der Anwendung jedoch sehr sicher. Vielleicht besser noch als jede andere Substanz hat es den Test der Zeit bestanden. Die Myrrhe wird seit mindestens dreitausend Jahren verwendet, bei vielen Völkern, auf die unterschiedlichste Weise, und sie ist noch immer ein sehr beliebtes Heilmittel.

Orangenblüte (Neroli)

Lateinischer Name	Citrus vulgaris
	Citrus aurantium
Familie	Rutaceae
Charakter	Yang
Beherrschender Planet	Sonne
Evaporationswert	79
Duftintensität	5
Essenz	aus den Blüten

Wirkungen	Anwendungsbereiche
antidepressiv	Depressionen
aphrodisisch	Diarrhöe (chronisch)
antiseptisch	Hysterie
krampflösend	Schlaflosigkeit
herzwirksam	nervöse Spannung
desodorierend	Herzklopfen
verdauungsfördernd	Schock
sedativ	zur Hautpflege
tonisierend	

Es gibt zwei Arten der Orangenbäume, und zwar die süße Orange und die bittere Orange oder Pomeranze. Das Orangenblütenöl, auch Neroliöl genannt, wird aus den weißen Blüten der Bitterorange gewonnen. Die Blüten der süßen Orange ergeben ebenfalls eine Essenz, sie ist jedoch von geringerer Qualität und wird nicht so häufig verwendet. Der Ursprung des Ausdrucks *Neroli* ist ungewiß. Manche glauben, daß das Wort vom Namen des Kaisers Nero abgeleitet ist. Im allgemeinen neigt man eher der Theorie zu, daß in der Bezeichnung ein Zusammenhang mit einer Prinzessin Anne-Marie von Nerola deutlich wird, die als erste ihre Handschuhe und ihr Badewasser mit diesem Duft zu parfümieren pflegte. Sie war die Gattin eines italienischen Prinzen und lebte im 16. Jahrhundert. Ihr Handschuhparfüm wurde weithin bekannt, und schließlich nannte man alle Handschuhe, die mit diesem Parfüm versehen waren, *guanti di Neroli*.

Man glaubt, daß die ersten Orangenbäume im 12. Jahrhundert nach Europa kamen, und zwar brachten sie portugiesische Seefahrer aus

274

Ostindien mit. Der Orangenbaum ist in China heimisch, wo seine Blüten seit Jahrhunderten zur Zubereitung kosmetischer Präparate dienen. Er wird heute u. a. in Frankreich, Tunesien, Italien und den USA kultiviert.

Neroliöl gehört, wie schon sein Preis andeutet, zu den köstlichsten Blütenessenzen. Es wird vor allem zur Herstellung von Eau de Cologne verwendet. Dabei kombiniert man es mit Lavendel, Bergamott, Zitrone und Rosmarin zum klassischen Toilettenwasser. Es paßt auch gut zu Sandelholz, Jasmin und Rose. Außerdem eignet es sich gut als »Herz« einer Blütenmischung. Neroliöl hat einen herrlich süßen, femininen Duft, ebenso einzigartig wie der Geruch von Rose oder Jasmin, und gar nicht so leicht zu beschreiben; vielleicht hat es mit dem Lavendelöl noch die größte Ähnlichkeit. Es ist von blaßgelber Farbe und besitzt einen bitteren Geschmack, der auf eine mögliche Wirkung auf Herz und Dünndarm hinweist.

Neroli ist eines der Öle mit der stärksten sedativ-antidepressiven Wirkung. Seine Anwendung empfiehlt sich bei Schlaflosigkeit, Hysterie, Angstzuständen und Depressionen. Es beruhigt und verlangsamt geistige Reaktionen und hat auch einen merklichen Einfluß auf das Herz. Es setzt die Amplitude der Herzmuskelkontraktionen herab und ist daher von Nutzen bei Herzklopfen und anderen krampfartigen Herzbeschwerden. In Zusammenhang mit diesem Effekt steht seine Anwendung bei dem zu Panik, Hysterie und Angst neigenden Typ – also bei Menschen, die sich unnötig aufregen und beim geringsten Anlaß die Nerven verlieren. Neroli ist auch ein wertvolles Mittel bei Schockzuständen oder bei solchen Beschwerden, die durch plötzlichen Schock entstanden sind, aber auch bei Angstreaktionen, die das Herz belasten. Es ist erfolgreich bei chronischer Diarrhöe, wenn hier ein Zusammenhang mit langanhaltendem Stress oder Angst besteht. Die Wirkung setzt langsam, aber sicher ein.

Das Neroliöl hat auch einen erkennbaren Einfluß auf die Haut. Wie Lavendel und Geranie wird es von jedem Hauttyp vertragen. Es ist vollkommen reizlos und kann daher überall angewandt werden, wo eine Reizung, Entzündung oder Rötung besteht. Es soll besonders nützlich bei trockener Haut und Durchblutungsstörungen sein. Es ist eines der Öle, die auf der Ebene des Zellgewebes wirksam werden, also die Abstoßung der alten Zellen und das Wachstum der neuen anregen. Neroli ergibt ein herrliches Badeöl, das zugleich entspannt und desodoriert.

Orangenblütenwasser ist beruhigend, verdauungsfördernd, karminativ. Es gilt als angenehmes, mild wirkendes Mittel im Falle von Koliken bei Kindern. Die sedierende Wirkung hilft ihnen beim Einschlafen. (Man beachte in diesem Zusammenhang auch die Anmerkung am Schluß des »Registers nach Indikationen«.)

Patschuli

Lateinischer Name	Pogostemon patchouli
Familie	Labiatae
Charakter	Yang
Beherrschender Planet	Sonne
Evaporationswert	100
Duftintensität	5
Essenz	aus dem Kraut

Wirkungen	*Anwendungsbereiche*
antidepressiv	Angst
antiphlogistisch?	Depressionen
antiseptisch	zur Hautpflege
aphrodisisch	bei Wunden und Ver-
adstringierend	letzungen
fördert Vernarbung und Heilung	
desodorierend	
sedativ	
tonisierend	

Patschuli stammt aus Indien. Dort wird es als *puchaput* bezeichnet. Die Pflanze gehört zur Familie der Lippenblütler, aber ihr Öl unterscheidet sich von dem anderer Labiatae. Die Blätter des Patschulis sind eiförmig, etwa 10 cm lang und 12 cm breit. Der Stamm wird etwa 1 Meter hoch, die Blüten sind weißpurpurn. In England wurde Patschuli zum ersten Mal um 1820 bekannt. Man benutzte es nämlich, um indische Schals damit zu parfümieren. Diese Tücher wurden so modern, daß die Muster von den schottischen Webern in Paisley imitiert wurden. Ihre Ware ging in alle Welt. Es war jedoch unmöglich, die Schals zu verkaufen, wenn sie nicht nach Patschuli dufteten. Schon um 1860 erfreute sich der Patschuliduft in England der gleichen Beliebtheit wie hundert Jahre später. Im Orient wird das Öl dazu benutzt, den Stoffen einen angenehmen Duft zu verleihen. Die Blätter näht man auch in Duftsäckchen, Duftkissen und dergleichen.
Das Patschuliöl hat die ungewöhnliche Eigenschaft, daß sein Duft mit zunehmendem Alter immer besser wird. Es ist von einem tiefen

Rötlich-Braun und hat die gleiche Farbe und Konsistenz wie das Öl von Benzoe und Myrrhe. Man hat den Duft schon mit dem Geruch von Ziegen, modrigen Rumpelkammern und alten Kleidern verglichen. Auf jeden Fall besitzt das Patschuliöl einen sehr aufdringlichen Geruch und bildet ein ausgezeichnetes Fixiermittel; in kleinen Mengen wird es bei der Herstellung von Rosen- und orientalischen Parfüms verwendet. Es hat einen deutlich sauren Geschmack, der auf den möglichen Gebrauch bei Beschwerden der Leber und Gallenblase hinweist. Durch Patschuli und Kampfer erhält die Tusche ihren charakteristischen Geruch.

Über die therapeutischen Eigenschaften des Patschuliöls ist nicht viel bekannt. Es hat ganz allgemein eine milde bakterizide Wirkung, gilt als gutes Aphrodisiakum und fördert die Bildung von Narbengewebe. Es ist eines der von Rovesti in Zusammenhang mit Angst und Depressionen erwähnten Öle, besonders wirksam bei Angstzuständen. Es wird manchmal bei der Herstellung von Hautpflegeprodukten verwendet.

Obgleich es weder heiß noch brennend ist wie Senf oder Pfeffer, hat man bei Patschuli ganz stark den Eindruck des Yang-Charakters. Es gehört anscheinend zu jenen Ölen, die in kleinen Dosen anregend, in größerer Menge jedoch sedierend wirken, genau wie die Sonne. Seine Yang-Wirksamkeit macht sich besonders deutlich im Bereich des Nervensystems bemerkbar. Es scheint einen starken Reiz auf die Nerven auszuüben und erinnert in dieser Hinsicht an Ginseng, das in genügender Menge sogar dazu verhilft, nachts wach zu bleiben. Mrs. Grieve erwähnt, daß Patschuli in manchen Fällen Appetitverlust und Schlaflosigkeit verursacht. Hier besteht wahrscheinlich ein Zusammenhang mit seinem aphrodisischen Effekt. Außerdem könnte ebenso wie beim Ginseng auch ein Einfluß auf die endokrinen Drüsen im Spiel sein. Die sedierende oder stimulierende Wirkung hängt nicht allein von der Dosis, sondern auch vom individuellen Befinden ab.

Der Geruch des Patschulis erinnert etwas an Myrrhe. Beide haben einen modrig-süßen, schweren Duft. Patschuli scheint auch die adstringierende, antiphlogistische Eigenschaft der Myrrhe zu besitzen. Es hat einen stark austrocknenden Charkter und ist wahrscheinlich ein gutes Styptikum (blutstillendes Mittel). Es verbindet, schärft den Verstand und ist sehr nützlich, wenn man es bei dem langsamen, phlegmatischen Typus einsetzt, der auch oft unter mit Schleimabsonderung verbundenen Erkrankungen zu leiden hat.

Man kann Patschuli bei Entzündung und Rötung der Haut verwenden. Mrs. Grieve stellt fest, daß es »Coerulein« enthält, womit sie möglicherweise Azulen meint, daher auch die antiphlogistische Wirkung.

Man kann nicht sagen, daß Patschuli blockiert oder verstopft, wenn ein natürlicher Fluß vorhanden ist, es besitzt nur dann eine verengende, zusammenziehende Wirkung, wenn eine anormale Schlaffheit vorliegt. Daher kann es sowohl bei Durchfall als auch bei Verstopfung als Tonikum eingesetzt werden. Das gilt vor allem dann, wenn die Beschwerden auf einen atonischen Dickdarm zurückzuführen sind. Es kann sich auch als nützlich erweisen bei der Behandlung von Ödemen, Fettleibigkeit, Harnverhaltung, aufgeschwemmter Haut und vielleicht sogar bei schlaffer Haut im Alter. Bei Angst und Depressionen wirkt es schwach sedierend, wichtiger ist jedoch, daß es die Gedanken wieder zusammenhält, daß es hilft, Probleme zu klären und bis zu dem Punkt zu führen, wo man sie objektiver betrachten und mit ihnen fertig werden kann.

Schwarzer Pfeffer

Lateinischer Name	Piper nigrum
Familie	Piperaceae
Charakter	Yang
Beherrschender Planet	Mars
Evaporationswert	60
Duftintensität	7
Essenz	aus der Frucht (auch Pfefferkorn genannt)

Wirkungen	*Anwendungsbereiche*	
schmerzlindernd	Schnupfen	Appetitlosigkeit
antiseptisch	Cholera	Übelkeit
krampflösend	Erkältung	Halsentzündung
antitoxisch	Kolik	Zahnweh
aphrodisisch	Verstopfung	Schwindel
karminativ	Husten	Erbrechen
verdauungsfördernd	Durchfall	
diuretisch	Ruhr	
fiebersenkend	Dyspepsie	
abführend	Dysurie	
hautrötend	Fieber	
anregend	Flatulenz	
magenwirksam	Sodbrennen	
tonisierend (bes. Milz)	Grippe	

Schwarzer Pfeffer wird in Malabar (an der Südwestküste Indiens),
auf Java, Sumatra und Penang angebaut. Die Pflanzen würden von
Natur aus eine Höhe von 6 m oder mehr erreichen; damit bessere
Erträge erzielt werden, hält man sie nur etwa 3 bis 4 m hoch. Die
schwarzen Pfefferkörner sind die an der Sonne getrockneten roten
Beeren, die man pflückt, ehe sie reif sind. Die weißen Pfefferkörner
stammen von der gleichen Pflanze. Es sind Beeren, die erst ausge-
reift gepflückt und bei denen vor dem Trocknen die äußere Frucht-
hülle entfernt wurde.
Unser Wort Pfeffer stammt vom lateinischen *piper*, das wiederum

nach dem Sanskritwort *pippali* gebildet ist. Pfeffer gehört wie Zimt und Nelken zu den ältesten bekannten Gewürzen und wurde in Indien bereits vor über 4.000 Jahren verwendet. Auch im alten Griechenland und Rom wurde reichlich gepfeffert, und so war der Pfeffer schon vor 3.000 Jahren eine wichtige Handelsware.

Das Öl des schwarzen Pfeffers ist von einer hellen Bernsteinfarbe und riecht sehr ähnlich wie Nelkenöl, jedoch ist sein Duft angenehmer und feiner. Es paßt gut zu Sandelholz und Weihrauch. Der beherrschende Planet ist der Mars, also ist Pfeffer von heißer Beschaffenheit; der Geschmack ist ein wenig bitter.

»Der Name ist Pfeffer. Er ist heiß und trocken im vierten Grad. Es gibt drei Arten Pfeffer: schwarzen, weißen und den langen Pfeffer ... Aber von allen Sorten ist der schwarze am besten und der Gesundheit am heilsamsten. Nimm etwas Pfeffer und ziehe ihn mit der Nase ein, das bringt dich zum Niesen ... Und er hilft bei Schnupfen, der von der Kälte kommt ... Auch hat der schwarze Pfeffer die Fähigkeit zu lösen, zu erleichtern und zu ziehen. Er reinigt Geist und Glieder bei Erkältung von Schleim und den verdorbenen Säften; am besten ist die Wirkung, wenn man das Pulver mit Feigen ißt, denn es hat eine starke Kraft, den Magen zu wärmen und zu stärken und den Appetit anzuregen. Es ist jedoch nicht gut für sanguinische und cholerische Personen, Pfeffer zu verwenden ...« (Banckes Herbal)

»Alle Pfefferarten stehen unter der Herrschaft des Mars und sind heiß und trocken fast im vierten Grad; der weiße Pfeffer ist jedoch der heißeste. Er stärkt und wärmt einen kalten Magen, verzehrt alle schlechten und nässenden Säfte und regt den Appetit an. Er löst Winde im Magen und Darm, regt den Harnfluß an, hilft gegen Husten und andere Beschwerden der Brust und ist ein Bestandteil der großen Gegengifte ... man verwendet ihn bei Wechselfieber, um den Magen zu erwärmen, bevor der Anfall kommt. Alle Arten nimmt man gegen die Halsbräune; dabei mischt man den Pfeffer mit Honig und gibt ihn innerlich und wendet ihn auch äußerlich an.« (Nicholas Culpeper)

»Pfeffer ist heiß und trocken, er treibt den Wind und ist von großem Nutzen bei Erkältung und Blähung des Magens und bei Kolik; er stärkt Nerven und Kopf und ist gut für die Augen; äußerlich hilft er bei Zahnweh und Erkältungsbeschwerden der Nerven und Schmerzen in den Gliedern.«   (Joseph Miller)

»Diesem Heilmittel werden karminative, erwärmende und ausscheidungsfördernde Eigenschaften zugeschrieben. Es wird verabreicht bei Cholera, Ruhr, Erbrechen, Sommerdurchfall und Dysurie. Man sagt, es wirkt neutralisierend bei Fisch-, Schalentier- und Pilzvergiftung ... Das ätherische Öl des Pfeffers gilt als magenstärkend, verdauungsfördernd, anregend, und es kräftigt die Milz.«   (Li Shih-Chên)

»Aromatisch, anregend, karminativ; man sagt, daß er fiebersenkende Eigenschaften hat. Seine anregende Wirkung wird besonders deutlich an der Schleimhaut des Rektums und ist auch nützlich bei Verstopfung, auch der Harnwege; äußerlich gilt er als hautrötendes Mittel, auch nützlich bei Rektumvorfall. Manchmal nimmt man ihn an Stelle von Kubeben bei Gonorrhöe; in Kombination mit abführenden Mitteln fördert er deren Wirkung und verhütet Bauchgrimmen.«   (Mrs. Grieve)
(Kubeben sind die aromatischen Früchte des Kubebenpfeffers aus Java.)

Dr. Chandrashekhar empfiehlt schwarzen Pfeffer bei Dyspepsie, Kolik, Husten, Hämorrhoiden, Erkrankungen der Harnwege, Brustbeschwerden und Erkältungen. In ländlichen Gebieten Indiens gibt man gestoßenen schwarzen Pfeffer als Inhalation bei Ohnmachtsanfällen und Hysterie. Wren empfiehlt Pfeffer bei Flatulenz, Erkältungen und intermittierendem Fieber. Marguerite Maury berichtet, daß »die Pflanze in Griechenland gegen intermittierendes Fieber verwendet wurde, worunter tatsächlich eine abgeschwächte Form der Mittelmeer-Malaria zu verstehen ist«. Culpeper empfiehlt Pfeffer gegen »Wechselfieber, um den Magen zu erwärmen, bevor der Anfall kommt«. Mit diesem Wechselfieber ist intermittierendes Fieber oder Malaria gemeint. Madame Maury fährt fort: »Die Erfahrung lehrte uns, daß das ätherische Öl des Pfeffers einen großen Einfluß auf den Muskeltonus hat. Wir verwenden es oft bei Erschlaffung der Muskeln.«

In der homöopathischen Praxis wird der schwarze Pfeffer gebraucht bei Konzentrationsschwierigkeiten, starkem Kopfweh, wobei der Augapfel schmerzt, Nasenbluten, Flatulenz, Kolik, Husten mit Schmerzen in der Brust, Herzklopfen, Herzschmerzen, Brennen oder Schwierigkeiten beim Wasserlassen und bei niedergeschlagenem, ängstlichem Gemütszustand.

Das Öl des schwarzen Pfeffers ist heiß, erwärmend, und hat sehr starken Yang-Charakter. Sein Hauptanwendungsgebiet sind Harntrakt, Atemwege und Verdauungssystem. Es ist ein anregendes Öl und besitzt daher auch einen gewissen Einfluß auf Kopf und Geist. Es regt die Harnabsonderung und die Verdauung an und gilt als Aphrodisiakum. Es hat auch auf den Verdauungstrakt eine ausgesprochen tonisierende Wirkung und wird deshalb bei atonischer Dyspepsie, Verstopfung, Flatulenz, Appetitmangel usw. eingesetzt. Es scheint der erschlafften glatten Muskulatur wieder Spannkraft zu geben (etwa auch bei Darmvorfall, Gebärmuttervorfall usw.) und könnte einen ähnlichen Einfluß auch auf den Skelettmuskel haben.

Schwarzer Pfeffer ist immer angezeigt, wenn wir es mit zu viel Kälte oder Wasser zu tun haben. Bei einem Übermaß an Hitze sollte er nur in kleinen Mengen verwendet werden, in weniger als 1%iger Lösung (etwa wie ein aromatisches Wasser). Er ist ein gutes Heilmittel für akute Erkrankungen, aber auch bei chronischen Leiden; in solchen Fällen wirkt er am besten in Kombination mit anderen Essenzen.

Als wärmende Substanz ist der schwarze Pfeffer wie alle heißen Gewürze nützlich bei Erkältung und Grippe. Er ist ein gutes Mittel gegen Fieber, besonders von intermittierender Art. Er regt den Kreislauf an, ist ein Tonikum für die Milz und wirkt entgiftend, besonders bei Nahrungsmittelvergiftungen aus verschiedener Ursache, wie schon das Zitat von Li Shih-Chên zeigte. Culpepers Hinweis, daß er »ein Bestandteil der großen Gegengifte« sei, bezieht sich auf die klassische Verwendung bestimmter aromatischer Stoffe als Antidoton gegen versuchte Vergiftung.

Äußerlich wirkt er hautrötend und sanft schmerzlindernd, was sich besonders im Fall von Muskelschmerzen und scharfen Schmerzen, wie sie etwa bei Zahnweh oder Angina auftreten, wohltätig auswirkt. Die hautrötende und anregende Wirkung ist manchmal von Nutzen bei rheumatischer Arthritis oder Lähmungserscheinungen. Als sehr stark Yang-wirksame Medizin wird Pfeffer verwendet, wenn eine starke Kälteeinwirkung zu bekämpfen ist, ob auf physischem oder emotionellem Gebiet. Eine geringe Dosierung ist angezeigt, wenn es sich um eine Konzentration von Hitze an bestimmter Stelle handelt, um Reizung, Entzündung, Gift, Schmerz, Angst, Brand, enttäuschte Leidenschaft.

Pfefferminze

Lateinischer Name	Mentha piperita
Familie	Labiatae
Charakter	Yang
Beherrschender Planet	Merkur
Evaporationswert	70
Duftintensität	7
Essenz	aus dem Kraut

Wirkungen	*Anwendungsbereiche*	
schmerzlindernd	Asthma	geistige Erschöpfung
antiphlogistisch	Bronchitis	Migräne
antiseptisch	Cholera	Übelkeit
krampflösend	Erkältungen	nervöse Störungen
adstringierend	Husten	Herzklopfen
karminativ	Dermatitis	Lähmungen
kephal-wirksam	Diarrhöe	Pruritus
cholagog	Dysmenorrhöe	Scherpilzflechte
herzwirksam	Dyspepsie	Krätze
menstruationsför-	Ohnmacht	Schock
dernd	Fieber	Sinusitis
schleimlösend	Flatulenz	Zahnweh
fiebersenkend	Gallensteine	Tuberkulose
leberwirksam	Gastralgie	Schwindel
nervenwirksam	Flatulenz	Erbrechen
magenwirksam	Gallensteine	Kolik
schweißtreibend	Gastralgie	Neuralgie
gefäßverengend	Mundgeruch	
Wurmmittel	Kopfschmerzen	
	Hysterie	
	Grippe	

Pfefferminzöl gehört zu den wichtigsten therapeutisch genutzten Essenzen und ist auch in vielen handelsüblichen Produkten enthalten: in Süßigkeiten, Zahnpasten usw. Die Pflanze unterscheidet man erst seit dem 17. Jahrhundert von anderen Minzearten. Plinius berichtet, daß die Griechen und Römer bei ihren Festen Kränze aus Pfefferminze trugen und daß dieses Kraut auch zum Würzen von

Soßen und Wein verwendet wurde. Im alten Griechenland wurde die Pfefferminze zusammen mit anderen Minzearten auch schon von den Ärzten zum Zwecke der Heilung eingesetzt. Es gibt sogar Hinweise darauf, daß sie bereits den Ägyptern bekannt war.

Heute wird die Pfefferminze in vielen Teilen der Welt kultiviert, so zum Beispiel in den USA, in Japan, Großbritannien und Italien. In den Vereinigten Staaten wird mehr Öl als in jedem anderen Land erzeugt. Trotzdem soll das englische Öl allen anderen an Qualität weit überlegen sein.

Die Pflanze stammt aus dem Mittelmeerraum. In der griechischen Mythologie wird uns allerdings von einer wesentlich romantischeren Entstehungsgeschichte berichtet. Die Minze soll nämlich einst die Nymphe Mentha gewesen sein, von deren Schönheit der Gott Pluto sehr angetan war. Persephone, seine eifersüchtige Gattin, verfolgte die Nymphe jedoch und stampfte sie in ihrem rasenden Zorn buchstäblich in den Boden. Da verwandelte Pluto Mentha in eine wunderbare Pflanze.

»Um den Appetit zu wecken, wenn eine Magenstörung von den kalten Säften am Mageneingang herrührt, bereitet man eine Soße aus Minze und Weinessig mit ein wenig Zimt und Pfeffer. Sie ist gut gegen Erbrechen, das von einer Schwäche des Magens oder von einer Erkältung stammt. Siede Minze in Salbeiwasser und Weinessig und lege das mit der Minze, die darin gesotten, auf den Mageneingang. Auch gib dem Patienten von der gleichen Minze zu essen bei Neigung zu Ohnmacht sowie Schwäche im Fieber oder ohne Fieber, ob sie von der Medizin herrührt oder welche Ursache sie immer haben mag. Stampfe Minze mit Weinessig, wenn der Patient fieberfrei ist, gib noch ein wenig Wein dazu, und wenn er unter Fieber leidet, dann stampfe die Minze nur mit Essig allein; dann bereite einen Toast aus gesäuertem Brot und röste ihn gut, bis er beinahe verbrennt, dann gib das Brot in diese Flüssigkeit und laß es darin, bis es gut durchtränkt ist, dann gibt es ihm an die Nase und reibe seine Lippen, Gaumen, Zähne und Schläfen damit ein, und binde es auf den Puls an seinen Armen, und laß den Patienten die übrige Flüssigkeit trinken. Zur Reinigung der Gebärmutter nimm die zarten Spitzen der Minze und siede sie in Wasser oder Wein und lege sie auf die Schamgegend und Schenkel. Gegen Stauungen in den Brüsten der Frau nimm die kleinen Stengel der Minze und siede sie in Wein und Öl und lege sie auf die Brustwarzen. Und muß man eine Medizin gegen Gift geben, dann sollte sie mit dem Saft der Minze eingenommen werden, denn die Minze besitzt die Kraft, das Gift herauszuziehen; oder man gibt das Mittel mit dem Wein, in dem Minze gesotten wurde. Bei Stockung der Milz und Leber oder der Harnwege, etwa infolge einer Erkältung oder durch zu große Hitze ohne Fieber, nimm den Minzensaft allein oder Minze in Wein gesotten oder den Minzensaft mit Honig gemischt, und gib ihn dem Patienten. Um Würmer im Leib zu töten, nimm den Saft der Minze, trinke davon, und du wirst gesund.«

(Banckes Herbal)

»Dieses Kraut hat einen starken, angenehmen, aromatischen Geruch und einen mäßig warmen, etwas bitteren Geschmack. Es ist von Nutzen bei Magenbeschwerden, etwa Blähungen, Erbrechen usw., wofür es kaum ein wirksameres Mittel gibt. Es ist gut für Umschläge und Blähungen, um die geronnene Milch in den Brüsten zu verteilen, und es wird auch bei Milchdiäten gebraucht. Alle Minzearten sind adstringierend und von warmer, subtiler Kraft. Es sind hervorragende Mittel zur Stärkung des Magens. Ihr Wohlgeruch weist sie als kephalisch aus. Ihre Wirkung nimmt Übelkeit und Brechreiz; sie sind auch von Nutzen bei Erschlaffung. Das einfache Wasser davon gibt man Kindern gegen Bauchschmerzen.«   (Nicholas Culpeper)

»Von manchen als ausgezeichnete Medizin gegen Stein und Grieß geschätzt.«   (Joseph Miller)

»Diese wohltuenden Aromatika (d.h. die ätherischen Öle der Minze) werden schnell vom Organismus absorbiert und wirken als milde, sich leicht verteilende Stimulantia. Sobald sie mit der Magenschleimhaut in Berührung kommen, entwickeln sie zuerst eine anregende und danach eine örtlich beruhigende Wirkung; sie vertreiben Übelkeit und Unbehagen. Durch ihre lokal anregende Wirkung im Darm korrigieren sie irreguläre schmerzhafte Empfindungen als Folge einer Anhäufung von Winden, schaffen rasch Erleichterung, wahrscheinlich aufgrund einer Reflexreaktion,

287

durch die eingeschlossene Gase vertrieben werden. Oft verschwindet nach einer großen Dosis der Schmerz augenblicklich, der Wind geht ab. Dies ist vor allem bei Kindern und schwachen Frauen zu beobachten.« (William Whitla)

Das Pfefferminzöl bedarf sicher keiner näheren Beschreibung, denn sein erfrischender Geschmack und Duft ist wohl allen vertraut. Es ist nicht leicht, die wesentlichen Eigenschaften festzulegen, denn gerade dieses Öl hat einen überaus vielseitigen Wirkungsbereich. Dies wird auch durch den Geschmack bestätigt, der sozusagen eine Mischung aus süß, bitter und sauer ist. Was beim Geschmack allerdings am stärksten auffällt (aber auch, wenn man das Öl auf die Haut bringt), das ist ein deutlich kühlender Effekt. Und doch wird die Pfefferminze traditionell als heiß und trocken beschrieben. In der Tat beruht ihre wärmende Wirkung eher auf einer Reaktion des Körpers auf einen Kältereiz. In dieser Beziehung besitzt die Pfefferminze eine starke Ähnlichkeit mit dem Kampfer. Beim Menthol finden wir den Yin-Charakter der Pfefferminze in noch wesentlich stärkerem Maße. Menthol ist der Hauptbestandteil des Pfefferminzöls und die Substanz, der es zum großen Teil seine Heilkraft verdankt.
Verwenden Sie stets Pfefferminze anstatt Aspirin, denn die schmerzlindernde, beruhigende und kühlende Wirkung vor allem relativ hoher und/oder wiederholter Gaben von Pfefferminzöl sollte genutzt werden. Es wird mit Erfolg bei allen Beschwerden verwendet, die mit zu starker Hitze- oder Kälteeinwirkung zusammenhängen. Es ist das ideale Mittel für die meisten Arten von Fieber, Erkältung, Grippe usw. Die Wirkung auf den Verdauungsapparat ist ebenfalls sehr ausgeprägt. Man setzt es deshalb zur Grundbehandlung aller Verdauungsstörungen ein, bei Kolik, Flatulenz, Magenschmerzen, Durchfall (dabei ist auch die antiseptische Wirkung von Nutzen). Es ist ein wirksames Mittel gegen Übelkeit und Erbrechen und nimmt oft Beschwerden und Brechreiz fast augenblicklich, daher auch seine Anwendung bei See- oder Reisekrankheit. Gegen Kopfschmerzen und Migräne, die in Verbindung mit Verdauungs- oder Leberbeschwerden auftreten, wird Pfefferminze mit Erfolg eingesetzt. In diesem Zusammenhang soll auch die Anwendung bei Hauterkrankungen erwähnt werden. Pfefferminzöl bekämpft die innere toxische Kongestion und wirkt schweißtrei-

bend. Äußerlich angewandt, hat es einen antiseptisch-entzündungs-widrigen Effekt.

Als kühlendes, antiseptisches, krampflösendes Expektorans ist das Pfefferminzöl von großem Wert bei Atembeschwerden. Es gilt auch als relativ wirksame antibakterielle Substanz bei Tuberkulose. Außerdem wird es gern bei trockenem Husten eingesetzt. Es ist besonders erfolgreich bei einer Kongestion oder Entzündung im Bereich der Stirn- und Nebenhöhlen sowie bei Kopfschmerzen infolge Stauungserscheinungen. Wenn man zuviel nachdenkt (bis der Kopf »raucht«) oder einen heißen Kopf hat, dann wirkt Pfefferminze kühlend. Fühlt man sich einer Ohnmacht nahe, wirkt Pfefferminzöl stabilisierend und vertreibt Übelkeit, Schwindelgefühl und Brechreiz. Auf Grund seiner schmerzlindernden und menstruationsfördernden Wirkung ist es ein brauchbares Mittel gegen Dysmenorrhöe, aber auch bei zu schwacher Periode. Äußerlich bringt es Erleichterung bei Milchstauungen während der Stillzeit und hilft, eine Infektion der Brüste zu verhüten. Es wirkt auch auf die Nerven kräftigend und macht sie unempfindlich; in großen Dosen führt Pfefferminzöl sogar den Schlaf herbei. Es ist wertvoll bei vielerlei nervösen Beschwerden, etwa Hysterie, Herzklopfen, Zittern und Lähmungserscheinungen. Es hilft bei Gallensteinen und könnte sogar gegen Nierensteine wirksam sein. Die Menominees, ein nordamerikanischer Indianerstamm, benutzten Pfefferminzblätter zur Behandlung von Lungenentzündung. Die Pfefferminze wurde außerdem gegen Anämie eingesetzt.

Pfefferminzöl schafft Linderung bei allen Arten von Juckreiz und Entzündung der Haut, sollte aber stets maßvoll eingesetzt werden (weniger als 1%ig), sonst könnte die Reizung sich sogar verschlimmern. Auch bei Hautrötung infolge Entzündung oder Akne hilft Pfefferminzöl; es kühlt durch Zusammenziehung der Kapillaren und ist daher auch ein sehr erfrischendes Hauttonikum. Pfefferminze ist auch wirksam gegen Scherpilzflechte und Krätze und wird in der Homöopathie bei Gürtelrose verordnet. Sie ergibt ein sehr belebendes und erfrischendes Badeöl, das im Sommer angenehm kühlt. Außerdem vertreibt Pfefferminze Ratten und Moskitos.

Rose

Lateinischer Name	Rosa centifolia (Kohlrose, Provencerose) Rosa damascena (Damaszenerrose) Rosa gallica (Rote Rose)
Familie	Rosaceae
Charakter	Yin
Beherrschender Planet	Venus
Evaporationswert	99
Duftintensität	7
Essenz	aus den Blüten

Wirkungen	Anwendungsbereiche	
antidepressiv	Cholezystitis	Ophthalmie
antiphlogistisch	Konjunktivitis	zur Hautpflege
antiseptisch	Verstopfung	Sterilität
krampflösend	Depressionen	Gebärmutterleiden
aphrodisisch	Frigidität	Erbrechen
adstringierend	Hämorrhagie	
choleretisch	Kopfschmerzen	
abführend	Kongestion der Leber	
menstruationsfördernd	Impotenz	
blutstillend	Schlaflosigkeit	
leberwirksam	unregelmäßige Periode	
sedativ	Leukorrhöe	
milzwirksam	Menorrhagie	
magenwirksam	Übelkeit	
tonisierend (Herz, Magen, Leber, Uterus)	nervöse Spannung	

Ist der Jasmin der König aller aromatischen Pflanzen, dann ist die Rose ganz sicher die Königin. Es ist etwas ganz unverkennbar Weibliches um den Duft der Rosen, und zu ihren wichtigsten

Wirkungsbereichen in der Medizin gehört denn auch das ganze Gebiet, das man ziemlich vage mit »Frauenleiden« oder »Unterleibsbeschwerden« umschreibt. Es heißt, daß die Rose aus dem Blut des Adonis entstand. Gerarde berichtet uns dagegen, daß die Türken der Meinung sind, sie sei aus dem Blut der Venus erblüht, und nach der Überlieferung der Mohammedaner soll sie sich aus dem Schweiße Mohammeds entwickelt haben.

Man schätzt die Rose seit unvordenklichen Zeiten: wegen ihres Aussehens, wegen ihres Wohlgeruchs und wegen ihrer Heilkraft. Die Römer bereiteten daraus Kränze, Parfüms, Duftbäder sowie Konfitüren und betrachteten sie als Mittel gegen den Kater.

Das Rosenöl selbst soll zufällig in Persien entdeckt worden sein, und zwar geschah es beim großen Hochzeitsfest für die Prinzessin Nour-Djihan und Kaiser Djihanguyr. Man hatte einen Graben rund um den Garten gezogen, in dem das Fest stattfand, und füllte diese Rinne mit Rosenwasser. Durch die Einwirkung der Sonnenwärme stieg das Rosenöl an die Oberfläche und man bemerkte, daß sich eine Art Schaum absetzte. Als man diesen »Abschaum« untersucht hatte und erkannte, worum es sich dabei handelte, dauerte es nicht mehr lange, bis man in Persien mit der Herstellung von Rosenöl begann.

Die Rose wurde zur Blütezeit Persiens auch dazu benutzt, die Schilde der persischen Krieger zu schmücken. Nach Ibn Khaldum hatte die Provinz Farnistan als jährlichen Tribut 30 000 Flaschen Rosenwasser an die Schatzkammer nach Bagdad zu liefern.

Heute ist die Produktion von Rosenöl weder in Persien noch in Indien ein wesentlicher Wirtschaftsfaktor. Das feinste und teuerste Rosenöl kommt aus Bulgarien. Man bezeichnet dieses bulgarische Rosenöl auch als *Attar*. Es wird aus der Damaszenerrose gewonnen, die nur in einer relativ kleinen, gebirgigen Region angebaut wird. Die Rosa gallica, die rote Rose, die auch bei uns gut gedeiht, wird in Nordafrika, vor allem in Marokko, kultiviert. Die Zentifolie gibt es vor allem im Gebiet von Grasse in Südfrankreich. Ihr Duft ähnelt dem der Rosa gallica, sie ist allerdings noch teurer. Ihr Öl neigt ein wenig mehr zum Yin-Charakter als die übrigen Rosenöle.

Rosenöl ist orange-grün, nicht etwa rot, wie man denken könnte. Man braucht 30 Rosen, um einen Tropfen bulgarisches Rosenöl herzustellen, und etwa 60 000 Rosen (ca. 180 Pfund) für eine Unze.

Das »Herbal« von Rycharde Banckes enthält Rezepte für Rosenhonig, Rosenzucker, Rosensirup, ein Rosen-Electuarium (Latwerge oder breiartig zubereitetes Arzneimittel), Rosenwasser und Rosenöl. Er widmet der Rose mehr Platz in seinem Buch als jeder anderen Pflanze. Wir wollen einige seiner Hinweise abdrucken:

»Dies ist die rote Rose. Sie ist kalt im ersten Grad und trocken im zweiten ... Manche stampfen frische Rosen mit Öl, geben das in ein Glasgefäß und stellen es fünfzig Tage in die Sonne, und dieses Öl ist gut bei Ärger mit der Leber, wenn man sie damit einreibt. Es ist auch gut gegen Beschwerden im Kopf, die von der Hitze kommen: Salbe Stirn und Schläfen mit Rosenöl. Das Rosenwasser besitzt die Fähigkeit, Ausfluß aus dem Leib und Erbrechen zurückzuhalten ... Rosenwasser ist auch gut für die Synkope (schwere, tiefe Bewußtlosigkeit) und den Herzanfall: Gib dem Patienten davon zu trinken und spritze das Wasser auf sein Gesicht. Das Wasser ist auch gut für die Augen und das Gesicht, denn es nimmt Flecken und Unreinheiten und strafft die Haut. Auch wenn man an getrockneten Rosen riecht, tut es Kopf und Herz wohl und erquickt den Geist.«

Gerarde ist der Meinung, Rosenwasser »lindert den Schmerz in den Augen, der eine heiße Ursache hat, und es bringt Schlaf, den schon die frischen Rosen durch ihren süßen, angenehmen Duft fördern«. Auch bei Culpeper finden wir interessante Gedanken über die Rosen:

»Die Damaszenerrose gehört wegen ihres Wohlgeruchs zu den kephalischen Mitteln; aber die andere wertvolle Eigenschaft, die sie besitzt, ist ihre reinigende Wirkung.

Die getrockneten Blüten der gemeinen roten Rose bereitet man als Infusion, manchmal auch als Pulver. Das hilft gegen übermäßig starke Menses, Blutspucken und andere Hämorrhagien.«

Er erwähnt auch, daß eine Tinktur aus roten Rosen den Magen stärkt und dem Erbrechen vorbeugt.

»Die weißen und roten Rosen sind kühlend und trocknend ... Der Absud roter Rosen mit Weißwein gemischt ist ausgezeichnet gegen Kopfweh und Schmerzen in Augen, Ohren, Hals und Zahnfleisch; aber auch für das Gesäß, den Unterbauch und die

Gebärmutter, wenn man darin badet oder eintaucht. Die gleiche Abkochung ... in der Herzgegend angewandt, lindert Entzündung darin ...
Rote Rosen kräftigen Herz, Magen, Leber und Harntrakt; sie lindern Schmerzen, die durch Hitze entstehen, kühlen Entzündungen und sorgen für Ruhe und Schlaf ...
Rosenöl wird für sich allein verwendet, um heiße Entzündungen oder Schwellungen zu kühlen und den Fluß der Säfte bei Wunden und Verletzungen zum Stehen zu bringen.«

Joseph Miller schreibt über alle drei Rosenarten. Die weiße Rose bezeichnet er als »trocknend, bindend und kühlend«. Von der Damaszenerrose sagt er: »Die Blüten sind von sanft kathartischer Natur, sie purgieren die cholerischen und serösen Säfte, man gibt sie Kindern und schwächlichen Personen und mischt sie häufig mit stärker reinigenden Substanzen.« Die rote Rose »ist eher bindend-verstopfend als die übrigen Sorten, daher gut gegen Ausfluß aller Art; sie stärkt den Magen, verhindert Erbrechen und stillt Reizhusten, denn sie verhütet den Ausfluß von Schleim und Flüssigkeit, und sie ist von großem Nutzen bei Schwindsucht«.

Dr. Chandrashekhar schreibt:

»Die Rose ist kühlend, lindernd und wohltätig für Herz und Augen. Sie ist ein Laxativum und Tonikum; sie sorgt für vermehrten Samen und fördert die Schönheit des Teints. Sie hat einen zugleich bitteren und süßen Geschmack. Sie wirkt verdauungsfördernd, stellt das Gleichgewicht der Tridoshas (Grundmerkmale) wieder her und ist höchst wirksam bei unreinem Blut.«

Li Shih-Chên berichtet uns von einer äußerst wohlriechenden Rose, der Rosa rugosa, die in China kultiviert wird:

»Ihr Charakter ist kühlend, ihr Geschmack süß mit einer Spur Bitterkeit, und sie wirkt insbesondere auf Milz und Leber und fördert die Blutzirkulation. Man verwendet sie in Form eines Extraktes bei Hämatemesis (Blutbrechen); die Blüten nimmt man auch bei allen Erkrankungen der Leber, um Abszesse zu verteilen und ganz allgemein bei Blutkrankheiten ... Rosenessenz stellt man durch Destillation der Blüten der Rosa rugosa her.

Ihre Heilwirkung entfaltet sie im Bereich von Leber, Magen und Blut. Sie vertreibt Melancholie.«

Er erwähnt auch die Essenz der Rosa indica: »Sie wird als Herzmittel und zur Behandlung der Melancholie verwendet.«

Marguerite Maury schrieb:

»Als bekanntes Aphrodisiakum wird es in der Hindu-Pharmakopoe gebraucht, verstärkt noch durch Sandelholz. Unsere eigenen Experimente haben gezeigt, daß die Rose einen beachtlichen Einfluß auf die weiblichen Geschlechtsorgane besitzt, und zwar nicht als Stimulans, sondern durch Reinigung und Regulierung ihrer Funktionen. Wir alle konnten ihren Einfluß auf Herzrhythmus und Blutzirkulation testen. Die Kapillaren – jene winzigen Herzen mit ihrem selbständigen Schlag – werden wieder aktiv, und die Kapillaropathie mit ihren manchmal tragischen Folgen kann vollkommen geheilt werden.«

Die Mescalero-Apachen kochten die Knospen wilder Rosen und tranken diesen Tee als Mittel gegen Gonorrhöe.
Die vorstehenden Zitate sprechen für sich selbst. Zusammenfassend kann man sagen, daß die Rose tonisierend auf Gefäße und Verdauungssystem wirkt, und zwar auf Grund eines eher abführenden und reinigenden, als infolge eines stimulierenden Einflusses. Sie hat auch eine besänftigende Wirkung auf die Nerven, wodurch der Schlaf herbeigeführt wird, ohne daß die Rose jedoch eine stark sedierende Eigenschaft besitzt. Durch ihren herrlichen Duft wirkt sie auch der Depression entgegen. Sie gilt als gutes Aphrodisiakum; es heißt, sie steigere die Menge des Samens und kann mit Erfolg gegen Impotenz und Sterilität eingesetzt werden. Da sie von der Venus regiert wird, ist sie auch von Nutzen zur Regulierung der Menstruation. Sie wirkt schwach menstruationsfördernd und reinigt den Unterleib von allen Unreinheiten. Sie wird auch bei allen Beschwerden der Harn- und Geschlechtsorgane angewandt. Vielfältig ist ihr Einfluß auf das Gefäßsystem: sie fördert die Zirkulation, reinigt das Blut, schafft Erleichterung bei Herzbeschwerden, reguliert die Tätigkeit von Milz und Herz und wirkt tonisierend auf die Kapillaren. Ihre Wirkung auf das Verdauungssystem ist fast ebenso wichtig; sie stärkt den Magen, fördert den Fluß der Galle und den

Stuhlgang. Sie ist auch von Nutzen bei Übelkeit, Erbrechen und Bluthusten oder Blutbrechen. Äußerlich angewandt wirkt Rosenwasser wohltuend bei Entzündungen im Bereich der Augen, z.B. auch bei Bindehautentzündung.

Die dreifache Wirkung der Rose auf das Gefäß-, Verdauungs- und Nervensystem und noch mehr die Art ihrer Wirksamkeit macht sie zur geeigneten Medizin für alle streßbedingten Zustände, die sich heute mehr und mehr ausbreiten: nervöse Spannung, Magengeschwüre, Herzleiden usw.

Die moderne Forschung hat dem nur wenig hinzuzufügen, was bereits Culpeper und seine Zeitgenossen über die Rose wußten. Im Jahre 1972 wurde in den UdSSR ein Bericht über die choleretische Wirkung des Rosenöls veröffentlicht. Man hatte entdeckt, daß durch einen Zusatz von Rosenöl in der Nahrung bei Ratten die Sekretion der Gallenflüssigkeit gesteigert und deren Zusammensetzung verändert wurde. Der Schluß liegt nahe, daß Rosenöl auch beim Menschen eine ähnliche Wirkung haben könnte, besonders in bezug auf die Gallensäuren. Rosenöl kann auch nützlich bei der Behandlung von Cholecystitis und möglicherweise auch bei Gelbsucht sein.

Es wird vielleicht überraschen, daß Rosenöl eine der Essenzen mit der stärksten antiseptischen Wirkung ist. Diese Tatsache, zusammen mit der leicht tonisierenden und beruhigenden Eigenschaft und ihrer Wirkung auf die Kapillaren, macht sie wertvoll für alle Hauttypen. Ganz besonders wohltuend ist die Wirkung des Rosenöls jedoch bei alternder, trockener oder empfindlicher Haut sowie bei Rötung und Entzündung jeglicher Art.

Rosenöl ist von allen Essenzen die mit der geringsten Toxizität.

Rosmarin

Lateinischer Name	Rosmarinus officinalis
Familie	Labiatae
Charakter	Yang
Beherrschender Planet	Sonne
Evaporationswert	18
Duftintensität	6
Essenz	aus dem Kraut

Wirkungen	Anwendungsbereiche	
Anregung der Nebennierenrinde	Asthma	Hypercholesterinämie
schmerzlindernd	Arteriosklerose	niederer Blutdruck
antiseptisch	Kahlheit	Hysterie
krampflösend	Bronchitis	Grippe
adstringierend	Verbrennungen	Gelbsucht
karminativ	Chlorose	Leukorrhöe
kephal-wirksam	Cholezystitis	geistige Erschöpfung
cholagog	Zirrhose	Migräne
choleretisch	Erkältungen	nervöse Leiden
Vernarbung und Heilung fördernd	Kolitis	Herzklopfen
herzwirksam	Schwächezustände	Pedikulose
verdauungsfördernd	Diarrhöe	Phthisis (Schwindsucht)
diuretisch	Dyspepsie	Rheumatismus
menstruationsfördernd	Epilepsie	Krätze
leberwirksam	Ohnmacht	zur Hautpflege
blutdrucksteigernd	Flatulenz	Keuchhusten
nervenwirksam	Gallensteine	Wunden und Verletzungen
anregend	Gicht	
magenwirksam	Kopfschmerzen	
schweißtreibend	Leberleiden	

Rosmarin gehört zumindest in England zu den ältesten und bekanntesten Heilpflanzen, obgleich er offensichtlich dort nicht heimisch ist. Man benützte früher oft Rosmarinzweige, um böse Geister zu vertreiben, und verbrannte sie als Räucherwerk. Eine alte französi-

296

sche Bezeichnung für dieses Kraut lautet denn auch *incensier* (incendier = in Brand stecken). In Frankreich war es seit jeher üblich, Rosmarin in Krankenzimmern zu verbrennen. Man gebrauchte ihn auch zum Würzen von Bier und Wein und legte ihn zwischen die Kleidung, um die Motten abzuhalten. Man verwendete Rosmarin sogar als Weihnachtsdekoration! Wie die Gartenraute legte man auch Rosmarin auf die Anklagebank im Gerichtssaal. Dadurch sollte die Ausbreitung des *jail fever*, des Flecktyphus, eingedämmt werden. Rosmarin war häufig in den Kräutergärten zu finden und galt auch als gutes Küchengewürz. In der Medizin wurde er auch eingesetzt, um Gedächtnis und Nerven zu stärken und das Herz anzuregen.

Rosmarinwasser gebrauchte man häufig der Schönheit wegen, aber auch zur Reinigung des Gesichts. Der Rosmarin war auch einer der wichtigsten Bestandteile des sogenannten Aqua reginae Hungariae, des »Wassers der Königin von Ungarn«, benannt nach Königin Elisabeth von Ungarn, die ihm verjüngende Eigenschaften zuschrieb und täglich damit ihr Gesicht wusch. Man sagt, daß es auch als Mittel gegen die Gicht und Lähmungserscheinungen in den Gliedern verwendet wurde. Rosmarin ist auch Bestandteil des klassischen Eau de Cologne, das oft bei Kopfschmerzen hilft, wenn man die Schläfen damit einreibt.

Der Name Rosmarin stammt aus dem Lateinischen: *ros marinus* bedeutet soviel wie »Tau des Meeres«, denn diese Pflanze liebt das Wasser. Es ist ein sehr bekannter perennierender Strauch mit etwa 2 bis 3 cm langen, schmalen, spitzen Blättern. Sie sind auf der Oberseite von dunkelgrüner Farbe und unten silbrig-grau. Der Strauch wird etwa einen Meter hoch und besitzt kleine, blaßblaue Blüten.

Rosmarinöl ist klar und hat einen warmen, scharfen, kampferartigen Geschmack, der überraschenderweise auch ein wenig bitter ist. Die Ähnlichkeit mit dem Kampfer ist unverkennbar. Es paßt gut zu anderen frischen Düften, etwa Bergamott, Basilikum und Pfefferminze, und ergibt ein belebendes und erfrischendes Badeöl.

»Rosmarin. Gegen die Schwäche des Kopfes. Gegen diese Schwäche und bei Erkältung in diesem Bereich siede Rosmarin in Wein und laß den Patienten den Dampf durch die Nase einziehen und halte seinen Kopf warm.« (The Grete Herball)

297

»Dieses Kraut ist heiß und trocken ... Nimm auch die Blüten und bereite ein Pulver daraus und binde es in ein Leinentuch und leg das auf deinen rechten Arm, dann macht es dich leicht und froh ... Auch koch es in Ziegenmilch und laß es dann gut zugedeckt eine ganze Nacht an der Luft stehen; danach gib dem davon zu trinken, der die Schwindsucht hat, und es wird ihm helfen. Auch koch die Blätter in Weißwein und wasch damit Gesicht, Bart und Brauen, dann bekommst du kein Gerstenkorn, sondern dein Gesicht wird glatt. Auch leg die Blätter unter das Kopfende des Bettes, dann bleibst du von allen bösen Träumen verschont ...

Auch wenn du unter Ausfluß leidest, koch die Blätter in starkem Weinessig und binde sie in ein Leinentuch und leg das auf deinen Unterleib, dann wird in kurzer Zeit der Ausfluß aufhören. Auch wenn deine Beine durch die Gicht angeschwollen sind, koch die Blätter in Wasser, nimm dann die Blätter und binde sie in einem Leinentuch auf die Beine, das wird dir wohl tun. Außerdem nimm die Blätter und koch sie in starkem Weinessig und binde sie in ein Tuch und leg das auf deinen Magen, das befreit dich von aller Übelkeit.«   (Banckes Herbal)

»Die Araber und die ihnen nachfolgenden Ärzte schreiben, daß Rosmarin eine wohltätige Wirkung auf das Gehirn und die Erinnerung sowie die inneren Sinne besitzt und daß er denen die Stimme wiederschenkt, die von einer stummen Lähmung besessen sind; vor allem in der anderen Zubereitung mit Zucker sollte er an jedem Festtag eingenommen werden.

Das Pulver mit Zucker verarbeitet ... und gegessen kräftigt das Herz und macht es froh, erquickt den Geist und macht ihn lebendiger.«   (John Gerarde)

»Der Absud von Rosmarin in Wein hilft bei Erkältung, wenn die Augen tränen und bei anderen Erkältungsbeschwerden in Kopf und Stirn, auch bei Schwindelgefühl, Benommenheit oder Dumpfheit, bei Stimmlähmung oder Stimmverlust, bei Lethargie, Fallsucht, ob man davon trinkt oder die Schläfen damit einreibt ... Er hilft bei schwachem Gedächtnis und schärft die Sinne. Das ätherische Öl gewinnt man aus den Blättern und Blüten, es

ist eine vorzügliche Hilfe bei allen oben erwähnten Beschwerden in Kopf und Stirn, wenn man mit zwei oder drei Tropfen die Schläfen oder die Nase einreibt, wie man auch ein oder zwei oder auch drei Tropfen, je nachdem, wie es der Fall erfordert, bei inneren Erkrankungen einnehmen sollte; doch muß es mit Vorsicht geschehen, denn die Wirkung ist rasch und durchdringend, und daher darf man nur wenig auf einmal davon nehmen.«
(Nicholas Culpeper)

An der Wende zum 18. Jahrhundert war das Rosmarinöl ein offizielles Präparat. Es ist ein Yang-Öl: sehr durchdringend und anregend. Es ist wie das Basilikumöl von einer gewissen Schärfe, nur in geringerem Maß, es brennt nicht wie Senf oder Pfeffer. Aufgrund seiner anregenden Wirkung wird es bei Verlust des Geruchssinnes und der Stimme angewandt. Allerdings hängt dabei die Wirkung ganz offensichtlich davon ab, welche Ursache diesem Leiden zugrundeliegt. Culpeper empfiehlt Rosmarinöl auch bei »trüben Augen«, denn er ist der Meinung, daß es »für einen klaren Blick sorgt«. Die Pflanze wird von der Sonne regiert und hat einen anregenden, wärmenden Einfluß auf das Herz. Ihre Wirkung auf Geist und Nerven ist ähnlich. Man hat Rosmarin auch seit jeher bei Gedächtnisverlust, Schwindel und allgemeiner Benommenheit eingesetzt.

Rosmarinöl ist ein gutes Anregungsmittel für die Nerven, und seine Anwendung ist bei allen Leiden angezeigt, die mit einer Reduktion oder dem Verlust von Nervenfunktionen verbunden sind. Bei den sensorischen Nerven kann sich dies als Beeinträchtigung der sinnlichen Wahrnehmung auswirken, bei den motorischen Nerven durch Lähmungserscheinungen, Stimmverlust usw. Rosmarinöl ist auch ein wertvolles Stimulantium bei allgemeiner Trägheit, Schwäche oder Apathie, und es wirkt normalisierend bei niedrigem Blutdruck. Es hat auch eine ausgeprägte Wirkung auf das Gehirn, ähnlich wie das Basilikum; es wirkt klärend auf den Geist bei Verwirrung und Zweifel und ist ein klassisches Mittel bei Ohnmacht, Kopfschmerzen und Migräne.

Als ausgezeichnetes Herztonikum besitzt es eine schwach anregende Wirkung und wird mit Erfolg bei nervösen Herzbeschwerden eingesetzt, etwa bei Herzklopfen. Es ist auch nützlich für vielerlei Leberbeschwerden, dazu gehören auch Chlorose und Zirrhose. Als cholagoges Heilmittel kann es auch bei Gallenblasenentzündung,

Gallensteinen und Gelbsucht aufgrund einer Hepatitis oder Blokkierung der Gallengänge verwendet werden. Rosmarinöl kann helfen, einen hohen Blutcholesterinspiegel zu normalisieren, und wird daher auch bei Arteriosklerose eingesetzt.

Die antiseptische Wirkung des Rosmarinöls macht es besonders geeignet zur Behandlung von Darminfektionen und Diarrhöe. Seine Wirkung auf die Verdauung ist anregend, krampflösend, karminativ und magenstärkend. Es kann bei Kolitis, atonischer Dyspepsie, Flatulenz und Magenschmerzen angewandt werden.

Als Antispasmodikum bringt Rosmarin Hilfe bei Asthma und chronischer Bronchitis; als zugleich antiseptisches, anregendes und erwärmendes Öl ist es nützlich bei Erkältungen, Grippe und damit verbundenem Husten. Da Rosmarin unter der Herrschaft der Sonne steht, ist es ein gutes Mittel gegen alle zehrenden Krankheiten. Culpeper sagt darüber: »Die trockenen Blätter, gerebelt und wie Tabak geraucht, helfen allen, die unter Husten irgendwelcher Art, unter Phthisis oder Schwindsucht leiden, da sie die Absonderungen trocknen, die jene Erkrankungen verursachen.«

Äußerlich angewandt wirkt Rosmarin sehr günstig bei rheumatischen Beschwerden und Muskelschmerzen und kann auch als allgemeines Mittel gegen Gicht und Rheumatismus gelten. Es wird auch mit Erfolg zur Bekämpfung von Läusen und Krätze eingesetzt und ist ein ausgezeichnetes Mittel zur Wundheilung. Die Araber streuten das pulverisierte Kraut auf die Nabelschnur Neugeborener; es wirkte als adstringierendes Antiseptikum. Die Anwendung von Rosmarin bei Erkrankungen der Kopfhaut hat Tradition. Die Wirkung ist anregend und reinigend und daher von Nutzen bei Haarausfall oder Schuppen. In der Hautpflege schätzt man Rosmarin als tonisierend-adstringierenden Wirkstoff besonders als Bestandteil aromatischer Wässer.

Sandelholz

Lateinischer Name	Santalum album
Familie	Santalaceae
Charakter	Yang
Beherrschender Planet	Uranus
Evaporationswert	100 ?
Duftintensität	5
Essenz	aus dem Holz

Wirkungen	*Anwendungsbereiche*	
antidepressiv	Akne	Laryngitis
antiphlogistisch	Blenorrhöe	Übelkeit
antiseptisch	Bronchitis	nervöse Spannung
krampflösend	Schnupfen	zur Hautpflege
aphrodisisch	Husten	Tuberkulose
adstringierend	Blasenentzündung	Erbrechen
karminativ	Depression	
harntreibend	Diarrhöe	
schleimlösend	Gonorrhöe	
sedativ	Schluckauf	
tonisierend	Schlaflosigkeit	

Der Sandelholzbaum erreicht eine Höhe von etwa 6 bis 9 Meter. Seine Blüten sind rot, gelb oder violett-rosa. Verarbeitet wird nur das innere Holz, das Kernholz, des Baumes. Sandelholz wurde schon in frühester Zeit als Räucherwerk, zum Einbalsamieren und zur Herstellung kosmetischer Präparate benutzt. Im alten Indien kam es häufig bei religiösen Zeremonien zur Anwendung. Dort galt es auch als eine Art Universalheilmittel, obgleich man bereits seine spezifische Wirksamkeit auf die Harn- und Geschlechtsorgane erkannte. Das Sandelholz wird auch schon in der *Nirukta* erwähnt, dem ältesten bekannten Weda-Text, der aus dem 5. Jahrhundert v. Chr. stammt. In Indien und Ägypten wurde Sandelholz gern als Parfüm verwendet und war auch Bestandteil verschiedener Kosmetika. Die Chinesen mußten es damals importieren und gebrauchten es in ähnlicher Weise. Inzwischen wurde diese Baumart längst in China kultiviert. Auch heute noch werden im Osten viele Drechsler- und Kunsttischlerarbeiten sowie Möbel aus Sandelholz gefertigt. Da es auch zu den wenigen Hölzern gehört, die von Termiten nicht angegriffen werden, benutzte man es häufig zum Bauen. Das führte jedoch dazu, daß eine große Anzahl von Bäumen geschlagen wurde. Heute sind alle Sandelholzbäume Eigentum der indischen Regierung. Der größte Teil des Holzes wird dazu verwendet, Sandelholzöl zu destillieren. Der Name ist wahrscheinlich vom Sanskritwort *chandana* abgeleitet.

Santalum album wächst in Ostindien (Mysore) und in China im Gebiet von Lingnan. Das chinesische Öl ist nicht im Handel erhältlich. Das westindische Sandelholzöl, auch Amyrisöl genannt, stammt von einer ganz anderen Baumart, nämlich von der Schimmelia oleifera. Dieser Duft ist dem des Mysore-Sandelholzes deutlich unterlegen. Auch über die Heilwirkung ist kaum etwas bekannt. Es gibt darüber hinaus ein australisches Sandelholzöl, das aus dem Holz des Santalum spicatum destilliert wird. Es steht sowohl botanisch als auch im Duft dem Mysore-Sandelholzöl wesentlich näher und wird auch für medizinische Zwecke genutzt. In bezug auf die Heilkraft reicht es im allgemeinen nicht ganz an das Mysoreöl heran.

Mehr als bei jeder anderen Essenz steht beim Sandelholzöl die Verwendung als Duftstoff im Vordergrund. Es ist auch als Fixativ nützlich und wird häufig bei der Herstellung hochwertiger Parfüms verwendet. Der Duft ist harzig und süß, er erinnert an Rose mit einer würzigen, orientalischen Note. Sandelholzöl verbindet sich gut mit den meisten anderen Ölen, besonders mit Rose, Orangenblüte und Benzoe. Es ist von dicker, öliger Konsistenz und von blasser, grünlich-gelber Farbe. Der Geschmack ist außerordentlich bitter. Das ist sehr interessant, denn den hinteren Teil der Zunge, die Zungenbasis, wo der bittere Geschmack wahrgenommen wird, versorgt ein Zweig des Vagusnervs. Der Vagus oder zehnte Hirnnerv versorgt zugleich Rachen, Kehlkopf, Lunge, Herz, Gallenblase und Magen. Ein bitteres Tonikum wird in der Pflanzenmedizin aber schon seit jeher zur Anregung der Verdauung verwendet. Sandelholz hat eine ausgeprägte Wirkung auf die Schleimhäute der Harn- und Geschlechtsorgane und Atemwege und wird oft bei chronischen Infekten in diesen Bereichen eingesetzt. Es ist wirksam gegen den Streptokokkus und Staphylokokkus aureus und eignet sich daher zur Behandlung der meisten Halsbeschwerden, vom rauhen Hals bis zur Laryngitis (Kehlkopfentzündung). Seine schleimlösende und krampflindernde Wirkung ist auch bei chronischer Bronchitis und

Husten wertvoll. Außerdem ist Sandelholz wirksam gegen das Mycobacterium tuberculosis avium. Es sollte bei allen Erkrankungen der Lunge mit katarrhalischen Beschwerden eingesetzt werden und bringt auch Erleichterung bei trockenem Husten.

Sandelholzöl wird mit Erfolg bei allen Beschwerden der Harn- und Geschlechtsorgane mit schleimigem Ausfluß eingesetzt, besonders auch bei Gonorrhöe. Es besitzt keine eindeutig bakterizide Wirkung bei einer Gonokokken-Infektion, ist aber insofern von Nutzen, als es die spontanen Kontraktionen des Samenstranges verhindert, die Motilität der Muskeln der Geschlechtsorgane herabsetzt, eine harntreibende Wirkung besitzt, die Sekretion jedoch eher hemmt. Es gilt im allgemeinen als ein mehr männliches Heilmittel, kann aber auch bei Leukorrhöe mit Erfolg eingesetzt werden. Es hat einen entzündungswidrigen und schwach schmerzlindernden Effekt bei Entzündungen der Schleimhaut.

Li Shih-Chên empfiehlt Sandelholz bei Schluckauf, Erbrechen, »choleraischen« Beschwerden und Akne. Das Öl schafft Linderung bei Darmkrämpfen und -entzündungen und kann auch bei Kolik und Gastritis von Nutzen sein. Es ist sowohl bei akutem als auch chronischem Durchfall wertvoll. Auf Grund seines bitteren Geschmacks und einer möglichen Reflexwirkung über den Vagusnerv könnte Sandelholz auch zur Unterstützung der Verdauung beitragen und einen besonderen Einfluß auf die Gallenblase haben. Dies wird durch Li Shih-Chêns Hinweis auf »choleraische« Beschwerden (chole = griech. Galle) gestützt.

Sandelholzöl ist ein mildes Öl von Yang-Charakter. Es ist ein erweichendes Mittel, tonisierend, sedierend und sehr nützlich bei chronischen und entzündlichen Leiden. Wegen des angenehmen Duftes kann es auch bei Angst- und Depressionszuständen von Nutzen sein. Da es ein ziemlich schweres Öl ist, wirkt es eher sedierend als stimmungshebend. Auf Grund seiner Wirkung auf den Vagusnerv scheint es wahrscheinlich, daß es einen tonisierenden, krampflösenden Einfluß auf das Herz besitzt, den man sich bei Zuständen nervöser Spannung zunutze machen kann. Madame Maury schreibt: »Rosen- und Sandelholz kompensieren Nieren- und Herzschwäche«, allerdings dürfte die Nierenwirksamkeit wahrscheinlich nur für Sandelholz gelten. In der Medizin des Ostens wird ein bitterer Geschmack stets mit Herz und Dünndarm in Verbindung gebracht.

Sandelholzöl gehört zu unseren nützlichsten Hautölen. Es ist das klassische Öl für trockene Haut. Bei wasserarmer Haut sollte es als warme Kompresse aufgelegt werden. Es schafft Linderung bei juckender und entzündeter Haut und wirkt bei Akne antiseptisch. Auf Grund seiner schwach adstringierenden Wirkung kann man es auch bei fetter Haut mit Erfolg einsetzen. Es ist kein Wunder, daß es schon im Altertum als Kosmetikum geschätzt wurde! Sandelholzöl ist sehr mild, deshalb kann die Konzentration zwei- bis dreimal so stark sein wie bei anderen Essenzen, sowohl bei innerer als auch bei äußerer Anwendung.

Wacholder

Lateinischer Name	Juniperus communis
Familie	Coniferae
Charakter	Yang
Beherrschender Planet	Jupiter
Evaporationswert	30
Duftintensität	5
Essenz	aus den Früchten (Beeren)

Wirkungen	*Anwendungsbereiche*	
antiseptisch	Akne	Hämorrhoiden
krampflösend	Albuminurie	Nierensteine
antitoxisch	Amenorrhöe	Leukorrhöe
aphrodisisch	Arteriosklerose	nervöse Beschwerden
adstringierend	Blenorrhöe	Oligurie
karminativ	Zirrhose	Lungeninfekte
fördert Vernarbung	Kolik	Pyelitis (chronische)
und Heilung	Husten	Rheumatismus
abführend	Blasenkatarrh	zur Hautpflege
harntreibend	Dermatitis	Strangurie
menstruationsför-	Diabetes	Geschwüre (äußer-
dernd	Ödeme	lich)
nervenwirksam	Dysmenorrhöe	Harnweginfekte
hautrötend	Dyspepsie (atoni-	Wunden und Verlet-
sedativ	sche)	zungen
magenwirksam	Ekzeme	
schweißtreibend	Flatulenz	
tonisierend	Gicht	

Der Wacholder ist ein kleiner immergrüner Baum oder Strauch mit kurzen, nadelförmigen Blättern, die in Dreierwirteln um die Zweige stehen. Er wird im allgemeinen etwa 1 bis 2 m hoch, kann aber auch Höhen von 10 bis 12 m erreichen; er gedeiht sogar auf ärmlichstem Boden. Das Öl gewinnt man aus den kleinen Beeren, die den schwarzen Johannisbeeren ähnlich sehen. Sie sind zuerst grün und färben sich dunkelblau, wenn sie reif werden. Es gibt auch ein Öl, das aus dem Holz gewonnen wird (geringer Heilwert).

In den frühen Kulturen verbrannte man Wacholder als Räucherwerk. In Tibet wurde er sowohl für religiöse als auch medizinische Zwecke verwendet. Der Wacholder gehörte zu den vielen aromatischen Substanzen, die man verbrannte, um böse Geister zu vertreiben. Aber auch in Pestzeiten oder bei anderen Seuchen diente dieser Rauch zur Desinfektion. Die Franzosen pflegten zur Reinigung der Luft eine Mischung aus Wacholderzweigen und Rosmarinblättern in den Sälen der Hospitäler und in Krankenzimmern zu verbrennen. In der Volksheilkunde Jugoslawiens gilt das Wacholderöl fast als ein Allheilmittel.

Die Essenz hat einen ganz leichten Stich ins Grünlich-gelbe und einen angenehmen, terpentinähnlichen Geruch. Wie das Öl der Zypresse und Kiefer ergibt es ein erfrischendes Badeöl, gleichzeitig anregend und entspannend. Es hat einen etwas bitteren Geschmack. Die Wacholderbeeren verwendet man auch zur Herstellung von Gin.

»Die Beeren sind heiß im dritten Grad und trocken im ersten, sie sind ein Gegengift und stärken die Widerstandskraft gegen die Pest und wirken ausgezeichnet beim Biß giftiger Tiere. Sie fördern den Harnfluß und sind angezeigt bei Ruhr und Strangurie. Der Wacholder ist ein Mittel gegen die Wassersucht und führt die Regel herbei, wirkt windtreibend und stärkt den Magen. Es gibt in der Tat keine bessere Medizin gegen die Blähungen in allen Teilen des Körpers oder bei Kolik, als das ätherische Öl aus den Beeren. Sie sind gut bei Husten, Kurzatmigkeit, Schwindsucht, Magenschmerzen, Bruch, Krampf, Zuckungen ... Die Beeren bringen jeden Ausfluß zum Stehen, helfen bei Hämorrhoiden, und bei Kindern töten sie die Würmer ab.«

(Nicholas Culpeper)

»In kleinen Dosen mild anregend und magenstärkend. Geht rasch ins Blut und wird von den Nieren aufgenommen, die er kräftig anregt. Steigert die Wasserausscheidung bei Ödemen, kann jedoch bei Gesunden die Harnmenge sogar verringern. Wirkt anregend auf die Geschlechtsorgane und scheint den Kanthariden zu ähneln, wenn man ihn in hohen Dosen anwendet, da als Folge der Anwendung Strangurie (Harnzwang) und Priapismus (schmerzhafte Dauererektion) beobachtet wurden.«

(William Whitla)

306

»Der Wacholder unterstützt vor allem die Harnausscheidung bei Wassersucht, die als Folge einer Herz-, Leber- oder Nierenerkrankung auftritt.« (Mrs. Grieve)

Das Wacholderöl wirkt auf Haut, Verdauung, Harnwege, Blut und Nerven. Zusammen mit Sandelholz ist es eines der klassischen Diuretika und ein gutes Heilmittel bei Harnweginfekten. Es gilt auch als vorzügliches Antiseptikum für die Atemwege, den Verdauungstrakt und das Blut. Es ist wirksam gegen den Meningokokkus, den Staphylokokkus, den Diphteriebazillus und den Eberthella typhosa. Es wurde zur Behandlung von Cholera, Ruhr und Typhus eingesetzt, obgleich in diesen Fällen seine keimtötende Wirkung nicht bewiesen ist.

Eine Untersuchung der harntreibenden Wirkung des Wacholderöls ergab, daß der Erfolg durch eine Steigerung des Glomerulumfiltrats (Primärharn) eintritt und daß erhöhte Mengen von Kalium, Natrium und Chlor ausgeschieden werden. Man fand keine nachteiligen Nebenwirkungen, und auch bei Dauergebrauch traten keine pathologischen Veränderungen auf.

Die Wirkung des Wacholders ähnelt der des Zypressenöls. Beide sind auch botanisch eng miteinander verwandt. Die Zypresse ist wahrscheinlich kräftiger adstringierend und antispasmodisch, während bei Wacholder die diuretische Wirkung stärker ist. Durch die harntreibende und abführende Eigenschaft wird der Wacholder zu einem ausgezeichneten Mittel bei Rheumatismus und Gicht. Er wird auch äußerlich als mildes analgetisch-hautrötendes Mittel zur Linderung rheumatischer Schmerzen angewandt, und zwar in entsprechender Lösung in Fettöl. Durch seine Wirkung auf die Harnwege ist er wertvoll bei Blasenkatarrh, chronischer Nierenbeckenentzündung, Oligurie (verminderter Harnausscheidung) und Nierensteinen. Wie die Zypresse ist er mit Erfolg bei krampfartigem Husten einzusetzen. Für diesen Zweck wurde er auch in der jugoslawischen Pharmakologie verwendet.

Wacholder ist ein ausgezeichnetes Mittel bei Kolik und Flatulenz und kann bei Verdauungsstörungen aller Art und leichten Magenbeschwerden angewandt werden. Er hat eine stärkende, tonisierende Wirkung auf die Nerven und ist auch bei nervösen Störungen und bei Streß- und Angstzuständen angezeigt. Seine beruhigende Wirkung hilft bei Einschlafschwierigkeiten, vor allem, wenn Sorgen und Spannungen die Ursache sind. Zusammen mit seiner menstruationsfördernden Eigenschaft macht diese sedierende Wirkung das Wacholderöl zu einem geeigneten Mittel bei ausbleibender oder schmerzhafter Regel. Culpeper empfiehlt Wacholder auch gegen Lähmungen (Paralysis) und Fallsucht (Epilepsie).

Wacholder regt den Kreislauf an und dient zur Blutreinigung bei allen Erkrankungen der Haut und des Blutes. Er wird auch mit Erfolg äußerlich angewandt bei Ekzemen, Hautentzündung (Dermatitis) und vielleicht sogar bei Psoriasis (Schuppenflechte). Seine gleichzeitig abführenden, antiseptischen und hautrötenden Eigenschaften machen ihn zum idealen Mittel bei Hautleiden. Seine adstringierende Wirkung wird bei Hämorrhoiden und Ausfluß aller Art genutzt. Als antiseptisch-adstringierende Substanz wird Wacholderöl bei fetter Haut und Akne eingesetzt. Es ergibt auch ein sehr gutes aromatisches Wasser zur Reinigung und Straffung der Haut.

Wenn man die relativ geringe Toxizität des Wacholders berücksichtigt, dann ist er ein bemerkenswert wirksames und vielseitiges Heilmittel, und zwar ohne jede Gegenanzeige. Er kann bei allen Erkrankungen angewandt werden, die durch Kälte, Angst, Furcht, Zittern, Schwäche und Ermüdung oder Schlaffheit charakterisiert sind.

Weihrauch

Lateinischer Name	Boswellia thurifera
Familie	Burseraceae
andere Bezeichnung	Olibanum
Charakter	Yang
Beherrschender Planet	Sonne
Evaporationswert	75
Duftintensität	7
Essenz	aus dem Gummiharz

Wirkungen	*Anwendungsbereiche*
antiseptisch	Bronchitis
adstringierend	Karbunkel
karminativ	Schnupfen
fördert Vernarbung und Heilung	Husten
	Dyspepsie
verdauungsfördernd	Gonorrhöe
diuretisch	Hämorrhagie
sedativ	Laryngitis
tonisierend	Leukorrhöe
uteruswirksam	Metrorrhagie
	Skrofulose
	Hautpflege
	Spermatorrhöe
	Geschwüre
	Wunden und Verletzungen

Das Weihrauchharz, auch Olibanum genannt, und die Myrrhe waren die ersten Harze, die als Räucherwerk gebraucht wurden. Der Weihrauch wurde schon vor fast 5.000 Jahren aus dem Lande Punt nach Ägypten eingeführt. Er fand zuerst nur als Räucherwerk Verwendung, später auch bei der Herstellung von Kosmetik- und Toilettenartikeln. In Form von Räucherwerk wurde er auch zur Fumigation bei Kranken verwendet. Dadurch sollten die bösen Geister vertrieben werden, welche die Krankheit verursachten. In Ägypten nahm man den Weihrauch nicht zur Einbalsamierung der Toten. Er war aber in vielen Gesichtsmasken mit verjüngender

Wirkung enthalten. Der römische Dichter Ovid nennt in seinem Buch über die Hautpflege *(Medicamina Faciei)* den Weihrauch ein ausgezeichnetes Mittel zum Zwecke der Toilette.

Weihrauch gehörte in der alten Welt zu den teuersten Substanzen. Er stand immer in ausreichender Menge zur Verfügung und wurde fast ein Synonym für den Begriff »Räucherwerk«. Wie andere aromatische Stoffe war er ebenso wertvoll wie edle Steine und Metalle. Diese Tatsache spiegelt sich auch im Geschenk der drei Weisen aus dem Morgenland an das Kind in der Krippe. Sie brachten Gold, Weihrauch und Myrrhe. Der Wert des Weihrauchs war so groß, daß er beträchtlichen Einfluß auf die Wirtschaft bestimmter Länder hatte und oft zur Ursache politischer Auseinandersetzungen wurde.

Das Gummiharz stammt von einem kleinen Baum, der in Arabien und Somalia wächst. Es wird gewonnen, indem man am Stamm eine tiefe Kerbe anbringt, unter der dann ein schmaler Streifen Rinde abgezogen wird. Im Laufe der folgenden Wochen tritt ein milchiger Saft aus, der an der Luft langsam erhärtet. Der Baum hat reiches Blattwerk und weiße und blaßrosa Blüten.

Der Weihrauch wird in einer französischen Handschrift aus dem frühen 13. Jahrhundert erwähnt:

> »Olibanum ceo est encens, il est chaud et Seche el secunde de grei; il ad verru de conferter et de afermer, de traire ensemble, et de rettreindre. Il es bon, en auttre, les fermer des Oyls et la dolur de denz, et encontre le hunel et encontre la grossesse et la rouillor des nariles et encontre in digestiun et amer eruc tuations et pur les mameles en greder un podre confit ad eysil e enplastre sur un dray e nus sur le mameles. roine chaude et seche el secunde de grei. Ele advertu a de faire e a degant.

Olibanum, auch Weihrauch genannt, ist heiß und trocken im zweiten Grad; er hat die Fähigkeit, zu lindern und zu kräftigen, zusammenzuziehen und zu verbinden. Er ist auch gut für das Schließen der Augen, Zahnweh und gegen le hunel (?), Schwangerschaft, wunde Nase und auch bei Verdauungsstörungen und saurem Aufstoßen. Für die Brüste bereitet man ein Pulver, rührt es mit Essig an und streicht es auf ein Tuch, das man auf die nackten Brüste legt. Eine ausgezeichnete Arznei, heiß und trocken in zweiten Grad, sie hat die Fähigkeit, zu binden und (?).«

Weihrauch wird auch im *Herbal* von Banckes erwähnt:

»Olibanum wird Weihrauch genannt. Er ist heiß und trocken im dritten Grad. Es ist ein Gummiharz eines Baumes in Indien ... Es hat die Eigenschaft zu lindern, auch zu schließen und zurückzuhalten. Bei Zahnschmerzen, die von einem Überfluß an Säften im Kopf und besonders den Venen herrühren, mach ein Pflaster aus dem Pulver des Weihrauchs mit Wein und einem Eiweiß, vermenge alles und streiche es auf die Schläfen.
Auch um die Bahnen der Venen darüber zu blockieren, nimm Weihrauch und kaue ihn gut. Dies wird die Säfte daran hindern, durch die Nase abzufließen. Bereite Pillen aus Weihrauch in Wein und trinke davon am Abend, wenn du zu Bett gehst. Diese Pillen sind auch gut für die Verdauung im Magen und gegen saures Aufstoßen, aber auch zur Kräftigung und Reinigung der Gebärmutter; außerdem fördert der Rauch des Weihrauchs die Empfängnis. Auch kann man das Pulver in Wein erhitzen, und wenn es mäßig warm ist, tränkt man Tücher damit und legt sie noch warm auf die Schamgegend. Die lindernde Wirkung auf die Gebärmutter ist sehr stark.«

Joseph Miller sagt darüber:

»Er ist heiß und trocken und bindet; von Nutzen bei Erkrankungen der Brust, wie Husten, Kurzatmigkeit, katarrhalischem Ausfluß wäßriger Flüssigkeit und Blutspucken; er hilft bei Durchfall oder Ruhr, sowie bei Gonorrhöe und Weißfluß. Äußerlich als Fumigation angewandt, bringt er den Schnupfen zum Stehen und ist gut für die Heilung von Wunden und Geschwüren.«

Das ätherische Öl des Weihrauchs erinnert etwas an Kampfer oder Terpentin, aber es hat zusätzlich eine würzige Note, ein wenig wie Holz. Dadurch bekommt es einen angenehmeren Duft als die beiden genannten Stoffe. Es ist ein ausgesprochenes Yang-Öl und brennt doch nicht auf der Zunge wie Benzoe. Es ist auch nicht bitter wie das Myrrhenöl. Es ist süßer und leichter als diese und in der Wirkung stärker »kephalisch« (im Kopfbereich wirksam), es spricht mehr die Emotionen an. Das Öl ist klar und verbindet sich gut mit den meisten anderen Essenzen, einschließlich Kampfer, Sandelholz, Pfeffer und Basilikum.

311

Seit dem 18. Jahrhundert ist über die medizinische Wirkung des Weihrauchs nicht mehr viel geschrieben worden. Er scheint an Beliebtheit verloren zu haben, obwohl er in den alten Kulturen so hoch geschätzt wurde. Es heißt, daß Weihrauch die gleichen Eigenschaften besitzt wie Myrrhe. Die Wirkungsweise beider Substanzen zeigt auch eine große Ähnlichkeit. Es ist merkwürdig, daß eine ehemals so bekannte aromatische Substanz wie der Weihrauch derart in Vergessenheit geraten konnte. Auch wenn er in mancher Beziehung der Myrrhe unterlegen ist, etwa bei der Behandlung von Geschwüren oder Entzündungen im Mund, besitzt er doch seine ganz speziellen Vorzüge. Nicht zu unterschätzen ist auch sein Duft!

Aus den eben genannten Gründen stammen alle meine hier genannten Informationsquellen aus der Zeit vor dem 19. Jahrhundert.

Wie die meisten Essenzen aus Gummiharzen hat auch der Weihrauch eine ausgeprägte Wirkung auf die Schleimhäute und ist ein sehr gutes Expektorans. Zur Inhalation (und/oder innerlich eingenommen) ist er eine gute Arznei bei allen katarrhalischen Erkrankungen von Kopf, Lunge, Magen oder Darm. Er hat eine gewisse Affinität zum Bereich der Lunge, der Geschlechtsorgane und Harnwege, und er ist von Nutzen bei Husten, Bronchitis, Laryngitis und Kurzatmigkeit. Auch bei Leukorrhöe, Gonorrhöe und Spermatorrhöe sowie Infektionen der Harnwege wie Blasenkatarrh und Nierenentzündung wird Weihrauch mit Erfolg eingesetzt.

In China wurde der Weihrauch auch zur Behandlung von Skrofulose und Lepra verwendet. Seine adstringierende Eigenschaft ist wertvoll bei Hämorrhagien (Blutungen), besonders der Gebärmutter und Lunge. Er fördert auch die Verdauung und hilft bei Verdauungsstörungen mit saurem Aufstoßen. Äußerlich wird er bei schlecht heilenden Wunden, Geschwüren, Karbunkeln usw., etwa in gleicher Weise wie die Myrrhe, eingesetzt. Er ist gut bei allen Erkrankungen der Gebärmutter. Die Anwendung ist auch in der Schwangerschaft und bei der Entbindung ohne Risiko. Dabei kann er auch innerlich, als Vaginalspülung, Kompresse oder Fumigation angewandt werden. Innerlich ist der Weihrauch wesentlich angenehmer zu nehmen als andere Gummiharz-Essenzen.

Ebenso wie Benzoe hat er eine erhebende, wärmende, besänftigende Wirkung auf Geist und Gemüt. Dies erinnert an die traditionelle Anwendung bei der Vertreibung böser Geister. Wir können uns diese »Geister« auch als Verfolgungswahn, Ängste und Sorgen vorstellen, die schließlich zu Erkrankungen führen.

Weihrauch wurde in den vergangenen Jahrhunderten auch häufig bei der Herstellung von Hautpflegemitteln verwendet. Er wirkt adstringierend, vielleicht auch leicht entzündungswidrig, scheint die jugendliche Frische des Teints zu erhalten, vor Falten und anderen Anzeichen des Alters zu schützen. Man könnte fast sagen, der Weihrauch radiert solche Spuren aus!

Ylang-Ylang

Lateinischer Name	Unona odorantis-simum
Familie	Anonaceae
Charakter	Yin
Beherrschender Planet	Venus
Evaporationswert	91
Duftintensität	6
Essenz	aus den Blüten

Wirkungen	Anwendungsbereiche
antidepressiv	Depression
antiseptisch	Frigidität
aphrodisisch	Hyperpnöe
blutdrucksenkend	Bluthochdruck
sedativ	Impotenz
	Schlaflosigkeit
	nervöse Spannung
	Herzklopfen
	Hautpflege

Der Ylang-Ylang-Baum erreicht eine Höhe bis zu etwa 18 m und besitzt herrliche gelbe Blüten. Er wird auf Java, Sumatra, Réunion, Madagaskar und den Komoren kultiviert. Das beste Öl soll aus Manila auf den Philippinen kommen. Der Ylang-Ylang ist eng verwandt mit der *Cananga odorata*, die zur gleichen Familie gehört, aber im Duft etwas unterlegen ist. Man hat lange Zeit angenommen, daß Cananga und Ylang-Ylang identisch sind. Erst beim Anbau in verschiedenen Teilen der Welt ergaben sich die leichten Unterschiede im ätherischen Öl.

Der Name bedeutet etwa »Blume der Blumen«. Das Öl hat einen ausgeprägt exotischen, sinnlichen Duft. Dieser Geruch hat eine gewisse Ähnlichkeit mit einer Mischung aus Jasmin und Mandel und ist ausgesprochen süß. Er verbindet sich gut mit Sandelholz und Jasmin und ergibt auch ein gutes Fixativ. Das Öl hat eine schwach gelbe Färbung und einen milden Geschmack, leicht bitter und schwach süß. Es ist ein Bestandteil des Makassaröls (ein Haaröl). R.W. Moncrieff schreibt darüber in seinem Buch *Odours:*

»Bei manchen Düften ist die Wirkung auf die Emotionen sehr stark. Der Verfasser, der seit mehr als zwanzig Jahren mit Duftstoffen arbeitet, bemerkte dies schon vor langer Zeit ... Ylang-Ylang-Öl besänftigt und dämpft den Zorn, der durch Enttäuschung entsteht.«

Ylang-Ylang ist eines der angenehmsten Öle und kann gut als langanhaltender Duftstoff und exotisches Badeöl verwendet werden. Seine Wirkung auf das Nervensystem ist euphorisierend, sedierend, blutdrucksenkend. Die Anwendung dieses Öls ist angezeigt bei Angst- und Spannungszuständen und erhöhtem Blutdruck. Es ist ein sehr gutes Aphrodisiakum und kann mit Erfolg bei Impotenz oder Frigidität eingesetzt werden. Ebenso wie es hohen Blutdruck zu senken vermag, schafft es Entlastung bei Tachykardie (abnorme Steigerung der Herzfrequenz) und Hyperpnoe (abnorme Steigerung der Atemfrequenz).
Als allgemeines Antiseptikum ist es nur von mäßigem Wert, besonders nützlich jedoch bei Darminfektionen. Es hat eine beruhigende Wirkung auf die Haut und wird wegen seines Wohlgeruchs gern als Bestandteil für Öle zur Gesichtsmassage verwendet. Es soll auch bei fetter Haut gute Dienste leisten.
Ylang-Ylang darf nicht in zu starker Konzentration und zu großer Menge eingesetzt werden; es hat einen starken, süßen Duft, zu viel verursacht Kopfschmerzen oder Übelkeit.

Ysop

Lateinischer Name	Hyssopus officinalis
Familie	Labiatae
Charakter	Yang
Beherrschender Planet	Jupiter
Evaporationswert	65
Duftintensität	6
Essenz	aus dem Kraut

Wirkungen	*Anwendungsbereiche*	
antiseptisch	Amenorrhöe	Hypotonie
krampflösend	Asthma	Hysterie
karminativ	Bronchitis	Grippe
fördert Vernarbung	Quetschungen, Prel-	Leukorrhöe
und Heilung	lungen	Appetitlosigkeit
verdauungsfördernd	Krebs?	Halsentzündung
diuretisch	Schnupfen	Mittelohrentzündung
menstruationsför-	Kolik	Rheumatismus
dernd	Husten	Skrofulose
schleimlösend	Dermatitis	Steine (Harnsteine)
fiebersenkend	Dyspnöe	syphilitischer Aus-
nervenwirksam	Dyspepsie	schlag
reguliert den Blut-	Ekzeme	Tuberkulose
druck	Fieber	Keuchhusten
sedativ	Flatulenz	Wunden und Verlet-
schweißtreibend	Hypertonie	zungen
tonisierend (bes. Herz		
u. Atmung)		
Wurmmittel		

Der Ysop ist eine bescheidene, unscheinbare Pflanze, die man meist in trockenen, hügeligen Gebieten findet. Sie wird etwa 30 bis 60 cm hoch, hat schlanke, spitze Blätter und blaßblaue Blüten. Sie gedeiht am besten in einem warmen, trockenen Klima. Es ist eines der Kräuter, die bereits in der Bibel erwähnt werden. In Banckes' Herbal heißt es über diese Pflanze:

»Wenn man den Saft davon in den Mund nimmt, heilt er dort Übel aller Art. Außerdem tötet er die Würmer im Bauch und macht ihn weich. Auch frisch getrunken oder als Pulver bewirkt er, daß man gesunde Farbe bekommt. Er ist heiß und trocken.«

Culpeper meint:

»Er ist gut, wenn man Entzündungen damit spült, und er nimmt die blauen und schwarzen Flecken, die durch Schläge, Quetschungen, Prellungen oder beim Hinfallen entstehen ... Er ist eine ausgezeichnete Medizin bei Halsbräune oder geschwollenem Hals zum Spülen und Gurgeln ... Die heißen Dämpfe des Absuds durch einen Trichter ins Ohr geleitet, lindern Entzündungen und Ohrensausen ... Er ist gut bei der Fallsucht (Epilepsie), er fördert den Auswurf des zähen Schleims und ist wirksam bei allen Erkältungsbeschwerden und Erkrankungen der Brust und der Lunge.«

Joseph Miller schreibt:

»Er heilt, öffnet und wirkt verdünnend, gut zur Reinigung der Lunge von den üblen Säften, und hilfreich bei Husten, Asthma, Atembeschwerden und Erkältungskrankheiten der Lunge. Er wird auch als kephalisch angesehen und ist gut für alle mit dem Kopf und den Nerven zusammenhängenden Erkrankungen.«

Das ätherische Öl des Ysop ist von heller, goldgelber Farbe, ziemlich teuer, und wird zur Herstellung hochwertiger Parfüms und Liköre verwendet. Es ist auch ein wichtiger Bestandteil des Chartreuse. Der Duft ist schwer zu beschreiben, denn er gleicht keinem anderen und erinnert doch an viele. Man glaubt eine Mischung aus Basilikum, Geranie und Thymian zu riechen. Er ist nicht ganz so angenehm wie beim Geranienöl, aber auch nicht unangenehm. Das Öl hat einen heißen, bitteren Geschmack und eine kräftige Wirkung auf den Geist; es erzeugt ein Gefühl der Wachheit und Klarheit. Es erinnert mich immer an Basilikum, ist jedoch nicht so schnell und durchdringend in der Wirkung.
Ysopöl enthält einen kleinen Prozentsatz verschiedener Ketone und ist daher von einer gewissen Toxizität, weniger stark toxisch als das Kampferöl, dafür aber auch in der Wirkung nicht so kräftig wie

dieses. Es gehört jedoch immer noch zu den relativ starken Essenzen. Wegen des Ketongehalts sollte es bei Neigung zu Epilepsie nicht angewandt werden. Die alten Kräuterheilkundigen setzten den Ysop zwar zur Behandlung von Epilepsie ein, aber sie nahmen natürlich die ganze Pflanze und nicht das Öl. Wenn wir das berücksichtigen und von der Annahme ausgehen, daß die toxische Wirkung eines Öls ausschließlich von der angewandten Dosierung abhängt, könnte eine kleine Menge, die nicht ausreicht, einen Krampfanfall hervorzurufen, bei Epilepsie und ähnlichen Leiden eine günstige Wirkung haben.

Das Ysopöl hat Yang-Charakter. Sein Anwendungsbereich ist sehr umfangreich und beruht im wesentlichen auf der anregenden Wirkung. Es besitzt einen ganz außergewöhnlichen, regulierenden Einfluß auf den Blutdruck: zu hoher Blutdruck wird gesenkt, niedriger Blutdruck dagegen angehoben. Im Versuch mit Hunden verursachte Ysopöl zuerst einen geringen Abfall des Blutdrucks und eine Steigerung im Herzrhythmus, worauf eine allmähliche Rückkehr zum Normalzustand folgte. Die Wirkung ist insgesamt eher tonisierend als anregend. Jethro Kloss nennt Ysop »ein ausgezeichnetes Regulierungsmittel für den Blutdruck und ein gutes Tonikum für den geschwächten Organismus«. Er empfiehlt ihn auch für Beschwerden, die mit der Milz zusammenhängen. Mrs. C. F. Leyel berichtet, daß Ysop durch seine Wirkung auf die Milz »die Fähigkeit besitzen soll, Kummer zu heilen«. Ysop ist ein ausgezeichnetes Tonikum bei Beschwerden, die mit dem kardiovaskulären System zusammenhängen, und er gilt als allgemeines Kräftigungsmittel in der Rekonvaleszenz.

Für seine Wirkung auf das Nervensystem gilt ähnliches, auch hier ist gleichzeitig ein schwach sedierender und ein tonisierender Effekt spürbar. Ysop wirkt wärmend und belebend auf die Nerven und schafft ein Gefühl der Entspannung. Dieser kräftigende oder leicht anregende Einfluß kann bei manchen Menschen zu krampfartigen Erscheinungen führen. In Fällen von Hysterie, bei denen kein Zusammenhang mit einer epileptischen Neigung zu erkennen ist, fördert er die Depolarisierung von Yin und Yang und schafft einen Zustand relativer Normalität.

Ysop ist ein wertvolles Mittel bei Erkrankungen der Atemwege. Die Essenz wird vor allem durch die Lunge ausgeschieden. Sie verflüssigt den Schleim, fördert den Auswurf und bringt Erleichterung bei krampfartigem Husten. Sie ist von wohltätiger Wirkung bei

318

Asthma, Bronchitis, Grippe und allen katarrhalischen Erkrankungen. Ysop gilt als wirksame antibakterielle Substanz und soll sogar bei Tuberkulose und Skrofulose mit Erfolg einzusetzen sein.

Der Einfluß des Ysop auf das Verdauungssystem ist wahrscheinlich von geringerem Interesse. Er hat eine mild abführende Wirkung, lindert Krämpfe, wirkt karminativ, fördert die Verdauung und ist ein gutes Wurmmittel. Äußerlich wird er bei Quetschungen, Prellungen und dergleichen angewandt, aber auch bei Ekzemen, syphilitischem Ausschlag und bei Wunden und Verletzungen.

Zedernholz

Lateinischer Name	Juniperus virginiana
Familie	Coniferae
Charakter	Yang
Beherrschender Planet	Uranus
Evaporationswert	97
Duftintensität	4
Essenz	aus dem Holz

Wirkungen	Anwendungsbereiche	
antiseptisch	Akne	Gonorrhöe
adstringierend	Bronchitis	Pyelitis
diuretisch	Krebs?	Erkrankungen der Atemwege
schleimlösend	Schnupfen	Hauterkrankungen
sedativ	Blasenkatarrh	Erkrankungen der Harnwege
	Dysurie	

»Von deinen Lippen, meine Braut, träufelt Honigseim, Honig und Milch sind unter deiner Zunge und der Duft deiner Kleider ist wie der Duft des Libanon.«   (Das Hohelied Salomos; 4.11)

Leider gibt es die Libanonzeder (Cedrus libani), deren Holz im Altertum verwendet wurde, heute kaum mehr. In früherer Zeit bestanden ausgedehnte Haine aus diesen riesigen Bäumen. Im Verlauf der Jahrhunderte wurden sie ganz beträchtlich dezimiert, denn es herrschte stets eine große Nachfrage nach Zedernholz, das zur Anfertigung von Möbeln gebraucht wurde. Es wurde aber auch dazu verwendet, die Tempel und Paläste des Mittleren Ostens zu bauen. So war beispielsweise eine ganze Menge Zedernholz nötig, um den großen Tempel Salomos in Jerusalem zu errichten. Heute sind nur noch wenige hundert dieser Bäume übriggeblieben.
Zedernholzöl war möglicherweise das erste ätherische Öl, das man überhaupt aus Pflanzen gewonnen hat. Es wurde in Ägypten für den Mumifizierungsprozeß verwendet. Die Ägypter schätzten es aber auch als Bestandteil ihrer Kosmetika, und sie imprägnierten Papyrusblätter damit, um diese vor Insekten und Ungeziefer zu schützen. Sie stellten aus dem Holz Schmuck, Möbel und Schiffe her, auch

ihre Särge bestanden daraus. Sie schätzten das Zedernholz so hoch, daß sie schließlich den Libanon dem ägyptischen Reich angliederten, nur um die regelmäßige Versorgung mit diesem Material sicherzustellen.

Es gibt zwei handelsübliche Öle, die nach dem Zedernholz benannt sind. Einmal das Öl der Cedrus atlantica, dies ist eine echte Zeder. Dieses Atlaszedernholzöl stammt aus Marokko. Das andere Öl wird von der *Juniperus virginiana* gewonnen, einem Baum aus der Koniferen-Familie, der in Nordamerika wächst. Er heißt auch rote Zeder und ist ein enger Verwandter der gelben Zeder *(Thuja occidentalis)*, aus deren Blättern das Thujaöl hergestellt wird.

Die rote Zeder wird zur Produktion von Bleistiften verwendet. Man kann also kaum den Duft der Essenz wahrnehmen, ohne sofort an Bleistifte denken zu müssen! Das Öl ist klar und relativ dickflüssig, etwa wie das Sandelholzöl; es paßt gut zu Rose, Wacholder und Zypresse und wird auch als Fixativ bei der Parfümherstellung verwendet. In der Heilwirkung ähnelt es bis zu einem gewissen Grad dem Sandelholzöl. Es hat einen ähnlich milden Duft, ist aber heißer und besitzt eine stärkere Toxizität. Der Geschmack ist ganz leicht bitter.

Das Öl der roten Zeder wirkt vor allem auf Haut, Atemwege, Harn- und Geschlechtsorgane. Es soll mindestens ebenso wirksam gegen mit schleimigem Ausfluß verbundene Erkrankungen sowie gegen Gonorrhöe sein wie das Sandelholzöl. Über seine antiseptische Wirkung ist nichts Genaues bekannt. Es hilft bei Schmerzen, Brennen oder anderen Schwierigkeiten beim Wasserlassen und ist ein wertvolles Heilmittel bei Blasenkatarrh, Nierenbeckenentzündung und Hyperämie (Blutüberfüllung) der Nieren.

Ebenso wie Sandelholzöl hat es eine deutliche Wirkung auf die Schleimhäute und wird mit Erfolg bei allen katarrhalischen Erkrankungen, etwa Husten und Bronchitis, eingesetzt. Es kann zusammen mit anderen Essenzen zur Inhalation bei Atembeschwerden aller Art verwendet werden. Genau wie Sandelholz hat es eine sedierende Wirkung und kann bei solchen Erkrankungen Verwendung finden, die mit Angst und nervöser Spannung verbunden sind. Sein Einfluß ist im allgemeinen größer bei chronischen Beschwerden als im akuten Anfall.

Zedernholz hat einen deutlichen Effekt auf die Haut und ist bei Hautausschlägen aller Art von Nutzen. Seine Wirkung ist beruhigend, adstringierend, antiseptisch, und es schafft Erleichterung bei

Hautjucken. Es ist nützlich bei Akne, fettiger Haut und Seborrhöe der Kopfhaut (fettiges Haar, Schuppen) und wurde empfohlen bei Alopecia traumatica (Kahlheit rings um den Stirnhaarrand durch straffe Frisur). Es kann auch bei ernsthafteren Erkrankungen von Nutzen sein, etwa bei Ekzemen, Dermatitis und Psoriasis. In hoher Konzentration reizt es die Haut.

Zedernholzöl ist stark insektenabweisend und vertreibt viele tierische Schädlinge und Parasiten, so etwa Moskitos, Motten, Holzwürmer und Ratten. Da es sich gezeigt hat, daß dieses Öl die Mitose (indirekte Zellteilung) von Tumorzellen beeinträchtigt, könnte es vielleicht mit Erfolg in der Krebstherapie eingesetzt werden. Diese Wirkung beruht auf seiner fettigen Konsistenz und ist ein Merkmal, das dieses Öl mit Terpentin und verschiedenen Fettsäuren gemein hat. Atlaszedernholzöl hat wahrscheinlich eine sehr ähnliche Wirkung wie das Öl des roten Zedernholzes. Seine Anwendung wurde in Zusammenhang mit Bronchitis, Gonorrhöe, Infekten der Harn- und Luftwege, Phthisis und Tuberkulose erwähnt.

Zedernholzöl gilt als Abortivmittel und sollte deshalb nicht bei Schwangeren eingesetzt werden.

Zypresse

Lateinischer Name	Cupressus sempervirens
Familie	Coniferae
Charakter	Yin
Beherrschender Planet	Saturn
Evaporationswert	30
Duftintensität	4
Essenz	aus der Frucht

Wirkungen	*Anwendungsbereiche*	
antiseptisch	Asthma	Beschwerden der
krampflösend	Krebs?	Wechseljahre
schweißhemmend	Diarrhöe	Menorrhagie
adstringierend	Ruhr	nervöse Spannungen
desodorierend	Dysmenorrhöe	Pyorrhöe
diuretisch	Enuresis	Rheumatismus
leberwirksam	Hämorrhagie	Hautpflege
sedativ	Hämorrhoiden	Krampfhusten
gefäßverengend	Grippe	Krampfadern
(örtlich)	Lebererkrankungen	Keuchhusten

Die Zypresse ist ein schlanker Baum mit kegelförmiger Krone. Aus den kleinen Blüten entwickeln sich runde Zapfen oder Nüsse, wie man sie nennt, von brauner bis grauer Farbe. Die Zypresse ist eine perennierende (mehrjährige) Pflanze und stammt ursprünglich aus dem Orient. Man findet sie häufig in Gärten und Friedhöfen der Mittelmeerländer, aber auch in unseren Gärten und Parks. Nach der Zypresse ist sogar eine Insel benannt, auf der man diesen Baum einst verehrte.

Das Öl der Zypresse ist klar, der Geruch nußartig, er erinnert ein wenig an Holz und hat eine würzige Note. Er gehört zu meinen Lieblingsdüften. Es ist ein eher männlicher Geruch, aber auch vielen Frauen bietet er eine erfrischende Abwechslung zur schweren Süße der meisten Parfüms. Der Duft ähnelt dem anderer Öle aus der Familie der Koniferen (Wacholder, Pinie) und vermischt sich gut mit ihnen. Es ergibt ein Badeöl von entspannender und erfrischender Wirkung.

323

Culpeper sagt über die Zypresse:

»Man verwendet vor allem die Zapfen oder Nüsse, die Blätter nur selten; sie gelten als sehr trocken und bindend und sind gut, um Ausfluß und Auswurf aller Art aufzuhalten, etwa Blutspucken, Durchfall, Ruhr, zu starke Menstruationsblutungen oder unwillkürliche Miktion; Zahnfleischbluten wird verhütet und lockere Zähne wieder gefestigt. Äußerlich wird es angewandt als blutstillendes Mittel und als Bähung und Kataplasma.«

Die Chinesen unterscheiden nicht eindeutig zwischen *Thuja* und *Cupressus*. Die Worte Li Shih-Chêns gelten deshalb für beide Arten:

»Die Nüsse sind sehr nahrhaft und fetthaltig, und man ist auch der Meinung, sie nützen den Atemwegen, und sie bringen übermäßige Transpiration unter Kontrolle. Sie wirken auch auf die Leber und werden verordnet gegen krampfartige Erkrankungen bei Kindern.«

Zypressenöl wird mit Erfolg bei solchen Leiden angewandt, bei denen es zu einem starken Flüssigkeitsverlust kommt, wie etwa in den von Culpeper erwähnten Fällen. Seine adstringierende und blutstillende Wirkung ist auch von Nutzen bei Blutungen aller Art, etwa Bluthusten oder Blutungen aus der Gebärmutter außerhalb der normalen Menstruation. Äußerlich verwendet man es bei Hämorrhoiden, Krampfadern und fetter Haut. Es scheint eine besondere Wirkung auf die weiblichen Geschlechtsorgane zu besitzen, wahrscheinlich über die Eierstöcke. Es hat sich auch als wertvoll bei der Behandlung von Beschwerden der Wechseljahre und bei Menstruationsschwierigkeiten erwiesen.

Es hat eine kräftig antispasmodische Wirkung und ist deshalb nützlich bei Asthma, Keuchhusten und Krampfhusten aller Art. Es wirkt außerdem sedierend auf die Nervenenden der Atmungsorgane (Couvreur). Auf Grund dieser mehrfachen Wirkungsweise im Bereich der Luftwege kann es auch bei Bronchitis und Emphysemen eingesetzt werden. Man hat auch eine Wirksamkeit bei Grippe erkannt (Valnet).

Die Wirkung der Zypresse auf die Leber ist noch nicht eindeutig geklärt. Es ist unwahrscheinlich, daß sie bei Yin-Zuständen (etwa

324

Anämie) von Nutzen sein kann, aber sie könnte helfen, wenn ein Überschuß an Wärme oder Energie in der Leber vorliegt, wodurch es beispielsweise zu einer übermäßigen Bildung von Galleflüssigkeit kommen kann. Auf Grund der adstringierenden Wirkung auf die Körpersäfte könnte man erwarten, daß dieses Öl besonders beim redseligen, geschwätzigen Typ einzusetzen wäre, bei solchen Menschen also, die zu einer Art »geistigem Durchfall« neigen. Die Wirkung auf die Nerven ist eher sedierend als stimulierend.

Es hat den Anschein, als ob das Zypressenöl zu den Essenzen mit dem weitesten Anwendungsbereich gehören könnte, wenn wir nur besser über seine Eigenschaften Bescheid wüßten. Seine Fähigkeit, dem krankhaften Fluß von Körpersäften Einhalt zu gebieten, ist fast einzigartig unter den ätherischen Ölen. Seine Affinität zu den weiblichen Geschlechtsorganen (die einer beinahe hormonartigen Wirkung zugeschrieben wird) ist eine Bestätigung des starken Yin-Charakters.

Tabelle I

Ätherisches Öl	Duftin-tensität	Evapora-tionswert	Charakter	Planet
Basilikum	7	78	Yang	Mars
Benzoe	4	100?	Yang	Sonne
Bergamotte	4	55	Yang	Sonne
Eukalyptus	8	5	Yin	Saturn
Fenchel	6	85	Yang	Merkur
Geranie	6	87	Yin	Venus
Jasmin	7	95	Yang	Jupiter
Kamille	9	47	Yin	Mond
Kampfer	5	?	Yin	Saturn
Kardamom	9	68	Yang	Merkur
Lavendel	4	85	Yang	Merkur
Majoran	5	40	Yang	Merkur
Melisse	4 ?	17	Yang	Jupiter
Muskateller-salbei	5	82	Yang	Merkur
Myrrhe	7	100?	Yang	Sonne
Orangenblüte (Neroli)	5	79	Yang	Sonne
Patschuli	5	100	Yang	Sonne
Pfeffer (schwarz)	7	60	Yang	Mars
Pfefferminze	7	70	Yang	Merkur
Rose	7	99	Yin	Venus
Rosmarin	6	18	Yang	Sonne
Sandelholz	5	100?	Yang	Uranus
Wacholder	5	30	Yang	Jupiter
Weihrauch	7	75	Yang	Sonne
Ylang-Ylang	6	91	Yin	Venus
Ysop	6	65	Yang	Jupiter
Zedernholz	4	97	Yang	Jupiter
Zypresse	4	30	Yin	Saturn

Tabelle II

Essenz	Lateinischer Name	Familie
Basilikum	Ocymum basilicum	Labiatae
Benzoe	Styrax benzoin	Styraceae
Bergamotte	Citrus bergamia	Rutaceae
Eukalyptus	Eucalyptus globulus	Myrtaceae
Fenchel	Foeniculum vulgare	Umbelliferae
Geranie	Pelargonium odorantissimum	Geraniaceae
Jasmin	Jasminum officinale	Jasminaceae
	Jasminum grandiflorum	Jasminaceae
	Jasminum sambac	Jasminaceae
Kamille	Anthemis nobilis	Compositae
	Matricaria chamomilla	Compositae
Kampfer	Cinnamomum camphora	Lauraceae
Kardamom	Elettaria cardamomum	Zingiberaceae
Lavendel	Lavendula officinalis	Labiatae
	Lavendula vera	Labiatae
Majoran	Origanum marjorana	Labiatae
Melisse	Melissa officinalis	Labiatae
Muskateller-salbei	Salvia sclarea	Labiatae
Myrrhe	Commiphora myrrha	Burseraceae
Orangenblüte (Neroli)	Citrus aurantium	Rutaceae
Patschuli	Pogostemon patchouli	Labiatae
Pfeffer (schwarz)	Piper nigrum	Piperaceae
Pfefferminze	Mentha piperita	Labiatae
Rose	Rosa centifolia	Rosaceae
	Rosa damascena	Rosaceae
	Rosa gallica	Rosaceae
Rosmarin	Rosmarinus officinalis	Labiatae
Sandelholz	Santalum album	Santalaceae
Wacholder	Juniperus communis	Coniferae
Weihrauch	Boswellia thurifera	Burseraceae
Ylang-Ylang	Unona odorantissimum	Anonaceae
Ysop	Hyssopus officinalis	Labiatae
Zedernholz	Juniperus virginiana	Coniferae
Zypresse	Cupressus sempervirens	Coniferae

Tabelle III

Meßwerte der Duftintensität

4 Benzoe
  Bergamotte
  Lavendel
  Melisse?
  Zedernholz
  Zypresse

5 Kampfer
  Majoran
  Muskatellersalbei
  Orangenblüte
  Patschuli
  Sandelholz
  Wacholder

6 Fenchel
  Geranie
  Rosmarin
  Ylang-Ylang
  Ysop

7 Basilikum
  Jasmin
  Myrrhe
  Pfeffer (schwarz)
  Pfefferminze
  Rose
  Weihrauch

8 Eukalyptus

9 Kamille
  Kardamom

Tabelle IV

Flüchtigkeitswerte

5	Eukalyptus	79	Orangenblüte (Neroli)
18	Rosmarin	82	Muskatellersalbei
30	Zypresse	85	Fenchel
30	Wacholder	85	Lavendel
40	Majoran	87	Geranie
47	Kamille	91	Ylang-Ylang
55	Bergamotte	95	Jasmin
60	Schwarzer Pfeffer	97	Zedernholz
65	Ysop	99	Rose
68	Kardamom	100	Patschuli
70	Pfefferminze	100	Benzoe?
75	Weihrauch	100	Myrrhe?
78	Basilikum	100	Sandelholz?

Tabelle V

Evaporationswerte nach Poucher

3 Myrrhe	21 Rosmarin
4 Eukalyptus Lavendel	24 Ylang-Ylang
	29 Geranie
6 Bergamotte	30 Kardamom
8 Rose (R. centifolia) Zedernholz	40 Ysop
9 Pfefferminze	43 Jasmin Rose (R. gallica)
10 Kamille	50 Orangenblüte (Neroli)
14 Basilikum Fenchel	100 Benzoe Patschuli
15 Rose (R. damascena)	Pfeffer (schwarz) Sandelholz
17 Melisse	Weihrauch Zypresse
18 Majoran	1 – 14 gelten als obere Werte
20 Muskatellersalbei	15 – 60 sind mittlere Werte und 61 – 100 untere Werte

330

Tabelle VI

Yang- und Yin-Öle

Yang-Öle

Merkur (Luft)
  Fenchel
  Kardamom
  Lavendel
  Majoran
  Muskatellersalbei

Uranus (Luft)
  Sandelholz
  Zedernholz

Jupiter (Feuer)
  Jasmin
  Melisse
  Sandelholz
  Wacholder
  Ysop
  Zedernholz

Sonne (Feuer)
  Benzoe
  Bergamotte
  Myrrhe
  Orangenblüte
  Patschuli
  Rosmarin
  Weihrauch

Mars (Feuer)
  Basilikum
  Schwarzer Pfeffer

Yin-Öle

Venus (Erde)
  Geranie
  Rose
  Ylang-Ylang

Saturn (Erde)
  Eukalyptus
  Kampfer
  Zypresse

Mond (Wasser)
  Kamille

Komplementäre Beziehungen zwischen Yin und Yang

Yin	Yang
weiblich	männlich
passiv	aktiv
innen	außen
zusammenziehen	ausdehnen
schließen	öffnen
Leere	Fülle
Dunkel	Licht
kalt	heiß
feucht	trocken
beruhigend	anregend
einatmen	ausatmen
venöses Blut	arterielles Blut
parasympathisches Nervensystem	sympatisches Nervensystem
Angst	Zorn
Vorsicht	Mut
Blau	Rot

Verzeichnis
der medizinischen Fachausdrücke

Acetylcholin: eine Flüssigkeit, die Nervenimpulse von einem Nervenende zum anderen überträgt
Albuminurie: Vorkommen von Eiweiß im Harn
Alopecia: Kahlheit
Amenorrhöe: Ausbleiben der monatl. Regelblutung
Aphten: kleine weiße Flecken auf der Mundschleimhaut, durch Pilz verursacht
Arteriosklerose: Verhärtung der Arterien
Ataraxie: Gleichmut, Seelenruhe

Blenorrhagie, Blenorrhöe: durch Gonokokken hervorgerufener eitriger Ausfluß, besonders des Auges
Blepharitis: Lidrandentzündung

Cellulitis: s. Zellulitis
Chlorose: eine Form der Anämie, tritt vor allem bei jungen Mädchen auf
Cholezystitis: Gallenblasenentzündung

Dysmenorrhöe: schmerzhafte Regelblutung
Dyspnöe: Atemnot, Kurzatmigkeit
Dysurie: Schwierigkeiten oder Schmerzen beim Wasserlassen

Emphysem: Lungenblähung; krankhafte Erweiterung der Lungenbläschen
endokrin: die Drüsen mit innerer Sekretion betreffend
Enuresis: Bettnässen, unwillkürliche Blasenentleerung
Erethismus: gesteigerte Erregbarkeit
exokrin: die Drüsen mit äußerer Sekretion betreffend

Fistel: röhrenförmiger Gang, der aus einer natürlichen Körperhöhle nach außen führt

Gingivitis: Zahnfleischentzündung
Glomerulonephritis: eine Form der Nierenentzündung, ähnlich der Brightschen Krankheit
Glossitis: Zungenentzündung

Hämaturie: Blutharnen, Blut im Urin
Halitosis: übler Mundgeruch
Herpes: ein Bläschenausschlag
Hypercholesterinämie: Erhöhung des Cholesteringehalts im Blut
Hyperglykämie: erhöhter Blutzuckerspiegel
Hyperpnöe: Steigerung der Atemfrequenz, abnorm tiefes und rasches Atmen
Hypertonie: erhöhter Blutdruck
Hypophyse: Hirnanhangdrüse
Hypotonie: abnorm niedriger Blutdruck
Hysterie: abnorme Verhaltensweise, charakterisiert durch übertriebene Reaktionen und physische Störungen

in vitro: im Glase, Reagenzglasversuch
in vivo: im Leben, beim lebenden Individuum

kutan: die Haut betreffend

Leukozytose: die Bildung von Leukozyten (weiße Blutkörperchen) im Körper
Leukorrhöe: ein weißer Ausfluß aus der Scheide

Menorrhagie: verlängerte Regelblutung, übermäßiger Blutverlust während der Menstruation

Nephritis: Nierenentzündung
Neurasthenie: nervöse Erschöpfung

Ödeme: übermäßige Flüssigkeitsansammlung unter der Haut
Oligurie: verminderte Harnausscheidung
Ophthalmie: Augenentzündung
Otitis: Ohrenentzündung

Phagozytose: Freßtätigkeit der Phagozyten, die Absorption von Fremdkörpern durch die weißen Blutkörperchen

Pharmakopöe: Arzneibuch; Verzeichnis der in den Apotheken zu
    führenden offiziellen Mittel mit den amtlichen Vorschriften
    über deren Beschaffenheit, Prüfung und Aufbewahrung
Polyp: eine gutartige Geschwulst
Potenzieren, Potenz: ein Begriff aus der Homöopathie; bezeichnet
    den Verdünnungsgrad einer Substanz
prophylaktisch: vorbeugend
Psoriasis: Schuppenflechte; ein chronischer Hautausschlag
psychosomatisch: Leib und Seele betreffend
Pyelitis: Nierenbeckenentzündung
Pyorrhöe: Eiterfluß; Eiterherd am Zahnfleisch
Pyrosis: Sodbrennen

Skrofulose: Tuberkulose der Lymphdrüsen
Spermatorrhöe: unwillkürlicher Samenausfluß ohne geschlechtliche
    Erregung
Stomatitis: Entzündung der Mundschleimhaut
Strangurie: Schmerzen oder Schwierigkeiten beim Wasserlassen

Tic: wiederkehrende unwillkürliche Zuckungen (Gesichtszuk-
    kungen)

Urtikaria: Nesselsucht

Wassersucht: krankhafte Flüssigkeitsansammlung in Körperhöh-
    lungen

Zellulitis: »Orangenhaut«, verursacht durch örtliche Ansammlung
    von Fett und toxischen Stoffen
Zirrhose: chronische Entzündung (meist der Leber)

Register nach Indikationen

Abszeß: Bergamotte, Lavendel
Akne
    örtlich: Bergamotte, Kampfer, Zedernholz, Wacholder, Lavendel, Sandelholz
    allgemein: natürliche Ernährung und abführende Essenzen
Albuminurie: Wacholder
Alkoholismus: Fenchel, Rose (s. auch Leber, Zirrhose)
Allergien: Kamille, Melisse
Alopecia: Lavendel, Rosmarin
Amenorrhöe: s. Menstruation
Anämie: Kamille
Angst: s. Nervöse Spannungen
Angina: s. Tonsillitis
Aphten: Geranie, Myrrhe
Appetitmangel: Ursache feststellen, danach richtet sich die Behandlung. Wahrscheinlich ist Fasten angezeigt. Viele Essenzen regen den Appetit an, z.B. Kamille, Kardamom, Fenchel, Ysop, Myrrhe
Arteriosklerose: Wacholder, Rosmarin
Arteritis (Arterienentzündung): Majoran
Arthritis: s. Rheumatismus
Asthma: Benzoe, Zypresse, Eukalyptus, Ysop, Lavendel, Majoran, Melisse, Pfefferminze, Rosmarin

Besinnungslosigkeit: s. Ohnmacht
Bindehautentzündung: s. Konjunktivitis
Blähungen: s. Flatulenz
Blasenkatarrh: s. Cystitis
Blenorrhöe: Bergamotte, Eukalyptus, Lavendel, Sandelholz, Wacholder, Weihrauch, Zedernholz
Blepharitis: s. Konjunktivitis
Blinddarmentzündung: Nur als Erste Hilfe! Lavendel-Kompressen

337

Bronchitis: Basilikum, Benzoe, Bergamotte, Eukalyptus, Kampfer, Kardamom, Lavendel, Pfefferminze, Rosmarin, Sandelholz, Weihrauch, Ysop, Zedernholz
Brüste
ungenügende Milchbildung
bei stillenden Müttern: Fenchel, Jasmin
Stauungen: Geranie, Pfefferminze

Cellulitis: s. Zellulitis
Chlorose: s. Leber
Cholezystitis: s. Gallenblase
Cholera: Eukalyptus, Kampfer, Pfefferminze, Schwarzer Pfeffer
Cystitis (Blasenkatarrh): Bergamotte, Eukalyptus, Lavendel, Sandelholz, Wacholder, Zedernholz

Depression: Basilikum, Bergamotte, Geranie, Jasmin, Kamille, Kampfer, Lavendel, Melisse, Muskatellersalbei, Orangenblüte, Patschuli, Rose, Sandelholz, Ylang-Ylang
Desinfektion von Räumen: Bergamotte, Eukalyptus, Lavendel, Wacholder
Dermatitis (Hautentzündung): Benzoe, Geranie, Kamille, Lavendel, Pfefferminze, Wacholder, Ysop
Diabetes: Eukalyptus, Geranie, Wacholder
Diarrhöe (Durchfall): Eukalyptus, Geranie, Kamille, Kampfer, Lavendel, Myrrhe, Orangenblüte, Pfefferminze, Schwarzer Pfeffer, Rosmarin, Sandelholz, Zypresse
Dickdarmentzündung: s. Kolitis
Diphterie: Bergamotte, Eukalyptus, Lavendel
Dispnöe: Kampfer, Ysop
Dysmenorrhöe: s. Menstruation
Dyspepsie: s. Magen
Dysurie: Schwarzer Pfeffer, Wacholder, Zedernholz

Ekzeme: Bergamotte, Geranie, Kamille, Lavendel, Wacholder, Ysop
Emphysem: Eukalyptus
Entbindung: Jasmin, Lavendel
Enuresis: Zypresse
Epilepsie: Basilikum, Lavendel, Rosmarin
Erbrechen: Basilikum, Kamille, Kampfer, Kardamom, Fenchel,

338

Lavendel, Melisse, Pfefferminze, Schwarzer Pfeffer, Rose, Sandelholz

Erethismus: Majoran

Erkältungen: Basilikum, Eukalyptus, Kampfer, Melisse, Pfefferminze, Majoran, Schwarzer Pfeffer, Rosmarin

Fettleibigkeit: Fenchel, Patschuli, Wacholder

Fieber: Basilikum, Bergamotte, Kamille, Kampfer, Eukalyptus, Melisse, Pfefferminze, Schwarzer Pfeffer, Ysop
    intermittierend: Basilikum, Bergamotte, Eukalyptus, Kamille, Schwarzer Pfeffer

Fistel (Anal-): Lavendel

Flatulenz (Blähungen): Bergamotte, Fenchel, Kamille, Kampfer, Kardamom, Lavendel, Majoran, Muskatellersalbei, Myrrhe, Pfefferminze, Schwarzer Pfeffer, Rosmarin, Wacholder, Ysop

Frigidität: s. Impotenz

Furunkel u. Karbunkel
    örtlich: Kamille, Bergamotte, Lavendel, Muskatellersalbei
    allgemein: natürliche Ernährung, abführende Essenzen

Gallenblase
    Cholezystitis: Rose, Rosmarin
    Steine: Bergamotte, Eukalyptus, Lavendel, Pfefferminze, Rosmarin

Gastralgie: s. Magen

Gastritis: s. Magen

Geistige Erschöpfung (Konzentrations- und Gedächtnisschwäche): Basilikum, Kardamom, Pfefferminze, Rosmarin

Gelbsucht: s. Leber

Geschwüre
    Hornhaut: Lavendel
    Mund: Myrrhe
    peptische: Kamille, Geranie
    Haut: Bergamotte, Eukalyptus, Geranie, Kampfer, Wacholder, Weihrauch, Lavendel, Myrrhe
    Bein: Bergamotte, Lavendel

Gesteigerter Geschlechtstrieb: s. Erethismus

Gicht: Basilikum, Benzoe, Fenchel, Kampfer, Rosmarin, Wacholder

Gingivitis: Kamille, Myrrhe
Glossitis: Bergamotte, Geranie
Gonorrhöe (Tripper): Bergamotte, Eukalyptus, Lavendel, Sandelholz, Weihrauch, Zedernholz
Grippe: Eukalyptus, Lavendel, Pfefferminze, Schwarzer Pfeffer, Rosmarin, Ysop, Zypresse
Gürtelrose: Eukalyptus, Geranie, Pfefferminze

Halsentzündung: Schwarzer Pfeffer, Ysop
Hämorrhagie (Blutungen): Eukalyptus, Geranie, Rose, Weihrauch, Zypresse
Hämorrhoiden: Myrrhe, Wacholder, Weihrauch, Zypresse
Halitosis: Bergamotte, Kardamom, Lavendel, Pfefferminze
Harnweginfekte: s. Cystitis
Harnsteine: s. Steine
Hautpflege
    aufgesprungene, rissige: Benzoe, Geranie, Kamille, Patschuli, Rose, Sandelholz
    trockene: Geranie, Jasmin, Kamille, Lavendel, Orangenblüte, Rose, Sandelholz, Ylang-Ylang
    entzündete: Geranie, Kamille, Muskatellersalbei, Myrrhe, Pfefferminze, Rose, Sandelholz
    reife, alternde: Benzoe, Lavendel, Muskatellersalbei, Myrrhe, Orangenblüte, Patschuli, Rose, Weihrauch, Zypresse
    normale: Geranie, Jasmin, Lavendel, Orangenblüte, Rose
    fette: Bergamotte, Geranie, Kampfer, Lavendel, Sandelholz, Wacholder, Weihrauch, Ylang-Ylang, Zedernholz, Zypresse
    empfindliche: Kamille, Jasmin, Orangenblüte, Rose
Herpes: Bergamotte, Eukalyptus
Herz
    Herzversagen: Kampfer
    Herzklopfen: Lavendel, Melisse, Orangenblüte, Pfefferminze, Rosmarin, Ylang-Ylang
Heufieber: Eukalyptus?, Rose (s. auch Allergien)
Hitzschlag: s. Sonnenstich
Husten: Benzoe, Eukalyptus, Jasmin, Kardamom, Myrrhe, Pfefferminze, Schwarzer Pfeffer, Sandelholz, Wacholder, Weihrauch, Ysop, Zypresse
Hypercholesterinämie: Rosmarin

340

Hyperglykämie: Eukalyptus
Hyperpnöe: Ylang-Ylang
Hypertonie: s. Kreislauf
Hypotonie: s. Kreislauf
Hysterie: Basilikum, Kamille, Kampfer, Lavendel, Majoran, Muskatellersalbei, Orangenblüte, Pfefferminze, Rosmarin, Ysop

Impotenz: Muskatellersalbei, Jasmin, Rose, Ylang-Ylang

Juckreiz: s. Pruritus

Kahlheit: s. Alopecia
Karbunkel: s. Furunkel
Keuchhusten: Basilikum, Lavendel, Muskatellersalbei, Poleiminze, Rosmarin, Ysop, Zypresse
Klimakterium (Beschwerden): Kamille, Fenchel, Zypresse
Kolik: Benzoe, Bergamotte, Fenchel, Kamille, Kampfer, Kardamom, Lavendel, Majoran, Muskatellersalbei, Pfefferminze, Schwarzer Pfeffer, Melisse, Wacholder, Ysop
Kolitis (Dickdarmentzündung): Bergamotte, Kamille, Lavendel, Orangenblüte, schwarzer Pfeffer, Rosmarin, Ylang-Ylang
Konjunktivitis (Bindehautentzündung): Kamille, Lavendel, Rose (Kompresse)
Kopfschmerzen: Kamille, Kardamom, Lavendel, Majoran, Pfefferminze, Rose, Rosmarin
Krampfadern
    örtlich: Zypresse
    allgemein: natürliche Ernährung, Verstopfung vermeiden
Krämpfe und Zuckungen: Kamille, Lavendel, Muskatellersalbei
Krätze: Bergamotte, Lavendel, Pfefferminze, Rosmarin
Krebs
    allgemein: Eukalyptus, Ysop, Zedernholz?, Zypresse?
    Gebärmutter: Bergamotte, Eukalyptus, Geranie (Mit diesen Essenzen allein ist jedoch keine ausreichende Behandlung möglich.)
Kreislauf
    Hypertonie: Lavendel, Majoran, Melisse, Muskatellersalbei, Ylang-Ylang, Ysop
    Hypotonie: Kampfer, Rosmarin, Ysop

Lähmungen: Basilikum, Lavendel, Pfefferminze
Läuse: s. Pedikulose
Laryngitis
(Kehlkopfentzündung): Benzoe, Lavendel, Sandelholz, Weihrauch
Leber
    Chlorose: Lavendel, Myrrhe, Rosmarin
    Zirrhose: Rosmarin, Wacholder
    Stauungen: Kamille, Rose, Rosmarin, Zypresse
    Hepatitis: Rosmarin
    Gelbsucht: Geranie, Poleiminze, Rosmarin
Leukorrhöe: Bergamotte, Eukalyptus, Lavendel, Majoran, Muskatellersalbei, Myrrhe, Poleiminze, Rose, Rosmarin, Wacholder, Weihrauch, Ysop
Lungenentzündung: Kampfer

Magen
    Dyspepsie (Verdauungsstörungen): Basilikum, Bergamotte, Eukalyptus, Fenchel, Kamille, Kardamom, Lavendel, Majoran, Melisse, Muskatellersalbei, Myrrhe, Pfefferminze, Schwarzer Pfeffer, Rosmarin, Wacholder, Weihrauch, Ysop
    Gastralgie: Geranie, Kamille, Pfefferminze
    Gastritis: Kamille
    Schluckauf: Basilikum, Fenchel, Sandelholz
    Übelkeit, Brechreiz: Basilikum, Fenchel, Kardamom, Lavendel, Melisse, Pfefferminze, Schwarzer Pfeffer, Rose
    Pyrosis (Sodbrennen): Kardamom, Schwarzer Pfeffer
Malaria: Basilikum, Eukalyptus
Mandelentzündung: s. Tonsillitis
Masern: Eukalyptus
Menorrhagie: s. Menstruation
Menstruation
    Amenorrhöe: Fenchel, Kamille, Muskatellersalbei, Myrrhe, Poleiminze, Wacholder, Ysop
    Dysmenorrhöe: Jasmin, Kamille, Majoran, Melisse, Muskatellersalbei, Pfefferminze, Rosmarin, Wacholder, Zypresse
    unregelmäßige: Melisse, Muskatellersalbei, Rose
    zu schwache: s. Amenorrhöe; außerdem Basilikum, Lavendel, Majoran, Melisse, Pfefferminze, Rose, Rosmarin

Menorrhagie: Rose, Zypresse
Migräne: Basilikum, Eukalyptus, Kamille, Lavendel, Majoran, Melisse, Pfefferminze, Rosmarin. Kann auch mit nervösen oder Verdauungsstörungen (Darmverstopfung, Leber) zusammenhängen.
Mikrosporie: s. Scherpilzflechte
Mundfäule: s. Soor
Mundgeruch: s. Halitosis

Nasenbluten: Weihrauch, Zypresse
Nebenhöhlenentzündung: s. Sinusitis
Nephritis: s. Nieren
Nervöse Erschöpfung: s. Neurasthenie
Nervöse Spannung (Angst): Benzoe, Bergamotte, Geranie, Jasmin, Kamille, Kampfer, Lavendel, Majoran, Melisse, Orangenblüte, Patschuli, Rose, Sandelholz, Ylang-Ylang, Zypresse
Neuralgie: Eukalyptus, Geranie, Kamille, Pfefferminze, Poleiminze
    Gesicht: Geranie, Kamille
Neurasthenie: Lavendel, Majoran, Muskatellersalbei
Nesselsucht: s. Urtikaria
Nieren
    allgemein: Eukalyptus, Muskatellersalbei, Sandelholz, Wacholder, Zedernholz
    Nephritis: Eukalyptus, Kamille
    Pyelitis: Wacholder, Zedernholz

Ödeme: Patschuli, Wacholder
Ohnmacht: Basilikum, Kamille, Lavendel, Melisse, Pfefferminze, Poleiminze, Schwarzer Pfeffer, Rosmarin
Ohrenschmerzen: s. Otitis
Oligurie: Fenchel, Lavendel, Wacholder
Ophthalmie: Geranie, Kamille, Muskatellersalbei, Rose
Otitis: Basilikum, Kamille, Lavendel, Ysop

Paralysis: s. Lähmungen
Pedikulose (Läuse): Eukalyptus, Geranie, Lavendel, Rosmarin
Phthisis: s. Tuberkulose
Pneumonie: s. Lungenentzündung
Polypen (Nase): Basilikum
Prellungen: s. Quetschungen

Pruritus (Hautjucken, Juckreiz): Jasmin, Kamille, Pfefferminze, Zedernholz. (Die Essenzen werden äußerlich in weniger als 1%iger Konzentration angewandt.)
der Scheide: Bergamotte, Kamille
Psoriasis: Bergamotte, Lavendel
Pyelitis: s. Nieren
Pyorrhöe: Myrrhe, Zypresse
Pyrosis: s. Magen

Quetschungen, Prellungen: Kampfer, Poleiminze, Ysop

Racheninfekte: Eukalyptus, Geranie, Lavendel, Muskatellersalbei
Rheumatismus (rheumatische Arthritis)
örtlich: Eukalyptus, Kamille, Kampfer, Lavendel, Rosmarin
allgemein: Benzoe, Eukalyptus, Lavendel, Rosmarin, Wacholder, Ysop, Zypresse
Ruhr: Eukalyptus, Kamille, Melisse, Schwarzer Pfeffer, Zypresse

Scharlach: Eukalyptus
Scherpilzflechte: Geranie, Pfefferminze
Schlaflosigkeit: Basilikum, Kamille, Kampfer, Lavendel, Majoran, Orangenblüte, Rose, Sandelholz, Ylang-Ylang (Evtl. Folge schlechter Verdauung, Leber- oder Magen-Darm-Störungen. Auch übermäßige Hitze in einem Teil des Körpers kann zugrundeliegen. In diesem Fall macht man Kompressen mit Kamillen- und Rosenöl.)
Schlangenbiß: Lavendel
Schluckauf: s. Magen
Schnupfen: Eukalyptus, Lavendel, Myrrhe, Sandelholz, Weihrauch, Ysop, Zedernholz
Schock: Kampfer, Melisse, Orangenblüte, Pfefferminze
Schwangerschaft: Jasmin, Melisse, Rose, Weihrauch
Verhütung: Kampfer, Zedernholz
Schwindsucht: s. Tuberkulose
Sinusitis: Eukalyptus, Lavendel, Pfefferminze
Skrofulose: Lavendel, Weihrauch, Ysop
Sodbrennen: s. Magen
Sonennstich: Lavendel (s. auch Schock)
Soor: Myrrhe
Spermatorrhöe: Benzoe, Weihrauch

344

Steine
    Gallensteine: s. Gallenblase
    Harnsteine: Fenchel, Geranie, Kamille, Wacholder, Ysop
Sterilität: Geranie, Rose
    bei Frauen: Melisse
Stimmverlust: Lavendel, Zypresse
Stirnhöhlenentzündung: s. Sinusitis
Stomatitis: Bergamotte, Geranie, Myrrhe
Strangurie: s. Dysurie
Syphilitischer Ausschlag: Ysop

Tic: Majoran
Tonsillitis: Bergamotte
Tripper: s. Gonorrhöe
Tuberkulose: Bergamotte, Eukalyptus, Kampfer, Lavendel,
    Myrrhe, Pfefferminze, Sandelholz, Ysop
Tumor (gutartig): Bergamotte, Kamille, Zedernholz
Typhus: Eukalyptus, Lavendel

Übelkeit: s. Magen
Urtikaria: Kamille

Vaginitis (Scheidenkatarrh): Kamille
Verbrennungen
    örtlich: Eukalyptus, Geranie, Kamille, Kampfer, Lavendel,
        Rosmarin
    allgemein: s. Schock
Verdauungsstörungen: s. Magen (Dyspepsie)
Verjüngung (allgemein): Jasmin, Lavendel, Melisse, Myrrhe, Pat-
    schuli, Rose, Weihrauch
Verstauchung: Eukalyptus, Kampfer, Lavendel, Rosmarin
Verstopfung: Fenchel, Kampfer, Majoran, Schwarzer Pfeffer, Rose

Wassersucht: Wacholder
Wechseljahre: s. Klimakterium
Würmer: Bergamotte, Eukalyptus, Fenchel, Kamille, Kampfer,
    Lavendel, Melisse, Pfefferminze, Ysop
Wunden und Verletzungen: Benzoe, Bergamotte, Eukalyptus,
    Geranie, Kamille, Kampfer, Lavendel, Myrrhe, Patschuli,
    Rosmarin, Wacholder, Weihrauch, Ysop

Zahnen (bei Kindern): Kamille
Zahnweh: Kamille, Kampfer, Pfefferminze
Zellulitis
    örtlich: Lavendel, Rosmarin, Wacholder
    allgemein: natürliche Ernährung
Zirrhose: s. Leber
Zittern: s. Krämpfe u. Herzklopfen
Zuckerkrankheit: s. Diabetes
Zuckungen: s. Krämpfe

Anmerkung: Zur Behandlung von Kindern sollten keine Essenzen eingesetzt werden, auch nicht in Verdünnung. Statt dessen kann man eine schwache Infusion der entsprechenden Pflanzen in Öl oder Wasser zubereiten.

Register der Heilwirkungen

Abführend (Förderung der Darmentleerung; die Wirkung von Essenzen ist relativ mild.)
Fenchel, Kampfer, Majoran, Schwarzer Pfeffer, Rose
Abortiv (Bei Anwendung hoher Dosen kann es zur Fehlgeburt kommen. Diese Öle werden von Schwangeren am besten gemieden.)
Kampfer, Zedernholz
Adstringierend (Zusammenziehende, verdichtende Wirkung auf Gewebe; lokale Anwendung bei Ausfluß, Absonderungen, Blutungen, Seborrhöe usw.)
Geranie, Myrrhe, Patschuli, Pfefferminze, Rose, Rosmarin, Sandelholz, Wacholder, Weihrauch, Zedernholz, Zypresse
Analgetisch s. Schmerzlindernd
Anaphrodisisch (Mittel z. Herabsetzung des Geschlechtstriebes)
Kampfer? Majoran
Anregend (Substanzen mit vorwiegend erregender Wirkung auf den Körper)
Allgemein:
Eukalyptus, Kampfer, Pfefferminze, Schwarzer Pfeffer, Rosmarin
Anregung des Kreislaufs:
Benzoe, Kampfer, Schwarzer Pfeffer, Rosmarin, Wacholder
Anregung der Leukozytose: Alle Essenzen, besonders Bergamotte, Kamille, Lavendel
Antidepressiv (Stimmungshebend, der Melancholie entgegenwirkend)
Basilikum, Bergamotte, Geranie, Jasmin, Kamille, Kampfer, Lavendel, Melisse, Muskatellersalbei, Orangenblüte, Patschuli, Rose, Sandelholz, Ylang-Ylang
Antikonvulsiv Kamille, Lavendel, Muskatellersalbei
Antiphlogistisch (Entzündungshemmend, meist verbunden mit Engstellung der Gefäße)

Kamille, Lavendel, Muskatellersalbei, Myrrhe, Pfefferminze, Rose, Sandelholz

Antiseptisch (Substanzen, die das Wachstum der Keime beeinträchtigen; alle Essenzen wirken auf einen Keim oder mehrere Organismen antiseptisch)
Zu den wirksamsten allgemein anwendbaren Antiseptika gehören Bergamotte, Eukalyptus und Wacholder.

Antispasmodisch s. Krampflösend

Antitoxisch (Substanzen, die Vergiftungen entgegenwirken)
Lavendel, Schwarzer Pfeffer, Wacholder

Aphrodisisch (Bewirkt eine Steigerung des Geschlechtstriebes)
Jasmin, Kardamom, Muskatellersalbei, Patschuli, schwarzer Pfeffer, Orangenblüte, Rose, Sandelholz, Wacholder, Ylang-Ylang

Beruhigend s. Sedativ

Blutdrucksenkend Lavendel, Majoran, Melisse, Muskatellersalbei, Ylang-Ylang, Ysop

Blutdrucksteigernd Kampfer, Rosmarin, Ysop

Blutreinigend Eukalyptus, Rose, Wacholder

Blutstillend (Fördert die Blutgerinnung)
Geranie, Rose

Cholagog (Anregung des Flusses von Galle von der Gallenblase zum Darm)
Kamille, Lavendel, Pfefferminze, Rosmarin

Choleretisch (Anregung und Steigerung der Absonderung von Galle)
Lavendel, Rose, Rosmarin

Depurativ s. Blutreinigend

Desodorierend (Bekämpft Körpergeruch)
Benzoe, Bergamotte, Eukalyptus, Lavendel, Muskatellersalbei, Orangenblüte, Patschuli, Zypresse

Diuretisch (Verstärkung der Harnproduktion)
Benzoe, Eukalyptus, Fenchel, Geranie, Kamille, Kampfer, Kardamom, Lavendel, schwarzer Pfeffer, Rosmarin, Sandelholz, Wacholder, Weihrauch, Ysop, Zedernholz, Zypresse

Fiebersenkend   Basilikum, Bergamotte, Eukalyptus, Kamille, Kampfer, Melisse, Pfefferminze, Schwarzer Pfeffer, Ysop

Galletreibend   s. Cholagog
Gebärmutter   s. Uteruswirksam
Gefäßverengend
   zur lokalen Anwendung:
   Kamille, Pfefferminze, Zypresse
   allgemeine Wirkung auf den Organismus:
   Kampfer

Harntreibend   s. Diuretisch
Hautpflegend   Bergamotte, Geranie, Kampfer, Pfefferminze, Rose
Hautrötend   (Lokale Anregung der Zirkulation, wodurch es zur Rötung der Haut kommt)
   Eukalyptus, Kampfer, Schwarzer Pfeffer, Rosmarin, Wacholder
Heilungsfördernd   s. Wundheilung
Herzwirksam   (Anregung und Stärkung des Herzens)
   Benzoe, Kampfer, Lavendel, Majoran, Melisse, Orangenblüte, Pfefferminze, Rose, Rosmarin, Ysop
Hypoglykämisch   (Senkt den Blutzuckerspiegel) Eukalyptus

Karminativ   (Substanzen mit windtreibender, blähungswidriger Wirkung)
   Basilikum, Benzoe, Bergamotte, Fenchel, Kamille, Kampfer, Kardamom, Lavendel, Majoran, Melisse, Muskatellersalbei, Myrrhe, Pfefferminze, Schwarzer Pfeffer, Rosmarin, Sandelholz, Wacholder, Weihrauch, Ysop

Kephal-wirksam   (Zur Anwendung bei Störungen im Kopfbereich, besonders zur Anregung des Geistes; nützlich bei schlechtem Gedächtnis, Konzentrationsschwäche)
   Basilikum, Kardamom, Pfefferminze, Rosmarin
Krampflösend   (Löst Verkrampfung der glatten Muskulatur)
   Basilikum, Bergamotte, Eukalyptus, Fenchel, Kamillie, Kampfer, Kardamon, Lavendel, Majoran, Melisse, Muskatellersalbei, Orangenblüte, Pfefferminze, Schwarzer Pfeffer, Rose, Rosmarin, Sandelholz, Wacholder, Ysop, Zypresse

Laxierend s. Abführend
Leberwirksam (Anregung und Kräftigung der Leber)
Kamille, Pfefferminze, Rose, Rosmarin, Zypresse

Magenwirksam (Stärkung des Magens; allgemein bei Magenbeschwerden zu verwenden)
Basilikum, Fenchel, Kamille, Melisse, Muskatellersalbei, Myrrhe, Pfefferminze, Schwarzer Pfeffer, Rose, Rosmarin, Wacholder
Menstruationsfördernd Basilikum, Fenchel, Kamille, Lavendel, Majoran, Muskatellersalbei, Myrrhe, Pfefferminze, Rose, Rosmarin, Wacholder, Ysop
Milchtreibend (Fördert die Milchbildung bei stillenden Müttern)
Fenchel, Jasmin
Milzwirksam (Anregung und Kräftigung d. Milz)
Fenchel, Kamille, Lavendel, Schwarzer Pfeffer, Rose

Nebennierenrinde, Anregung der Basilikum, Geranie, Rosmarin
Nervenberuhigend s. Sedativ
Nervenwirksam (Substanzen, die eine besondere Wirkung auf das Nervensystem besitzen; nervenstärkend und allgemein bei nervösen Beschwerden einzusetzen)
Basilikum, Kamille, Lavendel, Majoran, Melisse, Muskatellersalbei, Pfefferminze, Rosmarin, Wacholder, Ysop

Sedativ (Nervenwirksame Stoffe mit vorwiegend beruhigender Wirkung bei Anwendung normaler Dosen)
Benzoe, Bergamotte, Geranie, Jasmin, Kamille, Kampfer, Lavendel, Majoran, Melisse, Muskatellersalbei, Myrrhe, Orangenblüte, Patschuli, Rose, Sandelholz, Wacholder, Weihrauch, Ylang-Ylang, Ysop, Zedernholz, Zypresse
Stuhlgangfördernd s. Abführend
Schleimlösend (Substanzen, die den Auswurf von Bronchialschleim bes. bei Katarrh erleichtern)
Basilikum, Benzoe, Bergamotte, Eukalyptus, Fenchel, Majoran, Myrrhe, Pfefferminze, Sandelholz, Ysop, Zedernholz
Schmerzlindernd (Meist örtliche Anwendung)
Bergamotte, Eukalyptus, Geranie, Kamille, Kampfer, Lavendel, Majoran, Pfefferminze, Rosmarin

Schweißhemmend   Zypresse
Schweißtreibend   Basilikum,   Kamille,   Kampfer,   Lavendel,
  Melisse, Pfefferminze, Rosmarin, Wacholder
Stimulierend   s. Anregend

Tonisierend   (Stärkung der Spannkraft des Körpers ganz allgemein
  oder eines bestimmten Bereichs; milde belebend)
  Basilikum, Fenchel, Geranie, Jasmin, Kamille, Kardamom,
  Lavendel, Majoran, Melisse, Muskatellersalbei, Myrrhe,
  Orangenblüte, Patschuli, Schwarzer Pfeffer, Rose, Sandelholz,
  Wacholder, Weihrauch, Ysop

Uteruswirksam   (Anregung und Kräftigung der Gebärmutter)
  Jasmin, Melisse, Muskatellersalbei, Myrrhe, Rose, Weihrauch

Verdauungsfördernd   Basilikum, Bergamotte, Kamille, Kardamom, Majoran, Melisse, Muskatellersalbei, Orangenblüte,
  Rosmarin, Schwarzer Pfeffer, Weihrauch, Ysop
Vernarbungsfördernd   (Beschleunigen die Bildung von Bindegewebe)
  Bergamotte, Eukalyptus, Geranie, Kamille, Lavendel, Patschuli, Rosmarin, Wacholder, Weihrauch, Ysop

Wehenfördernd   (Fördern und erleichtern die Wehentätigkeit wäh-
  rend der Geburt)
  Jasmin, Lavendel
Wundheilung fördernd   (Äußerlich anzuwendende Substanzen,
  welche die Heilung von Schnittwunden, Entzündungen und
  anderen offenen Wunden und Verletzungen fördern)
  Benzoe, Bergamotte, Eukalyptus, Geranie, Kamille, Kampf-
  fer, Lavendel, Myrrhe, Rosmarin, Wacholder, Weihrauch,
  Ysop
Wurmmittel   (Substanzen, die Eingeweidewürmer abtreiben)
  Bergamotte, Eukalyptus, Fenchel, Kamille, Kampfer, Laven-
  del, Melisse, Pfefferminze, Ysop

Zytophylaktisch   (Anregung der Zellerneuerung)
  Ganz allgemein alle Essenzen, besonders aber Lavendel und
  Neroli (Orangenblüte)

Bibliographie

Die Bücher sind in chronologischer Reihenfolge aufgeführt, und zwar meist nach dem Zeitpunkt der Erstveröffentlichung. Die in Klammern hinzugefügten Jahreszahlen beziehen sich auf die tatsächlich benutzte Ausgabe. Bei den Büchern aus dem 13. und 15. Jahrhundert gibt es weder Titel noch Verfasser. Ich habe deshalb die entsprechenden Bibliotheksnummern der Bibliothek des Trinity College in Cambridge angegeben.
Natürlich haben mich noch viele andere Arbeiten beeinflußt, denen ich ebenfalls Informationen verdanke. Ich hoffe aber, daß ich meine wichtigsten Quellen erwähnt habe. Sollte ich unabsichtlich etwas von Bedeutung vergessen haben, so bitte ich den Autor, meine Entschuldigung anzunehmen.

Etwa 2650 v. Chr.   *The Yellow Emperor's Classic of Internal Medicine* (Übers. v. Ilza Veith 1949).

n. Chr. Die Bibel.

13. Jahrhundert   Eine medizinische Arbeit in französischer Prosa, offensichtlich basierend auf der *Chirurgia* v. Roger von Salerno (MS 0.I.20).

15. Jahrhundert MSS 0.I.13; 0.I.57; 0.7.20; 0.8.35; R. 14.32: *An Herbal* (Trinity College, Cambridge).

1525   Here begynnyth a newe mater, the wiche sheweth and treateth of ye vertues and proprytes of herbes the wiche is called an Herball (veröffentlicht von Rycharde Banckes, London).

1527   *The Vertuose boke of Distyllacyon of the waters of all maner of Herbes,* Hieronymus Braunschweig (Übers. aus dem Niederländischen von Laurence Andrewe).

1633   *The Herball or Generall Historie of Plantes.* Gathered by John Gerarde of London Master in Chirurgerie Very much Enlarged and Amended by Thomas Johnson Citizen and Apothecarye of London, John Gerarde.

1652 *The English Physitian, or an Astrologo-physical discourse of the vulgar herbs of this nation*. Being a compleat method of physick, whereby a man may preserve his body in health; or cure himself, being sick, Nicholas Culpeper (Außerdem eine spätere, erweiterte Ausgabe, Culpeper's British Herbal von 1805 usw.)

1660 *ARTS Master-Piece or the beautifying part of PHYSICK.* Whereby all defects of nature in both sexes are amended, age renewed, Youth continued and All imperfections fairly remedied. With many the most approved physical experiments, so far discovered, that every man may be his own apothecary, Nicholas Culpeper.

1722 *Botanicum Officinale; or a compendious HERBAL.* Giving An account of all such PLANTS as are now used in the Practice of PHYSICK with their Descriptions and Virtues, Joseph Miller.

1865 *The Book of Perfumes*, Eugene Rimmel

1882 *Elements of Pharmacy, Materia Medical and Therapeutics*, William Whitla, MD.

1891 *Piesse's Art of Perfumery*, Charles H. Piesse.

1907 (1971) *Potter's New Cyclopaedia*, R. C. Wren.

1918 (1973) *The Herbalist*, Joseph E. Meyer.

1922 (1972) *The Old English Herbals*, Eleanour Sinclair Rohde.

1923 *Aromatics and the Soul*, Daniel McKenzie.

1927 *The Mystery and Lure of Perfume*, C.J.S. Thompson.

1928 *Aromathérapie*, René-Maurice Gattefossé.

1931 (1971) *A Modern Herbal*, Mrs. M. Grieve.

1931 *Heal Thyself*, Edward Bach.

1937 (1973) *The Gospel of Peace of Jesus Christ*, The Disciple John.

1937 Fragrant and Radiant Symphony, Roland Hunt.

1939 *Les Produits aromatiques utilisés en pharmacie*, Albert Couvreur.

1949 *Technique of Beauty Products*, R. M. Gattefossé und Dr. H. Jonquières.

1963 *Die physiologischen und pharmakologischen Wirkungen der ätherischen Öle, Riechstoffe und verwandten Produkte*, Arno Müller.

1964 *The Secret of Life and Youth*, Marguerite Maury (Übers. von Le Capital Jeunesse, veröffentl. 1961).

Aromathérapie, Dr. Jean Valnet.
The Aquarian Gospel of Jesus the Christ, Levi.
1966 *Let's Get Well*, Adelle Davis.
Nature's Medicines, Richard Lucas.
1967 *Ayurveda for You*, Dr. Chandrashekhar.
1970 *Odours*, R. W. Moncrieff
1971 *Back to Eden*, Jethro Kloss.
Diet for a Small Planet, Frances Moore Lappé.
Phytothérapie, Dr. Jean Valnet.
A History of Scent, Roy Genders.
Of Men and Plants, Maurice Mességué (Von Menschen und Pflanzen).
1973 *The Magic of Perfume*, Eric Maple.
Supernature, Lyall Watson.
The Secret Life of Plants, Peter Tompkins und Christopher Bird (Das geheime Leben der Pflanzen).
Acupuncture, Marc Duke.
Chinese Medicinal Herbs, übersetzt und herausgegeben von F. Porter Smith und G. A. Stuart, nach einer großen chinesischen Abhandlung, genannt *Pên T'sao*, veröffentlicht 1578 von Li Shih-Chên.
1974 *The Kirlian Aura*, Stanley Krippner und Daniel Rubin.

Anweisung für das Einnehmen von Essenzen

Es ist ratsam, sich auf höchstens drei verschiedene ätherische Öle pro Anwendung zu beschränken. Sehr oft genügt bereits das Einnehmen einer einzigen Essenz.

Empfehlung für die Dosierung

	Tropfenzahl bei Anwendung nur einer Essenz	Tropfenzahl pro Essenz in Verbindung mit anderen Ölen	Tägliche Anwendungen	Höchstdauer der Behandlung
Jasmin	2	1	3	4 Wochen
Majoran	5	3	3	4 Wochen
Rose	2	1	3	4 Wochen
Sandelholz	6	4	3 – 4	4 Wochen
Alle anderen in diesem Buch enthaltenen Öle	3	2	3	4 Wochen

Dauer der Behandlung

Die Höchstdauer einer Kur beträgt 4 Wochen. In den meisten Fällen reichen zwei bis drei Wochen aus, bei der Behandlung eines akuten Zustandes ist gewöhnlich eine Woche oder noch weniger angemessen. Bei hartnäckigen chronischen Leiden setzt man für jede Woche einer vorangegangenen Kur zwei Wochen aus. Man sollte stets darauf achten, Orangen- und Zitronenöle nicht zu lange zu verwenden. (Siehe »Chronische Toxizität«)

Akute Toxizität

Sehr hohe Dosen (10 – 20 ml) bestimmter Öle können zu einer nicht-tödlichen Vergiftung führen. Die Öle mit der höchsten Toxizität sind (in absteigender Reihenfolge des Giftgehalts) Gaultherie, Salbei, Anissamen, Thymian, Zitrone, Fenchel, Nelke und Zimt. Auch Kampfer und Zedernholz könnten zu dieser Kategorie gerechnet werden. 15 ml des Öls der Gaultherie gelten als tödliche Dosis.

Chronische Toxizität

Eine zu lang andauernde Verwendung bestimmter Essenzen in abnorm hohen Dosen kann chronische Vergiftung zur Folge haben und eine Degeneration des Gewebes verursachen. Dies trifft auf die meisten Zitrusöle zu, im besonderen Maße auf Orange und Zitrone. Die Ursache ist ihr Terpengehalt. Es gilt jedoch nicht für das Bergamotteöl. Außerdem besteht Grund zur Annahme, daß der Safrolgehalt des Kampfer- und Sassafrasöls ebenfalls eine chronische Toxizität bewirkt. Das Öl von Nelke, Eukalyptus und Terebinthe wirkt in sehr geringem Ausmaß chronisch toxisch.

Allergische Reaktionen

Bei manchen Menschen besteht (obwohl äußerst selten) eine Idiosynkrasie (Überempfindlichkeit) gegen eine bestimmte Essenz und es kann zu allergischen Reaktionen kommen. In diesen Fällen verursacht bereits eine normale therapeutische Dosis die Symptome einer Vergiftung. Beispielsweise könnte etwa das Eukalyptusöl allergische Erscheinungen der Haut und/oder des Nervensystems hervorrufen.

Zusammenfassung

Das Risiko einer allergischen Reaktion ist äußerst gering, und es besteht keine Vergiftungsgefahr, wenn die Essenzen in der vorgeschriebenen Dosierung und nicht länger als für die angegebene Dauer verwendet werden.

Noch geringer wird das Risiko, wenn man die Essenzen äußerlich (in 2 – 3%iger Verdünnung) anwendet. Es ist jedoch auch dabei nicht ratsam, höhere Konzentrationen über einen längeren Zeitraum einzusetzen. Bei der Behandlung chronischer Zustände zieht man es manchmal vor, die entsprechenden Substanzen in angemessener Verdünnung äußerlich zu verwenden. Aber auch dann empfiehlt es sich, die Dauer der einzelnen Kur auf etwa 10 Wochen zu begrenzen, wenn die Anwendungen täglich erfolgen. Bei wöchentlicher Anwendung sollte die Kur nicht länger als 30 Wochen dauern.

Man kann stets versuchen, mit geringeren Mengen als angegeben zum Erfolg zu kommen.

Bitte beachten Sie auch die Anmerkung auf Seite 350 über die Behandlung von Kindern.

Nachwort

Aromatherapie ist für die meisten von uns etwas völlig Neues. Ich hoffe, daß meine Leser ebensoviel Freude daran haben wie ich selbst. Bitte schreiben und berichten Sie mir über eigene Erfahrungen mit Essenzen. Wie unbedeutend sie auch erscheinen mag, so ist doch jede kleine Erkenntnis von unschätzbarem Wert, wenn wir uns ein möglichst vollständiges Bild über die Wirkungsweise der ätherischen Öle erarbeiten wollen. Sie können mich über meinen Verlag erreichen:

Hermann Bauer Verlag
Kronenstraße 2, Postfach 167
7800 Freiburg im Breisgau

Wo bekommt man die ätherischen Öle?

Reine Essenzen und eine Reihe anderer aromatischer Produkte sind zu beziehen bei

Prana-Haus
Postfach 167
7800 Freiburg im Breisgau

Anmerkungen

1 Eine andere, etwas romantischere Version der Entdeckung der Rosenessenz ist im Kapitel über die Rose (siehe Seite 295) enthalten.
2 Alexander ist wahrscheinlich der Name eines Harzes aus Alexandria, vielleicht auch eine bestimmte Sorte Weihrauch.
3 Mit »h« ist wahrscheinlich ein »Hin«, das Flüssigkeitsmaß der alten Hebräer (etwa 5,7 l), gemeint.
4 Eine aromatische Wurzel aus China; wirkt als Karminativum (Mittel gegen Blähungen).
5 Wahrscheinlich ist Rosmarin, möglicherweise aber auch die Rose gemeint.
6 Die Chinesen gehen von fünf Elementen aus.
7 Im »Register nach Indikationen« ist gelegentlich von einer »nicht-toxischen Diät« die Rede. Damit meine ich genau diese Ernährungsweise. Vor allem ist es wichtig, daß man Alkohol, Tee oder Kaffee in größeren Mengen, Weißbrot, weißen Zucker und alle anderen denaturierten Nahrungsmittel, Fleisch, Fisch und Geflügel wegläßt, ebenso alles, was chemische Zusätze (künstliche Farb- und Geschmackstoffe usw) in größerer Menge enthält.
8 Einzelheiten über dieses Phänomen sind in dem Buch *Das geheime Leben der Pflanzen* (1973) von Peter Tompkins und Christopher Bird nachzulesen.
9 Siehe *Evening News* vom 5. März 1976.
10 Die lakunäre Flüssigkeit befindet sich zwischen Plaura (Brustfell), Lunge und Peritoneum (Bauchfell) und in allen anderen Körperhöhlungen.

Verlag Hermann Bauer · Freiburg im Breisgau

Götz Blome

Mit Blumen heilen

Die Blütentherapie nach Dr. Bach

360 Seiten; gebunden

Krankheiten mit Blumen oder Blüten heilen zu wollen, erscheint dem aufgeklärten Zeitgenossen als naive Spielerei oder Aberglaube. Er ist an die Behandlung mit »wirksamen« Medikamenten, Operationen und Apparate gewöhnt und kann sich kaum vorstellen, daß eine so einfache Methode, wie die von Dr. Edward Bach entwickelte Blütentherapie, ernstzunehmende Heilungen bewirken könne. Doch Bach gab gerade deswegen seine renommierte Londoner Arztpraxis auf, weil er ein Verfahren suchte, das dem eigentlichen Wesen der Krankheit gerechter würde als die bisher bekannten Therapien.

Die von ihm entwickelten Heilmittel, die nach einem unkomplizierten Verfahren aus wild wachsenden Blumen und Baumblüten hergestellt werden, unterdrücken oder bekämpfen nichts, sondern geben der natürlichen und gesunden seelischen Anlage ihre Entfaltungskraft zurück und verdrängen so das Krankhafte. Für jeden der von ihm beschriebenen krankhaften Seelenzustände entdeckte er die speziell wirkende Blüte.

Diese so überaus einfache, ungefährliche und angenehme Heilmethode wird in diesem Buch ausführlich, unter besonderer Berücksichtigung der Wirkungsweise und ihres geistigen Hintergrundes, beschrieben. Verschiedene Menschentypen werden in Form einer persönlichen Anrede dargestellt, so daß sich der Leser selbst darin erkennen und das für ihn geeignete Mittel auswählen kann.

Es wird kaum einen Leser geben, der sich nicht angesprochen fühlt, denn wer ist schon frei von seelischen Schwächen oder Spannungen?

Verlag Hermann Bauer · Freiburg im Breisgau